简明临床血气分析

第3版

主　审　罗炎杰
主　编　范　红　陈雪融
副主编　梁斌苗

人民卫生出版社

图书在版编目(CIP)数据

简明临床血气分析/范红，陈雪融主编. —3版. —北京：人民卫生出版社，2017

ISBN 978-7-117-23899-1

Ⅰ.①简… Ⅱ.①范… ②陈… Ⅲ.①血液气体分析 Ⅳ.①R446.11

中国版本图书馆CIP数据核字(2016)第317346号

人卫智网 **www.ipmph.com** **医学教育、学术、考试、健康，购书智慧智能综合服务平台**

人卫官网 **www.pmph.com** **人卫官方资讯发布平台**

简明临床血气分析

第3版

主　　编：范　红　陈雪融

出版发行：人民卫生出版社（中继线 010-59780011）

地　　址：北京市朝阳区潘家园南里19号

邮　　编：100021

E - mail：pmph @ pmph. com

购书热线：010-59787592　010-59787584　010-65264830

印　　刷：北京盛通数码印刷有限公司

经　　销：新华书店

开　　本：787×1092　1/16　　**印张**：11

字　　数：254千字

版　　次：2004年5月第1版　2016年12月第3版

2024年5月第3版第10次印刷(总第13次印刷)

标准书号：ISBN 978-7-117-23899-1/R·23900

定　　价：36.00元

打击盗版举报电话：010-59787491　E-mail：WQ @ pmph.com

质量问题联系电话：010-59787234　E-mail：zhiliang @ pmph. com

编者名单

范　红　四川大学华西医院

陈雪融　四川大学华西医院

梁斌苗　四川大学华西医院

毛　辉　四川大学华西医院

刘　丹　四川大学华西医院

陈勃江　四川大学华西医院

肖　军　四川大学华西医院

李亚伦　四川大学华西医院

周　萍　四川大学华西医院

童　翔　四川大学华西医院

前言（第3版）

患者呼吸功能和内环境状况的变化与判定在临床工作的重要地位不言而喻，作为其病理生理状况监测工具的血气分析，在呼吸系统疾病与危重症医学紧密联系、交融发展的今天，尤为重要。本书问世伊始，即作为临床血气分析的工具书受到广大临床医师的欢迎。为飨读者，进行了第3版的再版。

本书对与临床攸关的血气分析基础理论作了重点阐述，对血气分析测定结果的分析与判定做了详细讲解，并列举较多例证，以帮助读者熟悉和掌握如何应用血气分析判定各种呼吸功能障碍与酸碱失衡。本次再版为符合学科发展的新形势，对血气分析基础理论及临床应用作了部分内容的增补和更新，特别强调了血气分析在呼吸与危重症医学中的应用。除公式法外，介绍了使用 Steward 法对机体酸碱平衡失调进行判定，是对血气分析判定方法的发展和补充；对于影响血气分析结果的因素也作了系统的介绍；并介绍了多器官系统常见疾病的血气分析与酸碱失衡特点，增加了血气分析在肺癌、睡眠呼吸暂停综合征等常见呼吸病，高海拔地区，以及烧伤、颅脑损伤等外科疾病的临床应用；此外，还增加了血气分析与酸碱平衡监护新技术的介绍，包括无创血气监测、血气分析实时监测技术等，以便读者了解相关进展。

本书力求简明精练，侧重于临床实用性，不仅为各级医院临床各科医师救治急重症患者提供有效的专业知识和实际应用经验，而且可为临床专科医师继续教育培训所用。

为了进一步提高本书的质量，以供再版时修改，我们真诚地期望广大呼吸病学界同仁、专家提出宝贵意见。

本书编写过程中，得到了四川大学华西医院呼吸与危重症医学科各位同仁的大力支持，特别是，本书第1版及第2版原主编罗炎杰教授花费了大量宝贵的时间，悉心指导，反复审阅，在此深表感谢！

范　红　陈雪融

2016年12月

目　录

第一章

血气分析的基础理论

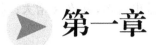

血气分析是指测定血液中所存在的进行气体交换的氧和二氧化碳，以及测定有关酸碱平衡指标的参数，并通过分析判定而了解肺的通气与换气功能，以及各种酸碱失衡的状况。

第一节 血 氧

一、氧分压

从吸入气氧分压、肺泡气氧分压到血氧分压、线粒体氧分压，数值是逐渐下降的，形成氧的级联反应。

（一）吸入气氧分压

分压是指混合气体中各自气体分子运动所产生的张力，肺内的气体分压＝（气体总压力－饱和水蒸气压）×各自气体的浓度。吸入空气的总压力（大气压力，PB）为760mmHg（101.3kPa），体温37℃时气道内的饱和水蒸气压（P_{H_2O}）为47mmHg（6.3kPa），吸入空气的氧浓度（FiO_2）为21％，因此吸入空气后气道内的氧分压，即吸入气氧分压（PiO_2）为：

$$
\begin{aligned}
PiO_2 &= (PB - P_{H_2O}) \times FiO_2 \\
&= (760 - 47) \times 21\% \\
&= 150\text{mmHg}
\end{aligned}
$$

（二）肺泡气氧分压

氧进入肺泡后，被肺泡中的二氧化碳稀释[四川大学华西医院测定140例健康人肺泡气CO_2分压（P_ACO_2）均值为38mmHg]，故氧分压下降，形成氧降阶梯。肺泡气的氧分压（P_AO_2）据此为：

$$
\begin{aligned}
P_AO_2 &= PiO_2 - \frac{P_ACO_2}{R} \\
&= 150 - \frac{38}{0.8} \\
&= 102\text{mmHg}
\end{aligned}
$$

以上计算肺泡气氧分压的方程式称为肺泡气方程式。上式中的R代表呼吸商，R是指每分钟CO_2的产生量与每分钟摄O_2量之比。一般情况下，每分钟人体产生CO_2约200ml，摄

取 O_2 约 250ml，R=200/250=0.8。呼吸商与饮食有关，碳水化合物饮食 R 为 1，蛋白质饮食 R 为 0.8，脂肪饮食 R 为 0.7，混合饮食 R 约为 0.8。呼吸商 0.8 的含义是指每摄取 1ml O_2，就产生 0.8ml CO_2。运动时 R 增大，因为运动时通气过度，CO_2 排出过多，可致 R 增大；反之，通气不足的情况下，R 则可降低。

肺泡气的氧分压（P_AO_2）较动脉血氧分压（PaO_2）高，两者的差值［$P_{(A-a)}O_2$］是判断摄氧的标志，反映肺的弥散功能、通气/血流比例及动-静脉分流的综合影响。其正常值：吸空气时约为 10～15mmHg；吸纯氧时约为 25～75mmHg。吸空气时若 $P_{(A-a)}O_2$ 大于正常者，为弥散功能障碍或通气/血流比例失调；吸纯氧时若 $P_{(A-a)}O_2$ 大于正常者为解剖分流增加。

（三）血氧分压

肺泡内的氧通过肺泡-毛细血管膜弥散进入肺毛细血管，然后回到左心室，再由动脉系统输送到全身各脏器和组织。正常人体内储氧约 1000ml，其中可被利用的氧约为 800ml，一般静息状态下人体每分钟消耗 200～250ml 氧，故突然呼吸停止 4 分钟左右将因缺氧而死亡。PaO_2 是反映外呼吸状况的指标，是机体缺氧最敏感的指标。PaO_2 反映了肺毛细血管血的摄氧状况，而且是氧气弥散到细胞并与血红蛋白（Hb）结合的驱动压。正常人 PaO_2 平均为 90mmHg（12kPa），随着年龄增加而逐渐减低，年龄＞70 岁时，PaO_2＞70mmHg 为正常。

动脉血流经组织进行气体交换后成为静脉血，混合静脉血（指全身各部静脉血混合后的血，即右心房、右心室血或肺动脉血）的氧分压（$P\bar{v}O_2$）为 40mmHg（5.33kPa）。剧烈运动时由于组织耗氧量增加，$P\bar{v}O_2$ 常明显降低。心力衰竭时由于心排血量降低，氧供应不足，机体为了维持一定的代谢率而耗氧，$P\bar{v}O_2$ 也明显降低。由此可见，$P\bar{v}O_2$ 是反映内呼吸状况的指标，即反映全身组织的供氧情况，也反映心排出量、动脉血氧含量与机体氧耗量等的综合指标，受供氧量和组织耗氧量的影响。当组织供氧量减少或耗氧量增多时，可致 $P\bar{v}O_2$ 降低。人体各器官代谢率和耗氧量不同，PvO_2 亦不同，心脏耗氧量最大，心脏冠状静脉血 PvO_2 为 30mmHg（4kPa），肾脏耗氧量最少，肾脏静脉血 PvO_2 为 74mmHg（9.8kPa）。

（四）线粒体内的氧分压

氧通过血流到达组织细胞内维持有氧代谢。线粒体是细胞呼吸的主要场所，由于大量弥散屏障，到达线粒体的氧气数量甚微，但足以使有氧代谢维持于正常状态。作者报道线粒体内氧分压不一，范围 0.5～ 0.98mmHg（0.07～0.13kPa）。

二、氧的运输

大气中的氧进入肺泡及其毛细血管的过程为：①大气与肺泡间的气体压力差使大气中的氧通过呼吸道流入肺泡；②肺泡与肺毛细血管之间的氧分压差使氧穿过肺泡膜而弥散进入肺毛细血管，再进入血液，其 O_2 的大部分与 Hb 结合成氧合血红蛋白（HbO_2）的形式存在，并进行运送，少部分以物理溶解形式存在，均随血流送往全身各组织器官。

（一）肺的弥散功能

O_2 与 CO_2 通过肺泡-毛细血管膜（肺泡膜）进行气体交换的过程称为弥散，是肺换气功能的重要组成部分。肺弥散包括肺泡内气体的弥散（称为气相弥散）、气体通过肺泡膜的弥散（称为膜相弥散）及气体与血红蛋白的结合（称为血相弥散）三个过程。在膜相弥散时气体的弥散量与呼吸膜两侧气体分压成正比，与弥散气体分子量的平方根成反比，也与膜的弥散面积与厚度相关。CO_2的弥散能力远大于O_2，为后者的20倍，能自由通过肺泡膜，故而$PaCO_2$能基本反映P_ACO_2数值。如果弥散功能障碍者，主要受影响的是O_2的弥散，表现为低氧血症。

（二）氧在血液中的溶解与结合

因为肺泡内的氧分压高于血液中的氧分压，因此当血液流经肺泡时，血液中的氧分压就会升高直到与肺泡内氧分压达到平衡。

气体在气态或液态之间自由的转换依赖于它所处状态时的压力。溶解状态的氧气的多少除与氧分压有关外，也与所处溶剂的溶解系数、温度有关。相同压力情况下，溶解系数越高，溶解的氧气就越多，反之，溶解系数越低，溶解的氧气就越少。物理溶解的氧量极少，仅占血液总氧含量的1.5%，每1mmHg氧分压（PO_2）下物理溶解的氧为0.003ml/100ml血液。血液中物理溶解的氧量虽少，但它决定着PaO_2的大小，并直接影响动脉血氧饱和度；决定着血浆与组织间的氧分压差，从而影响氧由血液向组织弥散，故物理溶解方式的氧具有重要生理意义。当发生碳氧血红蛋白血症（CO中毒）和高铁血红蛋白血症时，利用高压氧舱治疗，使其物理溶解的氧基本满足机体的正常需要，由于血氧分压增加使其与组织氧分压差增大，从而有利于氧向组织弥散和组织对氧的摄取；同时较高的PaO_2可使异常血红蛋白较快地恢复对氧的亲和力，而达到治疗目的。

在血液循环系统中结合氧的运输量＝心脏每分输出量×每100ml血能结合氧的量＝5000ml/min×20ml/100ml血＝1000ml/min，这足以保障氧的供给。以结合形式存在的氧为氧合血红蛋白（HbO_2），占血液总氧含量的98.5%。Hb是运输O_2和CO_2的主要物质，其携带O_2能力要比血浆溶解的量高81倍。每1mol Hb可结合4mol O_2，标准状况下，1mol气体的体积是22.4L，则1mol Hb可结合O_2 22.4×4＝89.6L；血红蛋白分子量为64 000～67 000，则1g Hb所结合的氧量为1.34～1.39ml。每1分子Hb由1个珠蛋白和4个血红素组成，1分子Hb可结合4分子氧。脱氧Hb中各亚基间存在8个盐键，使Hb分子呈紧密型（tense form，T form）即T型，当氧合时（HbO_2），这些盐键可相继断裂，使HbO_2呈松弛型（relaxed form，R form）即R型，这种转变使O_2与Hb的结合表现为协同作用。Hb与O_2的结合过程称为正协同作用，当脱氧Hb与第一个O_2分子结合后，可促进其他亚基与氧分子结合，直到形成$Hb(O_2)_4$为止，第四个O_2与Hb的结合速度比第一个O_2的结合速度快百倍之多。同样，O_2与Hb的解离呈现负协同作用，所以Hb倾向于饱和或去饱和状态。O_2与Hb的结合反应很快，为可逆性结合，不需要酶的催化，主要受PO_2的影响。当血液流经PO_2高的肺部时，Hb与O_2结合形成HbO_2；当血液流经PO_2低的组织时，HbO_2迅速离解而释放出氧，还原为Hb。脱氧Hb的酸性较HbO_2为弱，容易与H^+结合形成HHb，同时使血中HCO_3^-增多。

100ml血液中Hb所能结合的最大氧量称为Hb的氧容量，其值受Hb浓度的影响；而Hb实际结合的氧量称为Hb的氧含量，其值主要受PO_2的影响。Hb氧含量与氧容量的百分比为Hb氧饱和度（SO_2），SO_2实际上等于HbO_2与全部Hb的百分比。血氧容量、血氧含量、血氧饱和度应包括物理溶解的氧以及与Hb结合的氧两部分，因为氧的溶解系数较小，人体生理范围内，血液中溶解的氧量极少，如在 PaO_2 为 40mmHg 和 100mmHg 时，溶解的氧量分别占血氧含量的 0.8%和 1.5%，故而通常把溶解氧量忽略不计，把 Hb 结合的氧量看作血液中结合的总氧量。例如 100ml 动脉血含 Hb 15g 时，Hb 的氧容量＝15×1.34＝20ml/100ml 血液，若其氧含量为 19ml，则动脉血氧饱和度 SaO_2＝19/20＝95%。当 PO_2 为 150mmHg 时，SO_2 为 100%，称为氧饱和，此时 Hb 的氧含量等于氧容量。

HbO_2 呈鲜红色，脱氧 Hb 呈紫蓝色。通常认为当体表表浅毛细血管床血液中脱氧 Hb 含量达 5g/100ml 以上时，皮肤、黏膜呈青紫色，称为发绀。但此说不尽可靠，若以正常 Hb 浓度 15g/100ml 计，5g/100ml 为脱氧 Hb，此时毛细血管血 SO_2＝(15－5)/15＝66.7%，已明显低于混合静脉血氧饱和度(75%)，这已达到严重呼吸衰竭的程度。事实上，在正常 Hb 浓度的患者若 SaO_2＜90%时，口腔黏膜、舌面和指甲床已出现发绀。

(三) 氧在组织中的释放和利用

尽管体内的动脉血管运送的氧浓度相同，但不是体内所有组织均能获得等量的氧，这是因为组织所处环境的血供不一致。组织通过血液获得氧的多少与以下因素有关：距离毛细血管网的远近、小动脉处于收缩或舒张状态、血管与组织间的氧压梯度等。组织每灌注 100ml 血液大约消耗 5ml 氧气，但在不同的组织器官中氧耗量差异很大。

氧在组织中的释放取决于：①血浆 PO_2 与组织 PO_2 差，由于组织 PO_2 不低于 30mmHg (4kPa)，因此 PaO_2 应高于 30mmHg 才能与组织进行气体交换；②毛细血管数量(即弥散面积)及其通透性；③有无间质水肿或细胞内水肿(水肿可增大弥散距离)。因此，缺氧所致 PaO_2 降低；微循环淤血和微血栓形成使有效血流量减少；组织炎症、水肿、纤维组织增生使气体弥散距离增大等因素，均可导致组织气体交换障碍。氧进入细胞后，90%在线粒体内被利用，该处为内呼吸的主要场所。线粒体内含有各种代谢所需的氧化和还原催化酶系统，糖类、脂肪和蛋白质的生物氧化均在线粒体内进行。在线粒体基质内进行的三羧酸循环是这些物质彻底氧化的共同代谢途径。在有氧的情况下，1 分子葡萄糖通过三羧酸循环进行氧化，生成 6 分子 CO_2、6 分子 H_2O、38 分子 ATP，以供给机体能量。细胞胞质也是细胞呼吸场所，胞质中水解酶、单胺氧化酶等多种酶系统与某些关键性代谢途径有关，但需要较高水平 PO_2(30mmHg)才能进行氧摄取利用。在缺氧的情况下，在细胞胞质内无氧酵解作用增强，1 分子葡萄糖代谢后生成 2 分子乳酸、2 分子 ATP，使供能明显减少，并可导致代谢性酸中毒。线粒体的氧化磷酸化过程在 PO_2 0.75～1mmHg(0.1～0.13kPa)条件下即可进行。

第二节 氧离曲线

血红蛋白与氧的结合量(用 SO_2 表示)主要取决于 PaO_2。以血氧饱和度(SO_2)为纵坐标，血氧分压(PO_2)为横坐标，所表达的 SO_2 与 PO_2 相关的曲线称为氧离曲线(dissociation curve)。该曲线既表示了不同 PO_2 下 O_2 与血红蛋白(Hb)离解情况，也反映了不同 PO_2 下 O_2 与 Hb 结合的情况。

一、氧离曲线的分段及其临床意义

氧离曲线略呈 S 形，一般将该曲线分为 3 段。

(一) 氧离曲线上段

相当于 PO_2 60～100mmHg(8～13.3kPa)，该段曲线较为平坦。在氧离曲线无偏移的情况下，当 PO_2为 60mmHg 时，SO_2约为 90%，此时血氧含量＝0.003×PO_2(60mmHg)＋1.34×Hb(15g/dl)×SO_2(90%)＝18.3ml/dl。当 PO_2上升到 100mmHg 时，SO_2约为 98%，此时血氧含量＝0.003×100＋1.34×15×98%＝20ml/dl。由此可见，当 PO_2由 60mmHg 上升到 100mmHg 时，SO_2由 90%增加到 98%，血氧含量则由 18.3ml/dl 增加到 20ml/dl，即 PO_2的大幅度变化仅引起 SO_2和血氧含量的轻度变化。这个特点具有重要的生理与临床意义。当人体在高原或高空环境处于较低 PO_2的情况下，或机体患慢性呼吸系统疾病而致动脉血 PO_2降低时，只要 PO_2不低于 60mmHg，SO_2仍可达到 90%以上，血氧含量和组织供氧量并无显著减少。提示我们在治疗呼吸衰竭时，应尽量将 PaO_2提高到 60mmHg 以上，SaO_2提高到 90%以上，以保证组织细胞的供氧。

(二) 氧离曲线中段

相当于 PO_2 40～60mmHg(5.33～8kPa)，该段曲线较陡，是 HbO_2释放氧的部分。PO_2 40mmHg 相当于混合静脉血的 PO_2，此时 SO_2约为 75%，血氧含量＝0.003×40＋1.34×15×75%＝15.2ml/dl。由此可见，当 PO_2由 40mmHg 增加到 60mmHg 时，SO_2由 75%上升到 90%，血氧含量由 15.2ml/dl 上升到 18.3ml/dl，即 SO_2与血氧含量均有较大幅度的增加。动脉血 SO_2为 98%的正常人，血液流经组织细胞后，其静脉血 SO_2为 75%，血氧含量则由 20ml/dl 减少到 15.2ml/dl，即每 100ml 动脉血流经组织时释放约 5ml 的氧。由于呼吸衰竭患者的 PO_2＜60mmHg，给予氧疗后即使 PO_2轻度上升，亦可使 SO_2大幅度上升，血氧含量明显增加，从而使组织供氧得到改善。

(三) 氧离曲线下段

指 PO_2 40mmHg(5.33kPa)以下的部分，是氧离曲线坡度最陡的一段。在组织代谢增强时，PO_2最低可降到 15mmHg，血液流经组织时 HbO_2进一步释放氧，血氧含量最低可降到 4.4ml/dl。在这种情况下，机体发挥了最大贮备功能，每 100ml 动脉血供给组织约 15ml 氧，即达到了安静状态下供氧量的 3 倍。由此可见，该段曲线反映了氧的贮备状况。

二、氧离曲线偏移的判断方法

氧离曲线的偏移通常用 P_{50}表示，P_{50}是指血红蛋白 SO_2为 50%时的 PO_2值(图 1-1)，反映 Hb 对氧的亲和力，为反映氧离曲线位置的客观指标。正常人在体温 37℃、pH 7.40、PCO_2 40mmHg 时 P_{50}为 26.6mmHg，大约女性为 25mmHg，男性为 27mmHg。P_{50}增大表明 Hb 对 O_2的亲和力降低，需更高的 PO_2才能达到 50%的 SO_2，为氧离曲线右移；P_{50}降低表明 Hb 对 O_2的亲和力增高，较低的 PO_2即能达到 50%的 SO_2，为氧离曲线左移。

由于 P_{50}的测定较为复杂，难以在临床上推广应用。我们在研究了氧离曲线的数学方程后，首次提出了用氧饱的度偏移度来判断氧离曲线偏移的方法。

氧离曲线略呈 S 形，难以用一个数学方程表达。由于氧离曲线下段(PaO_2 0～20mmHg 区间)临床意义不大，故我们将下段去掉，研究了 PaO_2 20～100mmHg，SaO_2 32.3%～100%区间氧离曲线的 PaO_2与 SaO_2对应值，推导出氧离曲线的数学方程为：

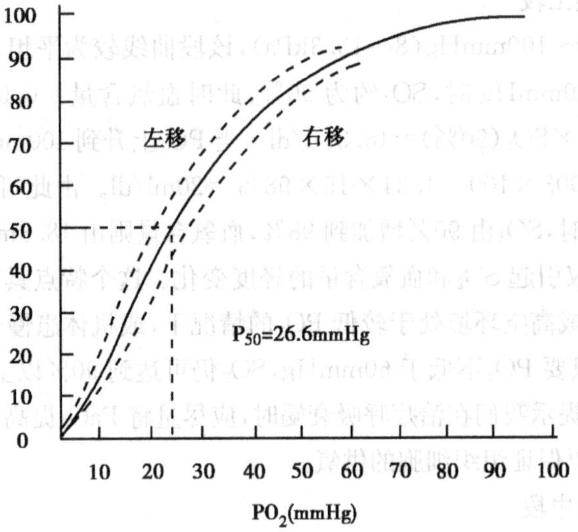

图 1-1　氧离曲线

$$SaO_2(\%)=100-67.7\times e^{-[(PaO_2-20)/20.5]}$$

此方程中 e 为自然对数的底数，e=2.71828，PaO_2为血气实测 PaO_2(mmHg)，由此方程所计算的 SaO_2即代表标准状况下(T 37℃、pH 7.40、$PaCO_2$ 40mmHg)一定 PaO_2所对应的 SaO_2。

任一患者血气实测 SaO_2与由氧离曲线方程所计算的标准 SaO_2之差，即为 SaO_2偏移度，用公式表示为：

$$SaO_2偏移度=实测\ SaO_2-标准\ SaO_2$$

我们测定了正常人 SaO_2偏移度，在±1%范围内。在一定 PaO_2下，当患者实测 SaO_2>标准 SaO_2时，SaO_2偏移度为正值，表明 Hb 对 O_2的亲和力增强，为氧离曲线左移；当患者实测 SaO_2<标准 SaO_2时，SaO_2偏移度为负值，表明 Hb 对 O_2的亲和力降低，为氧离曲线右移。SaO_2偏移度越大，则氧离曲线偏移越重。

例 1：我们测定了 32 例肺心病呼吸性酸中毒患者动脉血气的均值为：pH 7.311、$PaCO_2$ 75.8mmHg、HCO_3^- 37mmol/L、PaO_2 48mmHg、SaO_2 75.8%。按氧离曲线方程计算：标准 $SaO_2=100-67.7\times e^{-[(PaO_2-20)/20.5]}=100-67.7\times e^{-[(48-20)/20.5]}=82.7\%$，$SaO_2$偏移度=实测 SaO_2－标准 SaO_2=75.8%－82.7%=－6.9%，表明该组呼吸性酸中毒患者氧离曲线右移，SaO_2偏移度均值为－6.9%。

例 2：我们测定了 10 例肺心病代谢性碱中毒患者动脉血气的均值为：pH 7.495、$PaCO_2$ 47mmHg、HCO_3^- 35mmol/L、PaO_2 45mmHg、SaO_2 84%。按氧离曲线方程计算：标准 $SaO_2=100-67.7\times e^{-[(45-20)/20.5]}=80\%$，$SaO_2$偏移度=实测 SaO_2－标准 SaO_2=84%－80%=+4%，表明该组代谢性碱中毒患者氧离曲线左移，SaO_2偏移度均值为+4%。

三、影响氧离曲线偏移的因素

(一) pH 和 $PaCO_2$

当 pH 降低与 $PaCO_2$升高时，Hb 对 O_2的亲和力降低，氧离曲线右移；反之当 pH 增高与

$PaCO_2$降低时，Hb 对 O_2的亲和力增加，氧离曲线左移。pH 改变是影响氧离曲线偏移的重要因素，酸度对 Hb 与 O_2亲和力的这种影响称为波尔效应。$PaCO_2$亦主要通过对 pH 的影响而使氧离曲线偏移。

在例 1 所测的 32 例呼吸性酸中毒患者中，pH 降低的均值为 7.40－7.311＝0.089，SaO_2偏移度均值为－6.9％，由此可计算出该组呼吸性酸中毒患者 pH 每降低 0.001 时，SaO_2偏移度的变化为－0.08％。在例 2 所测定的 10 例代谢性碱中毒患者中，pH 增高的均值为 7.495－7.40＝0.095，SaO_2偏移度的均值为＋4％，由此可计算出该组代谢性碱中毒患者 pH 每增加 0.001 时，SaO_2偏移度的变化为＋0.04％。

以上情况表明，呼吸性酸中毒时 pH 降低使氧离曲线右移的程度大于代谢性碱中毒时 pH 增高使氧离曲线左移的程度。在我们测定的 38 例复合型酸碱失衡患者中亦存在类似规律。

（二）温度的影响

温度升高时 Hb 对 O_2的亲和力降低，氧离曲线右移；温度降低时 Hb 对 O_2的亲和力增加，氧离曲线左移。温度对氧离曲线的影响，可能与温度影响了 H^+活度有关，温度升高时 H^+活度增加，致氧离曲线右移。临床上发热患者的机体组织温度升高，代谢增强，CO_2和酸性代谢产物增加，氧离曲线右移，有利于 HbO_2离解，可向组织释放更多的氧。

（三）红细胞 2,3-二磷酸甘油酸(2,3-DPG)

2,3-DPG 是存在于红细胞内的有机磷酸盐，为无氧糖酵解旁路的中间产物，在调节 Hb 与 O_2的亲和力中起重要作用。2,3-DPG 能与 Hb 相结合，稳定 Hb 分子结构，使 Hb 与 O_2的亲和力减弱。2,3-DPG 浓度增高时，氧离曲线右移；2,3-DPG 浓度降低时，则使氧离曲线左移。促使 2,3-DPG 增多的常见原因为低氧血症、贫血等。呼吸衰竭低氧血症患者因组织缺氧而致糖酵解加强，红细胞 2,3-DPG 增加，氧离曲线右移，有利于氧的释放。此外，肾上腺皮质激素、甲状腺素、生长激素等均可增加红细胞内的无氧糖酵解，而使 2,3-DPG 增加。促使 2,3-DPG 减少的常见原因为输入库存血。库存血 10 天，红细胞内的 2,3-DPG 由 4.5 减少至 0.5(μmol/μl RBC)。若将这种血液大量输给患者，可使氧离曲线明显左移，极不利于向组织供氧。因此急救患者时最好不要输用库存血。

四、氧离曲线偏移的临床意义

氧离曲线左移和右移分别使 Hb 与 O_2的亲和力增高与降低。必须指出，这种影响在肺毛细血管和组织内具有双向性。氧离曲线左移时，因 Hb 与 O_2的亲和力增加，可促进肺毛细血管血液的氧合，使血氧饱和度增高，血氧含量增高；但另一方面氧离曲线左移不利于组织毛细血管血液释放氧，使组织细胞缺氧加重。氧离曲线右移时，因 Hb 与 O_2的亲和力降低，不利于肺毛细血管血液的氧合，使血氧饱和度降低，血氧含量减少；但另一方面氧离曲线右移有利于组织毛细血管血液释放氧。

我们曾测定过 5 例呼吸性酸中毒合并代谢性酸中毒的肺心病患者血气均值为：pH 7.211、$PaCO_2$ 64.5mmHg、HCO_3^- 25mmol/L、PaO_2 48mmHg、SaO_2 72.7％。按氧离曲线方程计算标准 $SaO_2 = 100 - 67.7 \times e^{-[(48-20)/20.5]} = 82.7\%$，$SaO_2$偏移度＝72.7％－82.7％＝－10％，表

明氧离曲线右移。若该组患者无氧离曲线右移，当 PaO_2 48mmHg 时，SaO_2 应为 82.7%，血氧含量应为 0.003×PaO_2(48mmHg)+1.34×Hb(15g/dl)×SaO_2(82.7%)=16.8ml/dl。该组患者因氧离曲线右移，SaO_2 降到 72.7%，血氧含量应为 0.003×PaO_2(48mmHg)+1.34×Hb(15g/dl)×SaO_2(72.7%)=14.8ml/dl。由此可见，氧离曲线重度右移使 SaO_2 明显降低，血氧含量降低，亦可减少组织供氧。

我们认为，当 PaO_2>60mmHg 时，由于氧离曲线处于平坦段，氧离曲线右移对 SaO_2 和血氧含量影响较小，而在组织中氧的释放增加，有利于增加组织供氧。当 PaO_2<60mmHg 时，由于氧离曲线处于陡直段，氧离曲线右移使 SaO_2 和血氧含量降低较明显，组织供氧仍可减少。

在治疗呼吸衰竭时，应注意防止和纠正酸碱失衡。防治酸中毒所致氧离曲线右移，可提高 SaO_2 和血氧含量；防治碱中毒所致氧离曲线左移，可增加组织中氧的释放，均有助于增加组织供氧。一般说来，碱中毒所致氧离曲线左移危害性较大，使组织缺氧加重。而轻度酸中毒使氧离曲线轻度右移，若配合氧疗以提高 PaO_2 和 SaO_2，更有助于改善组织缺氧。

第三节 血二氧化碳

一、二氧化碳分压(PCO_2)

二氧化碳分压(PCO_2)是指血液中物理溶解状态的 CO_2 所产生的分压力。空气中 CO_2 含量极少，约占干燥空气的 0.04%，故吸入气的 CO_2 分压接近于 0。肺泡内的 CO_2 全部来自组织代谢所产生，并由静脉血携带弥散至肺泡。当携带 CO_2 的血液通过肺毛细血管时，由于 CO_2 弥散力很强，肺毛细血管血 PCO_2、肺泡气 PCO_2、动脉血 PCO_2 三者之间很快达到平衡，故通常认为肺泡气 CO_2 分压(P_ACO_2)与动脉血 CO_2 分压($PaCO_2$)相等，即在正常人 P_ACO_2=$PaCO_2$，故 $PaCO_2$ 是反映肺通气功能的可靠指标，为酸碱平衡判定中的呼吸指标。但我们的研究结果表明，由于肺泡无效腔的存在(肺泡无效腔是指通气良好但缺乏有效血流灌注的那部分肺泡的容量)，正常人 P_ACO_2 略低于 $PaCO_2$，$PaCO_2-P_ACO_2$ 为(1.5±1.3)mmHg。慢性阻塞性肺疾病(chronic obstructive pulmonary diseases，COPD)和肺心病患者由于肺泡无效腔增大，$PaCO_2$ 与 P_ACO_2 差值增大。正常人 $PaCO_2$ 范围为 35～45mmHg(4.67～6.0kPa)，均值为 40mmHg(5.33kPa)，<35mmHg 为通气过度，>45mmHg 为通气不足。混合静脉血 CO_2 分压($P\bar{v}CO_2$)为 46mmHg(6.1kPa)。

二、血中 CO_2 存在的形式

血中 CO_2 主要包括物理溶解与化学结合的 CO_2。由于 CO_2 在 38℃时的溶解度系数为 0.03mmol/(L·mmHg)，正常人 $PaCO_2$ 的均值为 40mmHg，因此，物理溶解的 CO_2=40×0.03=1.2mmol/L，约占全血 CO_2 总量的 5%，决定了 $PaCO_2$ 数值的大小，直接影响体内的酸碱平衡并对呼吸调节起着重要作用。CO_2 物理溶解后可形成 H_2CO_3，在红细胞内碳酸酐酶作用下迅速离解为 H^+ 与 HCO_3^-。化学结合的 CO_2 主要是碳酸氢盐(HCO_3^-)，正常值平

均为 24mmol/L。因此，动脉血浆 CO_2 总量＝1.2＋24＝25.2mmol/L。血中 CO_2 含量与 PCO_2 成正相关，当 PCO_2 为 60mmHg 时，血浆 CO_2 含量为 28.7mmol/L。

CO_2 离解曲线是表示血中 CO_2 含量与 PCO_2 关系的曲线（图 1-2）。血浆 CO_2 离解曲线坡度小，在生理范围内 CO_2 离解曲线基本上呈直线。当 HbO_2 在组织内释放氧时，CO_2 离解曲线左移，即 CO_2 与 Hb 亲和力增强，有利于组织中的 CO_2 与血液结合而进入静脉。当脱氧 Hb 在肺内氧合时，CO_2 离解曲线右移，即 CO_2 与 Hb 亲和力减弱，有利于 CO_2 由肺排出。O_2 与 Hb 结合将促使 CO_2 释放的这种效应称为何尔登（Haldane）效应。混合静脉血 PCO_2 为 46mmHg 时，CO_2 含量约为 52.5ml/100ml 血液，动脉血 PCO_2 为 40mmHg 时，CO_2 含量约为 48.5ml/100ml 血液。因此血液流经肺毛细血管时，每 100ml 血液释放出 4ml CO_2。正常人每分钟肺毛细血管血流量为 5000ml，故每分钟由肺释放出的 CO_2 为 200ml。

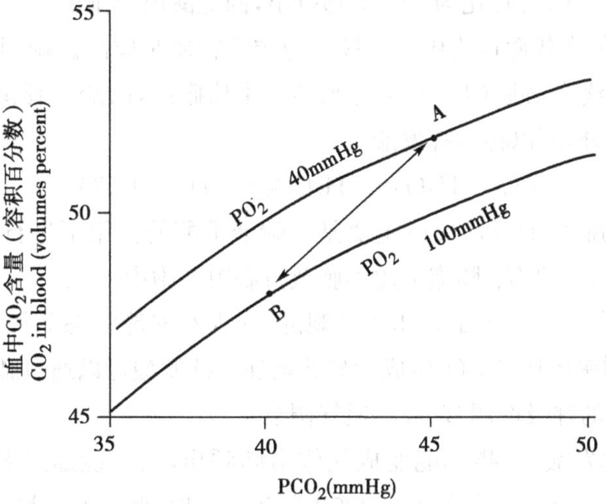

图 1-2 二氧化碳解离曲线

三、CO_2 的运输

由组织扩散进入血液的大部分 CO_2，在红细胞（RBC）内与水发生反应生成 H_2CO_3，后者在碳酸酐酶的催化作用下又离解成 HCO_3^- 和 H^+。HCO_3^- 通过 RBC 膜扩散进入血浆，Cl^- 便由血浆扩散进入 RBC（氯转移），以维持电平衡。在 RBC 内 HCO_3^- 与 K^+ 结合，在血浆中则与 Na^+ 结合成碳酸氢盐。上述反应中产生的 H^+ 大部分与 Hb 结合成 HHb。

在肺部，反应向相反方向进行。血浆中溶解的 CO_2 首先扩散入肺泡。RBC 内的 HCO_3^- 与 H^+ 结合生成 H_2CO_3，后者在碳酸酐酶的催化作用下分解成 CO_2 和 H_2O。CO_2 由 RBC 扩散入血浆，然后到肺泡并由肺排出。而血浆中的 HCO_3^- 便进入 RBC，RBC 内的 Cl^- 扩散入血浆。

由此可见，CO_2 的运输主要通过 HCO_3^-。HCO_3^- 是体内最重要的碱，它不断缓冲体内多余的非挥发性酸，产生挥发性酸 H_2CO_3，并转变为 CO_2 由肺排出。体内 HCO_3^- 含量约 450mmol，贮备在血浆（3L）和组织液（12L）中备用。

第四节 体液的pH

机体的组织、细胞必须处于具有适宜酸碱度的体液环境中，才能进行正常的生命活动。人体细胞内pH为6.9，血浆pH 7.35～7.45，当pH<6.8(较正常均值降低0.6)或>7.8(较正常均值升高0.4)时，生命活动即可能停止。由此可见，人体耐酸能力较耐碱能力更强。

一、体液酸碱物质的来源

(一) 酸性物质及其来源

机体在代谢过程中不断产生大量的酸性物质。血中的酸可分为挥发酸与固定酸(非挥发酸)，挥发酸即 H_2CO_3，可转化为 CO_2 由肺排出，固定酸由肾排出。

1. 挥发酸 机体在代谢过程中产生最多的酸性物质是碳酸。糖、脂肪和蛋白质在其分解代谢中，氧化的最终产物是 CO_2，CO_2 与水结合生成碳酸，碳酸可释出 H^+，也可以形成气体 CO_2，从肺排出体外，所以称为挥发酸。

$$CO_2 + H_2O \rightleftharpoons H_2CO_3 \rightleftharpoons H^+ + HCO_3^-$$

CO_2 和水结合为碳酸的可逆反应主要是在碳酸酐酶的作用下进行的，碳酸酐酶主要存在于红细胞、肾小管上皮细胞、肺泡上皮细胞及胃黏膜细胞中。

组织细胞代谢产生的 CO_2 量是相当可观的，成人在安静状态下每天可产生 CO_2 300～400L，运动时和代谢率增加时 CO_2 生成量显著增加。挥发酸可以通过肺进行调节，增加 CO_2 排出，称为酸碱平衡的呼吸性调节(或称通气调节)。

2. 固定酸(非挥发酸) 指不能变成气体由肺呼出，而只能通过肾由尿排出的酸性物质，指碳酸以外的酸。如蛋白质分解代谢产生的硫酸、磷酸和尿酸；糖酵解生成的甘油酸、丙酮酸和乳酸；糖氧化过程生成的三羧酸；脂肪代谢产生的β-羟丁酸和乙酰乙酸等。上述酸性物质离解产生的 H^+ 每天约50～100mmol，其中20%与 HCO_3^- 结合，80%由肾脏排泄。

3. 酸性物质的摄入 机体可以通过饮食直接摄入酸性物质，包括酸性食物和酸性药物，如乙酸、枸橼酸等。

(二) 碱性物质及其来源

食物中的碱性物质主要来源于蔬菜和水果，这些食物中富含柠檬酸盐、苹果酸盐、草酸盐等有机酸盐，均可与 H^+ 起反应，分别转化为柠檬酸、苹果酸、草酸，而 Na^+、K^+ 则与细胞外液 HCO_3^- 结合成碱性盐。此外，氨基酸在代谢过程中脱氨基而生成碱性物质氨，但由于在肝脏中经鸟氨酸循环而转化为尿素，故血中氨的含量甚微。

二、pH、$PaCO_2$ 和 HCO_3^-

(一) Henderson-Hasselbalch 方程式(H-H 方程式)

pH、$PaCO_2$ 和 HCO_3^- 是酸碱平衡的三个重要指标。pH表示体液的酸碱度，等于[H^+]的负对数，正常血浆pH为7.35～7.45，[H^+]为45～35nmol(毫微克分子)/L。$PaCO_2$(或 H_2CO_3)反映酸碱变化的呼吸成分，正常值为35～45mmHg(4.67～6.0kPa)，在呼吸性酸碱

失衡时 $PaCO_2$ 原发性升高或降低。HCO_3^- 反映酸碱变化的代谢成分，正常值为 22～27mmol/L，在代谢性酸碱失衡时 HCO_3^- 原发性降低或升高。pH 与 $PaCO_2$、HCO_3^- 的关系可用 H-H 方程式表示：

$$
\begin{aligned}
pH &= pK + \lg\frac{[HCO_3^-]}{[H_2CO_3]} \\
&= 6.1 + \lg\frac{24\text{mmol/L}}{1.2\text{mmol/L}} \\
&= 6.1 + \lg\frac{20}{1} \\
&= 7.40
\end{aligned}
$$

由于$[H_2CO_3]$是和溶解在体液内的 CO_2 浓度成正比，因此 H-H 方程式可写成：

$$
\begin{aligned}
pH &= pK + \lg\frac{[HCO_3^-]}{\alpha \cdot PaCO_2} \\
&= 6.1 + \lg\frac{HCO_3^-(\text{mmol/L})}{0.03 \times PaCO_2(\text{mmHg})} \\
&= 6.1 + \lg\frac{24}{0.03 \times 40} \\
&= 7.40
\end{aligned}
$$

上式中的 pK 为 HCO_3^-/H_2CO_3 的离解常数，等于 6.1，α 代表 38℃时 CO_2 在血浆中的溶解系数（若 $PaCO_2$ 用 mmHg 表示，α＝0.03，若用 kPa 表示时，α＝0.225）。H-H 方程表明 pH 的变化取决于 $HCO_3^-/PaCO_2$ 的比值。

（二）HCO_3^- 与 $PaCO_2$ 的原发性变化和代偿性变化

由于机体存在着缓冲调节、离子交换、通气调节和肾脏代偿调节等多种代偿作用，因而 HCO_3^- 与 $PaCO_2$ 任何一项发生原发性变化时，均引起另一项的代偿性变化，使 $HCO_3^-/PaCO_2$ 比值及 pH 趋向正常，但不能使 pH 恢复到原来的正常水平。原发性变化与代偿性变化的规律为：

1. HCO_3^- 与 $PaCO_2$ 任何一项的原发性变化均引起另一项的同向代偿性变化　即原发性 $PaCO_2$ 的升高（或降低），必引起 HCO_3^- 的代偿性升高（或降低）。因此，若 HCO_3^- 与 $PaCO_2$ 呈反向变化，应考虑复合性酸碱失衡存在。例如 $PaCO_2$↑、HCO_3^-↓为呼吸性酸中毒（呼酸）合并代谢性酸中毒（代酸）；$PaCO_2$↓、HCO_3^-↑为呼吸性碱中毒（呼碱）合并代谢性碱中毒（代碱）。

2. 原发性失衡变化大于代偿性变化　如呼吸性酸中毒时 HCO_3^-↑/$PaCO_2$↑↑，呼吸性碱中毒时 HCO_3^-↓/$PaCO_2$↓↓，代谢性酸中毒时 HCO_3^-↓↓/$PaCO_2$↓，代谢性碱中毒时 HCO_3^-↑↑/$PaCO_2$↑。因此，原发性酸碱失衡决定了 pH 是偏酸或偏碱。例如 pH 7.376、$PaCO_2$ 60mmHg、HCO_3^- 34mmol/L。根据 $PaCO_2$ 60mmHg＞45mmHg 要考虑呼吸性酸中毒，而 HCO_3^- 34mmol/L＞27mmol/L 又要考虑代谢性碱中毒，由于 pH 7.376＜7.40（偏酸），故应判定为呼吸性酸中毒，而不能判定为代谢性碱中毒。

3. 酸碱失衡的代偿性变化有一定限度　当代偿性变化超过酸碱失衡预计代偿公式计算的范围，或超过代偿极限时，应考虑合并有另一种酸碱失衡。例如 pH 7.38、$PaCO_2$

80mmHg、HCO_3^- 46mmol/L。根据 pH 7.38<7.40，$PaCO_2$ 80mmHg>45mmHg 应判定为呼吸性酸中毒。呼吸性酸中毒时 HCO_3^- 代偿性增高，其代偿极限为 HCO_3^- 45mmol/L，而该例 HCO_3^- 46mmol/L，已超过呼酸代偿极限，故应判定合并代谢性碱中毒，即呼吸性酸中毒合并代谢性碱中毒。

三、酸碱平衡的调节

（一）缓冲调节

缓冲作用是指在溶液中加入酸或碱时，具有防止 H^+ 浓度发生显著变动，即减轻 pH 变化程度的作用。血液缓冲系统是由弱酸及其盐构成的缓冲对所组成，其中以碳酸氢盐缓冲系统（HCO_3^-/H_2CO_3）与血红蛋白缓冲系统（Hb^-/HHb、$HbO_2^-/HHbO_2$）的缓冲作用最强。如遇酸时（H^+ 增加）HCO_3^- 与之起反应，$H^+ + HCO_3^- \rightarrow H_2CO_3 \rightarrow CO_2 + H_2O$；遇碱时（$OH^-$ 增加）H_2CO_3 与之起反应，$OH^- + H_2CO_3 \rightarrow HCO_3^- + H_2O$。$HCO_3^-$ 缓冲系最为重要，缓冲作用最大，含量最多，占血液缓冲总量的 53%，在细胞内外均起作用，主要对固定酸起缓冲作用，它通过肺和肾对血中 CO_2 和 HCO_3^- 进行调节。血红蛋白缓冲系统占血液缓冲总量的 35%。其缓冲方式有：①血红蛋白脱氧变成还原型 Hb，其碱性较氧合型 Hb 强，能直接结合 H^+，即 $Hb^- + H^+ = HHb$；②血红蛋白改变构型，自由氨基直接与组织细胞进入血液中的 CO_2 结合，形成氨基甲酸血红蛋白，同时释放 H^+，后者再与还原型血红蛋白结合。故其主要对挥发酸起缓冲作用。CO_2 进入红细胞后，在碳酸酐酶作用下生成 H_2CO_3，随即解离出 H^+ 和 HCO_3^-，H^+ 与 Hb 结合成 HHb，经氯转移作用，HCO_3^- 扩散进入血浆，Cl^- 由血浆进入红细胞。血浆蛋白缓冲系统（HPr/Pr^-）主要在血液中起缓冲作用，占血液缓冲总量的 7%，缓冲方式是通过释放或结合 H^+ 起作用，即当 CO_2 进入血液，Pr^- 结合 H^+ 形成蛋白酸（HPr）和 $NaHCO_3$。磷酸二氢钠/磷酸氢二钠（NaH_2PO_4/Na_2HPO_4）缓冲对虽然在细胞外含量不多，只占血液缓冲总量的 3%，但胞内磷酸盐含量高，故在细胞内起到重要的缓冲作用。

（二）离子交换

离子交换是机体调节酸碱平衡的重要机制。酸中毒时细胞内 $3K^+$ 外逸，细胞外 $2Na^+$、$1H^+$ 进入细胞内，有减轻细胞外酸中毒的作用，但可导致血钾升高、血钠降低。pH 每降低 0.1，血清 K^+ 约上升 0.6mmol/L，反之亦然。碱中毒时细胞内 $3H^+$ 逸出细胞外，细胞外 $2Na^+$、$1K^+$ 进入细胞内，有减轻细胞外碱中毒的作用。因 K^+ 进入细胞内而致血清 K^+ 减少。但在低钾所致代谢性碱中毒时，却呈相反的离子交换，即细胞内液 $3K^+$ 与细胞外液 $2Na^+$ 和 $1H^+$ 相交换，而使细胞外液碱中毒加重。离子交换一般在酸碱失衡发生后 2～4 小时起调节作用。

（三）通气调节

肺在酸碱平衡调节中的作用是通过改变肺泡通气量而控制 CO_2 的排出量，使血浆中 HCO_3^-/H_2CO_3 的比值趋向正常，以减轻 pH 的变化程度，为碳酸氢盐系统发挥强缓冲作用的有力保障。正常成年人每天自肺脏排出的碳酸大约为 13 000mEq，比肾脏每天排出的酸量 40～80mEq 明显增多，故而肺脏强大的排酸能力是维持机体内环境稳定的有力保障。代谢性酸中毒时血浆 HCO_3^- 降低，pH 下降，则呼吸加深、加快，增加 CO_2 的排出，使 $PaCO_2$ 下降。代谢性酸中毒当 pH 由 7.4 降至 7.0 时，肺泡通气量可由 5L/min 增至 30L/min，这是 H^+ 刺激中枢和外周化学感受器而引起的。代谢性碱中毒时 HCO_3^- 增高，pH 上升，则呼吸变浅、变慢，减少 CO_2 的排出，使 $PaCO_2$ 上升。以上调节具有减少 $HCO_3^-/PaCO_2(H_2CO_3)$ 比值变化的作用。通气调节一般在 10～30 分钟开始起作用，代偿调节作用约需 12～24 小时达到高峰，当动脉血 pH 降至 7.0 以下时，其代偿调节反而降低。因肺只能通过改变通气量来调节 $PaCO_2$，故代偿调节范围有限。

肺泡通气量是受延髓呼吸中枢控制的，呼吸中枢接受来自中枢化学感受器和外周化学感受器的刺激。呼吸中枢化学感受器对 $PaCO_2$ 变动非常敏感，$PaCO_2$ 升高时，CO_2 易透过生物膜，可改变脑脊液的 pH，使 H^+ 增加，刺激位于延髓腹外侧表面对 H^+ 有极高反应的中枢化学感受器，从而兴奋呼吸中枢，加快呼吸运动的幅度与频率，明显增加肺的通气量。结果导致 CO_2 呼出量显著增加，从而降低血中 H_2CO_3 或 $PaCO_2$，实现反馈调节。但如果 $PaCO_2$ 增加到 80mmHg(10.66kPa)以上时，呼吸中枢反而受到抑制。

呼吸中枢也接受外周化学感受器的刺激，主动脉体特别是颈动脉体化学感受器，能感受缺氧、pH 变化和 CO_2 的刺激，但 PaO_2 只有 $<$60mmHg(8kPa)时，才能刺激外周化学感受器，反射性引起呼吸加深、加快，增加肺泡通气量。而 PaO_2 过低对呼吸中枢的直接作用却是抑制效应。

（四）肾脏代偿调节作用

肾脏在酸碱平衡调节中的作用在于通过改变排酸或保碱的量来维持血浆 HCO_3^-/H_2CO_3 的比值接近正常，以保持血浆 pH 接近正常范围。与肺脏排出挥发酸不同，肾脏排出的是必须通过尿液以液体形式排出的固定酸，如硫酸、磷酸；同时肾脏也是调节碱性物质的靶器官。当血浆中酸性物质增多时，HCO_3^- 浓度降低，肾脏将加强排出酸性物质并重吸收 HCO_3^-；当碱性物质增多时，则减少酸性物质的排出并减少 HCO_3^- 的重吸收，以维持血浆中 HCO_3^- 的稳定。由于正常人酸性物质的产生量远超过碱性物质的产生量，因此肾脏主要是针对酸负荷的调节。肾脏每天排出代谢过程中生成的 H^+ 约 50～100mmol，并重吸收经肾小球滤出的 HCO_3^-，故在正常膳食情况下，尿液中固定酸的排出量比碱多，尿液的 pH 一般为 6.0 左右。肾小管上皮细胞分泌的 H^+ 来自于肾小管细胞内的 CO_2 和 H_2O 结合生成的 H_2CO_3，后者在碳酸酐酶(CA)催化下分解成 H^+ 与 HCO_3^-，HCO_3^- 经基侧膜进入肾小管周围毛细血管。H^+ 被泌出，并与肾小球滤液中的 HCO_3^- 结合生成 H_2CO_3，并转变为 CO_2 与 H_2O，CO_2 可扩散回到血液循环，H_2O 由尿排出体外。因此在碳酸酐酶作用下，肾小管上皮细胞向管腔内分泌 1mmol H^+，也同时在血浆中增加 1mmol HCO_3^-。肾单位各组成部分在酸碱平衡调节中的作用如下：

1. 近端肾单位的泌 H^+ 保碱　肾小球滤出的 HCO_3^- 约 90%在肾近曲小管被重吸收，HCO_3^- 重吸收主要是通过近曲小管上皮细胞管腔膜的 H^+-Na^+ 交换完成的。近曲小管上皮细胞的刷状缘富含碳酸酐酶，可催化 $CO_2+H_2O \rightarrow H_2CO_3 \rightarrow H^+ + HCO_3^-$ 反应。H^+ 从细胞内排出到肾小管腔，Na^+ 由肾小管腔进入细胞内。H^+-Na^+ 交换所需能量是由基侧膜 Na^+-K^+-ATP 酶泵间接提供的。泌 H^+ 的同时，近曲小管上皮细胞内形成的 HCO_3^- 与 Na^+ 结合成 $NaHCO_3$ 返回血液循环。分泌到肾小管腔中的 H^+ 与滤液中的 HCO_3^- 结合生成 H_2CO_3，

然后形成 CO_2 和 H_2O，即 H^+（分泌）＋HCO_3^-（滤出）→H_2CO_3→CO_2＋H_2O。CO_2 扩散回到血液循环，H_2O 由尿排出体外。影响 HCO_3^- 重吸收的因素有：①碳酸酐酶的活性对 HCO_3^- 重吸收起关键作用，使用碳酸酐酶抑制剂后，泌 H^+、重吸收 HCO_3^- 的作用被抑制；②$PaCO_2$ 增高时，泌 H^+ 和重吸收 HCO_3^- 增加；③细胞外液容量减少时，醛固酮分泌增加，尿 Na^+ 排出减少，HCO_3^- 重吸收增加。

2. 远端肾单位的泌 H^+ 保碱　远端肾单位是肾脏调节酸碱平衡的主要部位，是由皮质集合管和髓质集合管的泌氢细胞完成的，它借助于管腔膜 H^+-ATP 酶泵向管腔中泌 H^+，同时重吸收等量 HCO_3^-。重吸收的 HCO_3^- 返回血液循环，并进行 Cl^--HCO_3^- 交换，Cl^- 由血液循环进入集合管上皮细胞。远端肾小管除泌 H^+ 外，尚能分泌 K^+，K^+ 也可与肾小球滤液中的 Na^+ 进行交换，称为 K^+-Na^+ 交换。当 H^+-Na^+ 交换增多时，K^+-Na^+ 交换即减少；反之 K^+-Na^+ 交换增多时，H^+-Na^+ 交换亦必减少。上述竞争机制导致了电解质紊乱与酸碱失衡之间的关系，即低钾致碱中毒，碱中毒致低钾，酸中毒致高钾等临床情况。

肾小球滤出的 HCO_3^- 约 90%在近曲小管被重吸收，其余 10%主要在外髓集合管被重吸收。肾小管上皮细胞的碳酸酐酶对 HCO_3^- 的重吸收起重要作用。酸中毒时碳酸酐酶活性增强，泌 H^+ 及保碱作用也加强，血浆 HCO_3^- 浓度＜22mmol/L 时，原尿中 HCO_3^- 全部被重吸收；碱中毒时碳酸酐酶活性降低，泌 H^+ 减少，HCO_3^- 排出增多。

3. NH_4^+ 和 $H_2PO_4^-$ 的排出　随着酸中毒加重，谷氨酰胺酶活性增高，水解谷氨酰胺产生 NH_3，后者与 H^+ 结合形成 NH_4^+。近曲小管泌 NH_3、NH_4^+ 增加，集合管泌 NH_3 增加，NH_3 与 H^+ 结合以 NH_4^+ 的形式排出。肾小管上皮细胞分泌的 H^+，不仅可与 NH_3 结合形成 NH_4^+，还可交换回更多的 Na^+，同时与肾小球滤液中的碱性 HPO_4^{2-} 结合形成酸性 $H_2PO_4^-$，酸化尿液，将原尿 pH7.40 降为终尿 pH4.40～6.00，利于固定酸随尿排出。

肾脏的代偿调节作用较慢，酸碱失衡发生后数小时开始起作用，达到最大代偿所需时间约为 3～5 天。但代偿调节作用最强，维持时间最久，对酸的调节能力大于对碱的调节能力。

总之，维持血 pH 的动态平衡完全依赖于肺脏、肾脏和血液缓冲系统的相互作用。血液的缓冲调节，尤其是碳酸氢盐缓冲系统（HCO_3^-/H_2CO_3）与血红蛋白缓冲系统（Hb^-/HHb、$HbO_2^-/HHbO_2$）是维持机体内酸碱平衡的第一道防线，在内环境平衡出现紊乱时避免体内酸碱度过大波动。与此同时肺脏通过呼吸调节血液 CO_2 分压来稳定血中碳酸含量；肾脏通过自尿液中排出过多的酸或碱来调节血浆内碳酸氢盐的含量，使正常人的血液 pH 维持在 7.35～7.45 狭窄的范围内。

四、电中和定律与等渗定律

酸碱失衡与电解质紊乱互为因果，其变化过程除必须以尽可能维持 pH 正常为准绳外，还需遵循以下两个定律：电中和定律和等渗定律。

（一）电中和定律

细胞外液中阴离子电荷总量等于阳离子电荷总量，称为电中和定律。即每升细胞外液中所含阴、阳离子毫克当量数（mEq/L）相等（mmol/L 数约相等），用公式表示为：Na^+＋UC（K^+、Ca^{2+}、Mg^{2+}）＝Cl^-＋HCO_3^-＋UA（OA、Pr^-、HPO_4^{2-}、SO_4^{2-}）。正常人细胞外液中的阴、阳离子总量各为 151mEq/L(约为 148mmol/L)。酸碱失衡时未测定阳离子(UC)变化不大,而 HCO_3^-、Cl^-、未测定阴离子(UA)变化较大,但仍必须保持与阳离子电荷总量相等。

1. 代谢性酸中毒时　HCO_3^- 原发性降低,与 UA 升高或 Cl^- 升高保持动态平衡,且 $\triangle HCO_3^- \downarrow \approx$(约等于)$\triangle UA \uparrow$(或$\triangle Cl^- \uparrow$)。

2. 代谢性碱中毒时　HCO_3^- 原发性升高,与 UA 降低及 Cl^- 降低保持动态平衡,且 $\triangle HCO_3^- \uparrow \approx \triangle UA \downarrow + \triangle Cl^- \downarrow$。

3. 呼吸性酸中毒时　HCO_3^- 代偿性增高,与 UA 降低、Cl^- 降低保持动态平衡。

4. 呼吸性碱中毒时　HCO_3^- 代偿性降低,Cl^- 增高或正常;阳离子中 K^+ 降低、Ca^{2+} 降低、Na^+ 正常或降低。阴、阳离子总量仍保持平衡。

(二) 等渗定律

在进行水交换的各种体液系统之间,其渗透压必须变化直到相等,以达到平衡,称为等渗定律。体液渗透压由电解质、阴离子、葡萄糖等各种溶质构成,其中血浆电解质中 Na^+ 含量最大,所以临床常根据 Na^+ 浓度判定体液渗透状态。血浆渗透压正常范围为 280～310mmol/L,＜280mmol/L 称低渗,＞310mmol/L 称高渗。计算渗透压的公式为:

$$血浆渗透压(mmol/L)=[血钠浓度(mmol/L)+10]\times 2$$

加 10 是代表除 Na^+ 以外其他阳离子,乘 2 是把阴离子以等量看待。

五、酸碱失衡与电解质的关系

(一) 酸碱失衡时电解质常发生变化

1. 酸碱失衡发生后由于 pH 的变化,常导致细胞内外离子交换,并影响肾脏泌 H^+ 和排 K^+ 功能,因而使血 K^+ 发生变化。酸中毒时 H^+ 浓度增高,细胞内 K^+ 外逸,肾脏泌 H^+ 增加,H^+-Na^+ 交换增加,K^+-Na^+ 交换减少,而致排 K^+ 减少,均导致血清 K^+ 升高;碱中毒时 H^+ 浓度降低,K^+ 进入细胞内,肾脏泌 H^+ 减少,H^+-Na^+ 交换减少,K^+-Na^+ 交换增加,而致排 K^+ 增多,均导致血清 K^+ 降低。因此,酸中毒时血 K^+ 增高,碱中毒时血 K^+ 降低。

2. 酸碱失衡发生后,由于 HCO_3^- 升高或降低,根据电中和定律必有 Cl^- 或 UA 的降低或升高,以维持阴、阳离子电荷总量的相等。代谢性碱中毒时 HCO_3^- 原发性升高,常伴有血 Cl^- 降低;呼吸性酸中毒时 HCO_3^- 代偿性升高,亦常伴有血 Cl^- 降低。代谢性酸中毒时 HCO_3^- 降低,可伴有血 Cl^- 升高或 UA 升高,以维持阴、阳离子电荷的平衡。

3. 酸碱失衡发生后,血 Ca^+ 也随之发生变化。酸中毒时,与血浆蛋白结合的结合钙被释放出来转变为游离钙,血 Ca^+ 升高,神经肌肉兴奋性降低;碱中毒时,结合钙的解离受到抑制,血 Ca^+ 下降,神经肌肉应激性升高。

(二) 电解质紊乱可导致酸碱失衡

1. 钾　细胞外液 K^+ 浓度是影响肾小管 H^+ 与 Na^+ 交换的重要因素之一。当血 K^+ 降低时,肾小管 K^+-Na^+ 交换减少,而排泌较多的 H^+ 与 Na^+ 进行交换,即 H^+-Na^+ 交换增强,且回收 HCO_3^- 增加,使 pH 增高而导致代谢性碱中毒。同时低钾血症时,细胞内液 $3K^+$ 外逸,细胞外液 $2Na^+$ 和 $1H^+$ 进入细胞内,使细胞外液 H^+ 浓度降低,亦导致细胞内酸中毒、细胞外碱中毒,细胞内 Na^+ 浓度增高。此时肾脏重吸收 K^+ 增强,H^+、Na^+ 排泄增多,导致尿钠增高及反常性酸性尿。当血K^+增高时，较多的K^+与Na^+进行交换，致H^+与Na^+交换减少，从而使H^+排出减少，血浆H^+浓度升高，pH降低而导致代谢性酸中毒。由此可见，低血K^+引起细胞外碱中毒，高血K^+可导致细胞外酸中毒。

2. 氯 Cl^-为可以自由交换的阴离子。低氯血症时，机体为维持阴、阳离子的电荷平衡，肾小管对HCO_3^-的重吸收增加。在细胞内，为抵消Cl^-的下降，细胞内HCO_3^-向细胞外转移增加，可出现细胞内酸中毒、细胞外碱中毒。在肾脏，因低氯血症时进入致密斑细胞的Cl^-减少而使NaCl重吸收降低，于是肾素分泌增加，致使醛固酮分泌增多并促进远端肾小管泌H^+；且低氯血症时集合管H^+-ATP酶泵泌H^+功能增强，重吸收HCO_3^-增加，故使血浆HCO_3^-增高而致代谢性碱中毒，伴碱性尿。血氯增高时，细胞外HCO_3^-向细胞内转移增多，同时远端肾小管液中Cl^-含量增加，致使皮质集合管分泌HCO_3^-增强，肾脏排出HCO_3^-增加，致血浆HCO_3^-降低而引起代谢性酸中毒，伴酸性尿。由此可见，低血Cl^-引起细胞外碱中毒，高血Cl^-导致细胞外酸中毒。

六、红细胞内的酸碱平衡

正常人动脉血红细胞内的pH(pHi)在7.18～7.24，其偏酸性状态有利于维持细胞内多种酶如磷酸果糖激酶的活性，从而保证多个代谢途径如糖酵解的顺利进行。调节pHi的红细胞蛋白主要有以下3种：

（一）带3蛋白

带3蛋白是红细胞膜的主要蛋白质成分，占总膜蛋白量的25%～30%，其主要生理功能是介导HCO_3^-/Cl^-透过红细胞膜以1∶1进行交换。在组织毛细血管，代谢产生的CO_2弥散进入红细胞，并在碳酸酐酶作用下$CO_2+H_2O \rightarrow H_2CO_3 \rightarrow HCO_3^- + H^+$，$H^+$被Hb与$HbO_2$缓冲，$HCO_3^-$离开红细胞与细胞外$Cl^-$交换，以促使更多$CO_2$进入红细胞。$HCO_3^-/Cl^-$交换在组织$CO_2$转运和肺$CO_2$排出的过程中起重要作用。任何使$HCO_3^-/Cl^-$交换受限的因素均可减少$CO_2$的排出。

肺心病Ⅱ型呼吸衰竭患者带3蛋白相对含量明显降低，致使HCO_3^-/Cl^-交换受限，而使CO_2排出减少。带3蛋白降低的机制可能与长期严重缺氧，红细胞内的ATP产生不足等因素有关。带3蛋白减少致HCO_3^-/Cl^-交换受限，红细胞内HCO_3^-增高；而呼吸性酸中毒时血Cl^-降低又致使红细胞外无相应升高的Cl^-以供交换，亦导致HCO_3^-/Cl^-交换受限。因此对Ⅱ型呼吸衰竭患者及时纠正低氧血症，恢复红细胞膜带3蛋白的正常结构与功能，以及纠正低氯血症，提供充足的Cl^-，均可加速HCO_3^-/Cl^-的交换，有助于CO_2的排出。

（二）质子泵

质子泵是红细胞膜上的糖蛋白成分，其生理功能是逆浓度梯度主动转运氢离子进出细胞。质子泵能量由ATP水解提供。目前发现有3种质子泵对pHi有调节作用：①[H^+]-ATP酶；②K^+/[H^+]交换ATP酶；③[H^+]易位ATP酶。其调节机制不详。

（三）Na^+/[H^+]交换器

Na^+/[H^+]交换器仍属于位于红细胞膜的蛋白质成分，功能是在环腺苷酸(cyclic adenosine monophosphate，cAMP)的控制下，受跨膜的Na^+浓度驱动，促使Na^+内流与胞内H^+

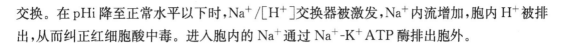

交换。在 pHi 降至正常水平以下时，Na^+/[H^+]交换器被激发，Na^+内流增加，胞内 H^+被排出，从而纠正红细胞酸中毒。进入胞内的 Na^+通过 Na^+-K^+ ATP 酶排出胞外。

七、脑脊液的酸碱平衡

脑脊液（CSF）是蛛网膜间隙和脑室内充盈的无色低蛋白溶液，其内环境的稳定对于维持脑的渗透压正常、调节脑的正常功能、调节呼吸和心血管功能十分重要。CSF 的 PCO_2 > 血浆 PCO_2 4mmHg（0.53kPa），CSF 的 pH＜血浆 pH 0.12。CSF 的 pH 改变受 CSF 中 PCO_2和 HCO_3^- 两方面因素影响，与前者呈正相关，与后者呈负相关。

CSF 的 PCO_2高低取决于：脑产生 CO_2的速度和数量；CO_2通过血液循环运入和输出脑的运输速度和数量；CO_2在 CSF 的溶解度。

CSF 的 HCO_3^- 与血 HCO_3^- 关系不大。HCO_3^- 不但可以在血浆与 CSF 之间直接顺浓度梯度被动转运，还可从 CSF 向血浆主动转运，尤其在 CSF 的 PCO_2升高时，脉络丛上皮细胞、脑细胞、脑毛细血管内皮细胞及脑神经胶质细胞的碳酸酐酶活性增强，可促进 CSF 中 HCO_3^- 的形成与分泌，使 CSF 中 HCO_3^- 含量随之升高。除 PCO_2可影响 HCO_3^- 浓度外，CSF 强离子差，即 CSF 主要阳离子与阴离子浓度之差，也是重要的影响因素。因 Na^+、K^+ 等离子浓度相对稳定，故 Cl^- 浓度的调节至为关键，与 HCO_3^- 浓度呈反向等量变化。最后，因为弱电解质的溶解常数与温度正相关，温度也影响 HCO_3^- 浓度，与 CSF 中 HCO_3^- 浓度呈正相关。

呼吸因素所致酸中毒时，$PaCO_2$升高随即造成 CSF 中 PCO_2升高，颅内细胞碳酸酐酶活性增加，血脑屏障 HCO_3^-/Cl^- 交换增加，继之出现 CSF 中 HCO_3^- 升高和 Cl^- 下降；呼吸因素所致碱中毒时，CSF 中 PCO_2下降，碳酸酐酶活性减少，CSF 中 HCO_3^- 和血浆 Cl^- 交换加速，CSF HCO_3^- 下降和 Cl^- 升高，另由于 CSF 中 PCO_2下降造成脑血流减少而缺氧，无氧酵解产物乳酸也增加。代谢性酸碱平衡失调则对 CSF 酸碱平衡状态无明显影响。

第二章

血气分析的测定原理和方法

血气分析常用的指标包括 PO_2、PCO_2、SO_2 等与呼吸功能有关的参数，以及 pH、HCO_3^-、PCO_2 等与酸碱失衡相关的参数。血气分析仪的基本原理是运用电极对全血、体液中 pH、PO_2、PCO_2 进行测定，根据此三个参数测定值及输入的血红蛋白值，计算出其余相关参数。

第一节　血气分析的测定原理及应用进展

一、血气分析仪的结构和原理

(一) 血气分析仪结构

动脉血气分析仪的结构包括 pH 电极、甘汞参比电极、PCO_2 电极、PO_2 电极，以及恒温器、气体混合器、放大器、数字显示器和打印机等。仪器的性能主要取决于电极的敏感性和稳定性。血气分析仪利用电极测出全血的 pH、PCO_2、PO_2 等 3 项参数，再通过计算即可得到血氧饱和度和其他酸碱参数。

(二) 电极的原理

1. pH 电极的原理　两种不同[H^+]的溶液以敏感玻璃膜隔开，一侧为 pH 已知溶液(pH 6.840)，另一侧为 pH 未知溶液。由于两种溶液 pH 不同，存在 H^+ 浓度差异，当 H^+ 跨越敏感玻璃膜时会产生一定的电位差，所产生的电位差取决于待测溶液的 pH。为准确测定血液 pH 微小的电位差，通常采用甘汞(汞一氯化亚汞)参比电极，当温度保持恒定时它提供一个标准的参考电压。测量电极通常是 Ag/AgCl 电极，它的功能是传递跨越玻璃膜到达电位的电位差。在 37℃温度下，pH 每改变一个单位，电位差改变 61.5mV。

2. PCO_2 电极的原理　PCO_2 电极属于气敏电极。根据亨利气体溶解定律，在温度恒定时，跨越气体可透膜的气体扩散量与该气体压力梯度成正比。如果在 CO_2 可透膜(硅胶膜)一侧(血液或气体)与位于膜另一侧的碳酸氢盐溶液之间存在着 PCO_2 梯度，则 CO_2 就会进入 HCO_3^- 溶液并进行以下化学反应：$CO_2 + H_2O \rightarrow H_2CO_3 \rightarrow H^+ + HCO_3^-$。反应所产生的 H^+ 浓度直接和与膜接触的 PCO_2 成正比。当测定出其 pH 变化值时，即可计算出血液的 PCO_2。

3. PO_2 电极的原理　气敏 O_2 电极是一种极谱化电极，其工作原理是：浸浴在 KCl 电解液中的银阳极，吸引阴离子 Cl^- 而形成 AgCl，这种反应产生出恒定的电流，使邻近的铂阴极

O_2与H_2O发生化学反应，$O_2+2H_2O+4e \rightarrow 4(OH)^-$。由此反应式可见，氧被还原的量与阴极反应中所用去的电子数成正比，因此测定阳极与阴极之间的电流改变，即可测知电极溶液中氧的含量。

现代的血气分析仪都以电极加计算机为基本结构。仪器的精确度高，pH 测值精确到 0.001，PO_2和PCO_2的测值精确到 0.1mmHg。仪器实现了自动定标、自动进样、自动清洗、自动打印等功能。近年来许多血气分析仪可以同时测定血电解质（Na^+、K^+、Ca^{2+}、Cl^-），有些血气分析仪还可同时测定HbO_2、HHb、HbCO、高铁 Hb 等。

二、经皮无创血气分析

动脉血气分析是目前评价机体组织氧合状况的金标准，但动脉血气检测具有有创性且监测不连续性等缺点。经皮无创血气分析，可减少动脉抽血给患者造成的创伤和痛苦，且可避免穿刺部位感染。经皮无创血气分析通过连续监测经皮氧分压（$TcPO_2$）和经皮二氧化碳分压（$TcPCO_2$）水平，评估机体组织氧合情况。目前，已有大量文献证实，$TcPO_2$、$TcPCO_2$与PaO_2、$PaCO_2$有很好的相关性，应用于各种麻醉术中监测、新生儿监护、肢体血管疾病及呼吸心血管等疾病诊断监测中。

（一）基本原理

血液中溶解的氧和二氧化碳能够通过机体组织弥散。根据毛细血管对热的反应的特性，经皮血气监测仪通过其特殊电极加热使皮肤温度在 42～45℃，促进局部毛细血管供血增加、血管扩张充血，皮肤毛细血管床增加，毛细血管动脉化，动脉血和表皮下毛细血管发生气体交换，氧气和二氧化碳进入毛细血管中弥散至皮肤表面，气体被感应器捕捉，气体压力经过一系列计算转化成读数呈现。它可以实时、持续地反映机体向组织的供氧能力。

（二）经皮氧分压（$TcPO_2$）测量原理

经皮血气监测测量PO_2采用 Clark 电极，Clark 电极是由铂或金构成的阴极，而参考电极 Ag/AgCl 构成阳极。O_2测量值通过 Clark 电极相对于 Ag/AgCl 电极电流而获得，O_2弥散入探头内电解质液时发生化学反应：$O_2+2H_2O+4e \rightarrow 4(OH)^-$，此反应要消耗电子，铂电极通过消耗电子产生电流，微电极电流与氧分压成线性关系。$TcPO_2$较体表血氧饱和度（SpO_2）敏感，能及时反映PaO_2变化，指导调整吸氧浓度。

（三）经皮二氧化碳分压（$TcPCO_2$）测量原理

经皮血气检测测量PCO_2采用 Stow-Severinghaus 型电极，CO_2进入探头表面电解质液后，发生化学反应，$H_2O+CO_2=H_2CO_3=H^++HCO_3^-$。$H^+$产生一个不同于 Severering-haus 电极和参考电极的电势，该电势通过高阻抗的电压测点，与$TcPCO_2$的负对数成比例。有研究表明，$TcPCO_2$升高 0.667kPa，动脉血气$PaCO_2$即明显升高，利于早期发现$PaCO_2$的变化。

（四）监测部位选择

为尽量保证结果准确性，应选择合适的监测部位，要求毛细血管分布均匀、避开浅表大静脉、皮肤破损以及毛发旺盛处，避开骨骼和瘢痕及严重水肿部位。常用监测部位包括颈侧、肋间隙、腹部、前臂屈侧，新生儿还可选择后背、臀部及大腿。成人中，与动脉PCO_2/PO_2

值最相符的监测部位是胸部或前臂屈侧。避免长时间监测，需要定期（一般每隔 1～2 小时）更换监测部位。

三、呼气末二氧化碳分压监测

呼气末二氧化碳（end-tidal carbon dioxide，$ETCO_2$）监测是另一种常见的无创血气检测技术。$ETCO_2$是重要的呼吸指标之一，不仅可监测通气功能，还可反映循环和肺血流情况。因其灵敏度高，非常适合于手术麻醉监护，是目前临床麻醉必备的常规检测手段。可以监测通气、气管位置的确定、发现呼吸机的机械故障、调节呼吸机的参数及指导呼吸机的撤出。呼气末二氧化碳分压（$P_{ET}CO_2$）已经被认为是除呼吸、体温、脉搏、血压、动脉血氧饱和度以外的第六大生命体征。但由于监测设备昂贵、国产化程度低，国内使用受限。

（一）基本原理

常用的二氧化碳监测仪是根据红外线吸收光谱的物理原理设计而成，由于 CO_2分子能被波长为 4.26μm 的红外光吸收，所以红外光通过监测气室的时候会被吸收掉一部分 CO_2分子，吸收率与二氧化碳浓度成比例，并呈现光束量衰减，最后经电子测量系统和微计算机计算，显示出 CO_2波形图及呼气末二氧化碳分压（$P_{ET}CO_2$）。此法反应迅速，测定方便，其他方法如质谱分析法、罗曼光谱法、光声光谱法、二氧化碳化学电极法等也有应用。

（二）呼气末二氧化碳分压

组织细胞产生的 CO_2由体循环、静脉血经肺动脉弥散到肺泡气，而后随呼气排出，因此通过监测 $P_{ET}CO_2$可反映 $PaCO_2$的变化。在通气/血流（$\dot{V}/\dot{Q}$）比正常情况下，$PaCO_2$与肺泡内 CO_2分压（P_ACO_2）只有很小的差别（1～5mmHg），所以监测 P_ACO_2便能反映出 $PaCO_2$水平，而 P_ACO_2临床上不易测出，即可通过 $P_{ET}CO_2$反映 P_ACO_2和 $PaCO_2$水平。

$P_{ET}CO_2$与 $PaCO_2$保持着很好的相关性，但两者差异仍有争议。国内有文献报道，呼吸道中的 $P_{ET}CO_2$与动脉血 $PaCO_2$仅存在 0～6mmHg 的差异。国外有学者提出，在全身麻醉下 $P_{ET}CO_2$与 $PaCO_2$的差值为 5～10mmHg。有研究还发现，有些患者 $P_{ET}CO_2$可$>PaCO_2$，发生率为 12%，变动范围为 0.5～5.0mmHg，其原因可能与 $\dot{V}/\dot{Q}$ 比例轻度失调，肺内各部分二氧化碳浓度不均匀、气体排出速度不同等因素有关，$\dot{V}/\dot{Q}$ 低的肺泡内 P_ACO_2可高于 $PaCO_2$。当心输出量降低和 $\dot{V}/\dot{Q}$ 比异常时，$P_{ET}CO_2$往往低估 $PaCO_2$，个别情况下高估其变化。因此，对有严重呼吸系统或心血管系统疾病的患者，应监测 $PaCO_2$，以防止高碳酸血症和酸中毒。

四、血管内实时血气分析

血管内实时血气分析可以实时观察血气变化，利于快速发现病情变化以调整治疗方案，并减少反复采血造成患者的痛苦和局部感染可能。血管内实时血气分析通过小型化的传感器进行监测，其按照传感器工作原理分为电化学方法和光化学方法。电化学传感器由于性能不稳定，且易受外界电磁波干扰，现已极少使用。光化学方法其原理是利用有机染料在特定波长的光照下，受 O_2、CO_2、pH 的影响，发射出与照射光波长不同的荧光，传输至探测器检测其荧光信号并进行定量分析，检测 PO_2、PCO_2、pH。常用的仪器包括：溶氧分压传感器、pH 传感器和 PCO_2 传感器。

目前，尽管新血气检测方法越来越多，但都存在一定局限性，影响因素多，准确性不足，因此，任何持续性或超出预期的血气变化，都需要传统动脉血气分析方法确定。

第二节　血气分析的测定方法及影响因素

血气分析用于测定和评价患者的氧合作用、通气功能和酸碱状态，是呼吸衰竭、酸碱平衡失调的监护以及机械通气参数调节、疗效分析和预后判断的重要依据之一，并对吸氧浓度和药物治疗具有一定的指导作用。这就对血气分析结果的准确性提出了更高的要求。美国临床实验室标准委员会(NCCLS)指出，动脉血是所有送到实验室检验的样本中最敏感的一种；血气和 pH 分析结果比其他任何检验对患者治疗的影响更直接；对于患者来说，一个不准确的血气分析结果比没有结果更糟糕；血气分析样本的采集、处理和运输是关系到实验室分析结果准确以及最终治疗质量的关键因素。血气分析涉及很多环节(图 2-1)，如何正确采集标本、使标本的误差降到最低，是保证动脉血气结果准确性的重要保证。

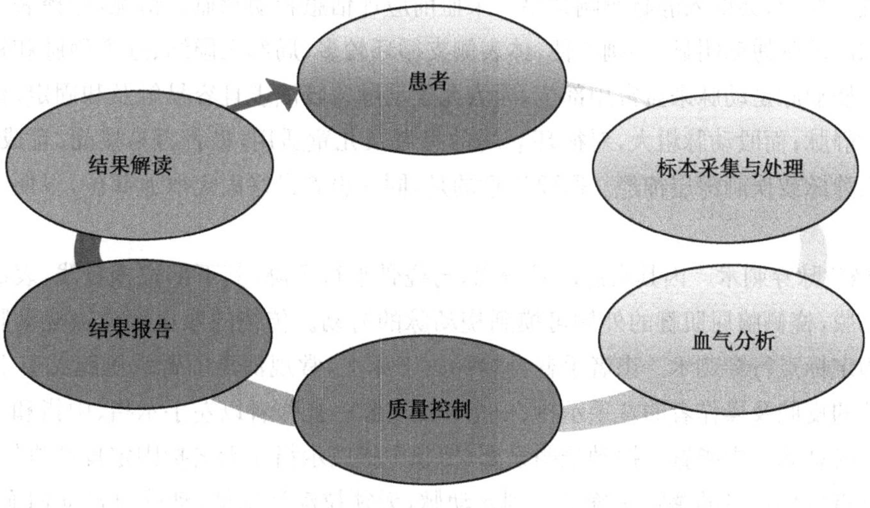

图 2-1　动脉血气分析各个环节

一、动脉血气分析前准备工作

(一) 患者准备

1. 患者情绪　患者的忧虑情绪对动脉血气分析结果的影响较大。由于惧怕取样，有些患者呼吸急促，引起 pH 和 PaO_2 增加，$PaCO_2$ 减少；另一些患者瞬间憋气，引起 pH 和 PaO_2 减少，$PaCO_2$ 增加。所以，患者应保持安静，体位舒适，不紧张，而且在采血前至少休息 15 分钟。

2. 患者体温　患者体温会影响 pH、$PaCO_2$ 和 PaO_2 的测值。若体温＞37℃，每增加 1℃，PaO_2 将增加 7.2％，$PaCO_2$ 增加 4.4％，pH 降低 0.015；若体温＜37℃，对 pH 和 $PaCO_2$

影响不明显，而对 PaO_2 影响较显著，体温每降低 1℃，PaO_2 将降低 7.2%。因此，必须注明患者的实际体温，以便仪器进行“温度校正”，以保证测定结果的准确性。

3. 患者用药情况　多种药物对血气分析仪以及测定参数有影响。如，含脂肪乳剂的血样本会严重干扰血气电解质测定，还会影响仪器测定的准确性和损坏仪器。因此，应尽量在输注乳剂之前取血，或在输注完脂肪乳剂 12 小时后，血浆中已不存在乳糜后再送检，且必须注明药物和输注结束时间。另外，临床用碱性药物、大剂量青霉素钠盐、氨苄西林等输入人体会引起酸碱平衡暂时变化，从而掩盖体内真实的酸碱紊乱。因此，采血应在患者用药前 30 分钟进行。

4. 患者吸氧情况　吸氧及吸氧浓度对 PaO_2 有直接影响。患者吸氧时采血，要记录给氧浓度。吸氧浓度及呼吸状态的改变均会引起血气相关参数的改变。检测时如果不输入吸氧浓度，则分析仪会默认 O_2 浓度为 21%，有时会影响某些计算参数的输出。因此，如患者情况允许，应停止吸氧 30 分钟；当吸氧浓度改变时，要经过 15 分钟以上的稳定时间再采血。对于机械通气患者，取样前 30 分钟内，呼吸机设置应保持不变。

（二）动脉穿刺方法

血气分析要求监测动脉血。动脉血管位于人体深部，周围有丰富的神经和静脉伴行，如穿刺位置不准确，会误入静脉影响结果。采血前应评估患者动脉血管情况，选择表浅易于触及、弹性好、动脉搏动明显、穿刺方便、体表侧支循环较多、局部无硬结、远离静脉和神经的动脉血管。桡动脉是动脉采血常用部位，因为此处动脉比较浅表且容易触及和固定、桡动脉远离任何大静脉；而股动脉粗大，对循环衰竭的患者及儿童适用，患者容易接受，且成功率高，不易误入静脉或误刺深层神经。需要注意的是，同一患者最好固定取血部位，以便实验数据的比对。

1. 桡动脉穿刺术　因其自肱动脉分出，与桡骨平行下降，其下部位置较浅，表面仅附以皮肤和筋膜，桡侧腕屈肌腱的外侧可摸到桡动脉的搏动。传统的取血部位以桡动脉搏动最强处作为定标点行穿刺术。患者手臂自然平放于床上，常规消毒前臂掌侧腕关节上 2cm 处穿刺部位的皮肤及操作者的左手示指、中指和无名指。操作者以左手示指、中指和无名指沿桡骨骨头摸动脉。中指置于搏动最明显处，抬起中指以示指及无名指固定皮肤进针。因此，取血进针点以操作者的感觉来确定。刺入动脉，无须拉动活塞柄，动脉血自动回血，至装满预设血量后，用棉签按压穿刺处针眼拔针，嘱患者按压时间不少于 5～10 分钟。有凝血机制障碍者要适当延长按压时间，以防出血或形成血肿。

2. 股动脉穿刺技术　穿刺时要求患者平卧，术侧大腿外展外旋，由髂前上棘至耻骨联合的连线中点，划一直线至股骨内收肌结节，此线的上 2/3 即为股动脉的体表定位。操作者可于腹股沟韧带中点触及股动脉搏动。根据患者体形胖瘦选择足够长度的针头。常规消毒穿刺部位及操作者左手示指、中指及无名指。中指指尖置于股动脉搏动最强处，其余两指稍用力固定皮肤后抬起中指，以肝素化注射器与示指、中指之间股动脉搏动最强处垂直进针，见回血后即停止刺入，待采集足够量的动脉血后快速拔出穿刺针，同时左手中指准确按压穿刺点，右手将采有动脉血的注射器针头斜面刺入橡皮塞或软木塞内，以隔绝空气。

因动脉穿刺术术后的止血时间与该穿刺部位血管内压力呈正相关，因此，较其他部位的动脉穿刺术相比，股动脉穿刺法不易止血。从凝血机制看来，外源性凝血过程仅需 10～12 秒，内源性凝血时间为 5～10 分钟。穿刺点一般在术后 20 分钟内可凝血。人工压迫是为了使血流减慢，血小板进一步沉积和黏附，同时使大量凝血因子被激活，形成凝血块而达到防止穿刺点出血的目的。常规股动脉穿刺的患者，局部手压 15 分钟，止血效果更佳。

（三）采集血气标本的器材和抗凝剂

1. 采血器材　塑料注射器采集的标本，测定结果可靠性不稳定。研究表明，塑料器材抽血后 15 分钟，肉眼不可见的小气泡仍可牢固地依附于内壁上，难以排出，影响结果，可导致 pH 和 PaO_2增高，$PaCO_2$降低。因此，建议采用预设型动脉血气针（如 BD 血气采血器等）。有报道称，预设型动脉血气针具有应用方便、无须准备肝素、穿刺成功率高、患者疼痛感轻、误穿静脉及血肿发生率低等优点。如需反复穿刺，患者可滞留封闭式套管针。

2. 肝素抗凝剂

（1）液体肝素：肝素作为抗凝剂通常用于血气分析，如今肝素锂已逐步取代钠盐。肝素锂作为抗凝剂更广泛地用于测定 pH 和血气，每个实验室使用的包装不同，相应的测定结果也不相同。为保证结果误差最小，实验时肝素最终浓度应为 500～1000μl/ml。液体肝素中 PaO_2在 65～265mmHg，$PaCO_2$不存在，但它在注射器中的体积很难定量，会造成血液稀释误差。所谓稀释作用，即液体肝素会引起外部离子改变，样本中存在的离子可能发生螯合作用。要根据测定项目考虑，如果测定包括 pH、$PaCO_2$和 PaO_2，有或没有血红蛋白/血细胞比容，只需考虑稀释作用。如果测定还包括钠、钾和锂，由于使用肝素盐引进了外部离子，都可造成测定结果偏离。如果包括 Ca^{2+}，由于肝素与钙螯合，可使结果偏低。

当使用玻璃注射器栓塞拉到底时，过度的肝素被吸进注射器，然后将其全部推出，针管与栓塞之间有一层肝素，使很紧的注射器得到润滑。在注射器和针头无效腔中有肝素残余物，抗凝剂总体积超过 0.05ml，如果血量为 1ml，注射器稀释误差约为 5%。如今几乎全部使用塑料注射器，便宜且不易破碎，针管与栓塞之间有一层肝素，因此留下一定量的肝素，此量很难估计。现在的问题是：血原有一定的 pH、$PaCO_2$和 PaO_2，很可能被肝素稀释。通常肝素 pH 接近 7.00，$PaCO_2$为 0，PaO_2在 65～265mmHg。最近报道，$PaCO_2$的降低与稀释成比例，稀释 10% 引起 $PaCO_2$ 降低 10%。例如，由疾病引起 $PaCO_2$ 50mmHg 被读作 45mmHg，即正常值高限。而对 PaO_2的影响不能预测，如果肝素在环境温度与空气平衡（瓶子敞口或安瓿）、PaO_2为 150mmHg 时，类似条件会造成结果明显偏高，即真值为 90mmHg 读作 96mmHg。这在 pH 测定中没有发现。

稀释作用同样使血红蛋白结果偏低，它与稀释倍数成正比，但血细胞比容和离子浓度变化更大。血是一种不均匀媒介，通常含 45%的细胞和 55%的血浆，对于后两者，稀释作用发生在血浆中，这意味着原来全血稀释 10%对于电解质和血细胞比容相当于稀释 20%。浓度与血液标本的比例必须严格按照操作规程执行。肝素浓度的高低除对 $PaCO_2$无明显影响外，对 pH、PaO_2均有影响。高浓度的肝素造成血液稀释，从而测得 pH、PaO_2明显下降，影响结果的准确性。

（2）干燥肝素：很明显，它没有上述缺点，但它与血混合不好，而使用冻干肝素可改善其血溶解性。

（四）分析前误差

分析前误差是指可能会影响血气分析结果的样本分析前的问题。表 2-1 总结了与血气分析有关的最常见错误，并对如何识别和避免这些问题提出了建议。如果临床医师能确保在无氧环境下采样、适当抗凝（立刻排空气泡）以及 10～30 分钟内进行分析，那么大多数分析前误差均可避免。

表 2-1　动脉血气的分析前误差

误差	对参数的影响	如何识别	如何避免
样本中空气	↓ PCO_2	可见的气泡或泡沫	丢弃有气泡的样本
	↑ pH	与患者状况不一致的低 PCO_2	充分排出气泡
静脉血掺杂	↑ low PO_2	搏动血未能充满注射器	空气被排出后方可混合
	↓ high PO_2	患者无低氧血症症状	迅速给注射器盖帽
	↑ PCO_2		避免肱动脉和股动脉采样
	↓ pH		不要抽吸血样
	大幅降低的 PO_2		避免动脉“超量”
			反复核对血氧饱和度
过度抗凝（稀释）	↓ PCO_2	采样前注射器内仍有可见的	使用预制冻干（干燥）肝素血气
	↑ pH	肝素残留	分析盒
	↑ low PO_2		用注射器抽取肝素，并排出多
	↓ high PO_2		余部分（充满无效腔即可）
			收集＞2ml（成人）和＞0.6ml
			（婴儿）血液
代谢影响	↑ PCO_2	采样后过长时间才进行分析，	在 15 分钟内分析
	↓ pH	数值与患者情况不符	将样本置于冰水中
	↓ PO_2		

1. 气泡　因为气泡会影响血气的 pH、$PaCO_2$ 和 PaO_2 的检测结果，气泡混入会使 pH 和 PaO_2 升高，$PaCO_2$ 下降。理想的血气标本，其空气气泡应＜5%。因此，采血前检查注射器空气是否排净；禁止负压抽血；如有气泡应立即排出，而且是在和肝素混匀之前、样本冷藏之前就要排出。

2. 采血位置　若采血的动脉有输液，就可能发生溶血及稀释，使 K^+ 升高，Ca^{2+} 降低。如误采静脉血，因为静脉血不能准确的反映动脉血气状况，它的 pH 在正常情况下与动脉血接近，但当机体患病时，各种代谢均有不同程度的障碍，此时动脉血与静脉血的 pH 就有明显的差异。如穿刺失败，切勿反复在一个部位穿刺，以免局部形成血肿。

3. 采血量及肝素浓度　肝素浓度是准确血气分析结果的核心保证，肝素用量过多可造成稀释性误差，使 pH 和 PaO_2 值偏低，$PaCO_2$ 值偏高，出现假性低碳酸血症。但是，肝素量过少便起不到抗凝的作用。国际生化联合会（IFCC）推荐血气标本中肝素的最终浓度为 50U/ml。采血时用 2～5ml 注射器抽取 0.2ml 肝素（1ml＝100U），然后来回抽动针管，使注射器内壁全部湿润，将多余的肝素全部排出。

4. 负压抽血　如采血时用负压抽吸，血液内的气体就有可能逸出成为气泡，如排出这些气泡，测定的血气张力就可能假性降低。

5. 混匀程度　采血后是否搓匀试管、搓动方法是否能使抗凝剂和血液充分混匀、并保证红细胞不被破坏，也是保证结果准确的关键步骤。因此，采血后应立即将标本于手掌中滚动，让血样和针管里的肝素抗凝剂充分混合。来回按顺时针方向摇晃注射器也可以帮助血液和抗凝剂的混合。但是，切忌混匀动作过猛，以免造成红细胞破坏导致溶血，溶血标本因动脉血红细胞内的 PO_2 和 PCO_2 高于血浆，pH 低于血浆，而会使血气测定结果中 PO_2 和 PCO_2 升高，pH 降低。

6. 标本的保存和送检时间　采集标本后要立即送检，血液不宜放置过久，因为细胞代谢仍在进行。例如白细胞增高时，PaO_2 会出现迅速下降，但若 PaO_2 很低的血标本放置过久，空气中的 O_2 可进入而导致假性增高。通过对放置时间的延长，实验室得出的结论是：0.5 小时内 pH、$PaCO_2$ 和 PaO_2 结果变化不大；存放 1、2 小时后 pH、PaO_2 逐渐下降，$PaCO_2$ 逐渐上升，与及时测定结果相比变化较大。因此，如果不能在 30 分钟内进行测定，应保存于 4℃冷藏环境下。如果 60 分钟内仍未对样本进行分析，该冷却样本则应被丢弃。

送检标本时间应控制在 30 分钟之内，越快越好。时长超过 30 分钟的，需放入冰水中运送，但不能放入冰块里，否则会导致红细胞破碎，影响真实的检测结果。注意，运送过程中最好也不断混匀标本。送检过程应避免日光照射、震动、撞击等可能影响血气分析检验结果可靠性的因素，以防红细胞破裂，造成溶血而影响检验结果的准确性。

二、动脉血气分析中的质控

（一）仪器的保养和定标

血气分析仪测量的主要分析物或参数为动脉血 pH、PCO_2 和 PO_2。通常情况下，分析仪应用这些测值计可算出一些二次值，如血浆碳酸氢盐、碱剩余、血氧饱和度等。血气分析仪需 24 小时处于运行状态，以保证仪器处于最佳状态。精确的血气分析仪是必需的，需要具备电极灵敏度高、仪器稳定、试剂和耗材高标准、质控合理及科学等要求。日常维护保养、定标、质量控制工作完成后方可进行测试。

（二）标本上机

1. 上样方式　测试以急诊方式完成，即随来随测，保证 15 分钟内完成，如实在不能完成则需放入冰箱冷藏，切记不能放在冰块上，储存时间也不宜太久（最长不能超过 30 分钟）。

2. 上样准备

（1）标本需再次混匀：血中的细胞有一种自然趋势即沉淀，这种情况在一些病理状态下会增大。原则上不太均匀的样本不影响血气和 pH 测定，任何血气分析仪测定的 pH 只是血浆的 pH，现在采用的技术不能测定细胞内的 pH。然而对所用仪器不统一及有凝块的标本问题，由于改变了 pH 系统的连接电位，造成测定不准确，很可能污染或堵塞测量室。因此，即使是简单的血气分析，样本在注入分析仪之前也必须充分混合。如果同时测定血红蛋白/血细胞比容，混匀也是必要的。血样没有完全混匀，要想得到准确的血红蛋白浓度和血细胞比容是绝对不可能的，这个步骤和相关的措施往往被忽略。测试前检验人员仍然需要将血液上下、水平温和混匀数次，再上机。大实验室每天接收许多样本，可用旋转搅拌器。

(2)标本无效腔凝血的排出：检验人员上机前一定要将注射器顶端无效腔中凝集的血挤出1～2滴。注意，即使没有明显凝集，无效腔中的血液也容易形成肉眼不见的微血栓，所以一定要弃去。血气分析的血量本来就要求不多，如将无效腔中的血液上机，除此标本本身不代表患者体内血气动态外，还极易堵塞仪器管路造成结果不准，引起仪器损坏。

(3)上机血量控制：根据仪器说明书控制好上血样量，过多血量容易堵塞管路，造成检测误差。可建议两手固定注射器，慢慢推进注射器，控制进样量，千万不要单手操作，打入过多的血液。推进血液时不能太剧烈，要避免溶血，它可使 pH 和同一样本测定的 K^+ 结果不准确。正常血浆中 K^+ 浓度为 4.6mmol/L，而红细胞中为 90mmol/L。轻度溶血(1%)可使 K^+ 相应增高 0.7mmol/L，这是血样要慢慢注入仪器中的原因。

(4)流路清洗：多个标本进行分析时应进行一次流路清洗，防止出现交叉污染，减少结果误差。

(三) 质量保证

血气分析是相对复杂的实验室程序。完成这些测试的临床医师必须有培训记录且必须熟练掌握操作规程、保养维护、故障诊断和仪器校准。此外，临床医师必须能熟练使用严格的质量控制方法来验证测试结果。

现代化的实验室分析仪通常是自动的、计算机控制的自动校准系统。这种成熟度会导致错误假设，即认为准确的结果是“自动的”，临床医师只需正确输入样本并记录结果即可。没有什么能比事实更能说明问题。与所有的诊断实验室程序相一致，血气测试的准确性依赖于严格的质量控制。

NCCLS 制定了血气分析和质量保证指南和标准以及实验室质量控制的关键步骤。每一要素的简要说明如下。

1. 记录保存　细致的记录保存、清晰的书写、全面的准则和规程是质量控制综合程序的标志。在制定法和专业认证要求中，强调该部分为证实和确保质量的基础。

2. 性能验证　性能验证是指对新仪器进行测试，以确认制造商的声明。通常情况下，此过程是将已知值的样本作为参考，来评估该仪器的准确度(将仪器测值与已知值进行比较)和精确度(检测值的重复性)。

3. 预防性维护和功能检测　血液气体分析仪中使用的多种组件，如过滤器、膜、电解质溶液以及单次测试和多次测试墨盒，都有有限的使用年限，可能会随使用时间延长而变质、损耗或失效，从而导致错误的分析。为避免这些问题，最好的方法是定期进行预防性维护。预防性维护应包括定期的部件更换和常规的功能测试。

4. 自动校准　校准是血气质量控制中唯一的一项完全自动化的过程。当暴露于已知值的介质时，血气分析仪通过调整每个电极的输出信号以定期进行自动校准。在大多数单位，用于校准气体电极的介质为 O_2 和 CO_2 的精密混合物。对于 pH 电极，则使用标准化的 pH 缓冲液。校准介质必须满足国家认可的标准组织所制定的要求。使用者应确保校准介质被妥善保存，并对其使用寿命和过期日期进行严格把控。进行校准是为了确保分析仪的输出结果在测值范围内的准确性和线性。参数必须在至少两个已知输入值处(通常为低点和高点)进行测定。校准时,首先应调整设备偏移(或平衡),以使低的输出值与低的输入值相等(在此情况下为零)。随后应调整该装置的增益(或斜率),以确保高的输出值等于高的输入值。当偏移和增益均根据已知输入值进行调整后,该仪器则被正确校准,可以使用对照介质完成校准验证。

5. 校准验证和对照介质　校准验证是为了建立并定期确认血气体分析结果的有效性。校准验证要求对至少三种已知值的材料进行分析,而且这些已知值跨越了临床样本可能达到的整个量程。理想情况下,这些材料即对照介质,应模拟真实血液样本的化学和物理状态。由于目前对照介质的使用要求在监管机构之间有所不同,使用者应直接咨询相关规定。一般来讲,在 8 小时的轮班中,应至少对两种对照介质进行分析。在对三种对照介质的循环使用中,每 24 小时至少应对所有三种对照介质进行一次分析。

6. 内部的统计质量控制　内部质量控制是指在校准验证后,运用统计和基于规则的程序(Westgard 规则)以帮助检测、应对和纠正仪器误差。常规方法是:将对照介质的分析结果绘制于图上,并与统计学推导极限[通常为±2 标准偏差(SD)]进行比较。若对照超出这些范围,提示分析误差。

分析误差有两种:随机误差和系统误差。随机误差是零散的、超出范围的数据点。随机误差是指精度误差,或更确切的说法,不精确。反之,统计范围以外的数据点出现的趋势性或突然性的转变,称之为系统误差或偏差。偏差与不精确总称为仪器误差,或不准确。表 2-2 列出了造成这两种误差的主要因素,并提出了一些常用的纠正措施。

表 2-2　分析误差的校正

错误类型	导致错误的常见原因	常用的校正方法
不精确(随机)错误	统计概率 样本污染 样本处理不当	重新进行控制 用不同的装置重新进行分析
偏差(系统)错误	污染的缓冲液 不正确的气体浓度 不正确的程序 零部件故障	对怀疑有问题的部件进行功能核查 修理或替换失效的零部件

三、动脉血气分析后的质控

(一) 仪器维护

测定完一个标本后,要及时擦拭仪器进样孔内的多余残留血液。每做 10 个左右标本,手动定标 1 次且冲洗管路 1 次,以保证检测结果的准确,防止仪器操作过程中出现仪器故障。

(二) 动脉血气的解读

鉴于气体交换是一个动态过程,查看单次血样结果与观看长篇电影中的一段片段相类似。如果场景变化很快，单一的画面可能会给人带来误解。相反地，如果场景相对稳定，单一的画面则可以提供有用的信息。血气结果必须根据采样当时患者的状态进行解读。

患者病情或治疗方案发生的任何改变都会扰乱患者的稳态。随时间进展，稳态通常会恢复，而恢复到稳态所需的时间取决于患者的肺部情况。如果患者拥有健康的肺，改变后5分钟内就会达到稳态，而COPD患者可能需要20～30分钟。如果患者的FiO_2发生改变，在健康人，在5分钟内所测到的PaO_2即可精确地反映患者的气体交换状态，而COPD患者则需要20～30分钟。

为了反映患者的状态，需要记录以下指标：①患者的体温、体位、活动水平和呼吸频率；②改良Allen试验的结果及测试时间；③日期、时间和采样部位；④FiO_2浓度或流速以及所用的呼吸支持装置。值得注意的是，以上信息对分析结果的解读可能是有帮助的。

（三）检测结果分析

动脉血气结果出来后，pH和血气测定经常作为急诊试验，用于确诊及进行治疗，它可随时反映患者的酸碱状态以及供氧情况，检验人员应根据实验结果、患者基本情况，如取样时间、患者代谢状态、吸氧情况、电解质、肾功能、血糖等这些十分重要的资料，进行合理的分析判断。当有明显异常结果时，及时与临床医师取得联系，排除标本采集过程中的因素，复查结果，及时审核报告结果。

第三节 血气分析中几个主要参数的计算

血气分析报告单中，虽然列举了多项血气参数，但其中仅pH、PCO_2和PO_2三项参数是直接测定的，其他参数都是经过计算而得到的。现对血气分析中几个主要参数的计算方法作简要介绍。

一、碳酸氢根离子浓度（$[HCO_3^-]$或AB）

$[HCO_3^-]$是指人体内血浆中的实际碳酸氢根离子浓度。根据实测的pH、PCO_2，由H-H方程式即可计算而得。

$$pH=pK+\lg\frac{[HCO_3^-]}{[H_2CO_3]}$$

$$pH=pK+\lg\frac{[HCO_3^-]}{\alpha \cdot PCO_2}$$

$$10^{(pH-pK)}=10^{\lg([HCO_3^-]/\alpha \cdot PCO_2)}$$

$$10^{(pH-pK)}=\frac{[HCO_3^-]}{\alpha \cdot PCO_2}$$

$$[HCO_3^-]=\alpha \cdot PCO_2 \cdot 10^{(pH-pK)}$$

当人体在正常情况下体温为37℃时，CO_2在血浆中的溶解系数α是0.0306mmol/mmHg，pK是6.10。将血气分析实测的PCO_2、pH，以及α、pK等常数代入以上公式，即可计算出$[HCO_3^-]$。

二、血液碱剩余(BE_b)

BE_b是指 PCO_2为 40mmHg，温度 37℃时，用强酸或强碱滴定标本，使血浆 pH 达到 7.40 时，所需用的强酸或强碱量(mmol/L)。美国 IL 公司的血气分析仪中采用的计算公式为：

$$BE_b=(1-0.014[Hb])([HCO_3^-]-24)+(1.43[Hb]+7.7)(pH-7.40)$$

上式中[Hb]是患者的血红蛋白浓度。

三、标准碳酸氢根(SB)

SB 是指 PCO_2 为 40mmHg、SaO_2 为 100%、温度在 37℃时，所测得的 HCO_3^- 浓度(mmol/L)。美国 IL 公司的血气分析仪中采用的计算公式为：

$$SB=25+0.78BE_b+0.002[Hb][SO_2(\%)-100]$$

上式中[Hb]是患者的血红蛋白浓度，SO_2(%)是血氧饱和度。

四、动脉血氧饱和度(SaO_2)

SaO_2为动脉血中氧合血红蛋白占全部血红蛋白的百分率。美国 IL 公司的血气分析仪中采用的计算公式为：

$$SaO_2=[(P^3+150P)/(P^3+150P+23\ 400)]\times 100$$

公式中 $P=PO_2\times 10^{[0.48(pH-7.40)-0.0013(AB-25)]}$，AB 即[$HCO_3^-$]。

第三章

血气分析的常用指标和分析判断

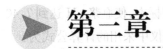

血气分析常用的指标包括 PO_2、PCO_2、SO_2 等与呼吸功能有关的参数，以及 pH、HCO_3^-、PCO_2 等与酸碱失衡相关的参数。对血气测定结果的分析判断应包括对呼吸功能的判定与对酸碱失衡的判定等主要方面。

第一节　血气分析的常用指标及其临床意义

一、血氧分压（PO_2）

PO_2 是指血液中物理溶解的氧分子所产生的分压力。物理溶解的重要性在于首先有氧的溶解，然后才会有 O_2 与 Hb 的结合。

（一）动脉血氧分压（PaO_2）

PaO_2 是反映外呼吸状况的指标，它反映了肺毛细血管血的摄氧状况。正常值为 80～100mmHg（10.66～13.33kPa），随年龄的增长略有降低，PaO_2 与年龄的相关性通常用回归方程表示为 $PaO_2(mmHg)=100-0.3\times$ 年龄（岁）±5。亦有认为 60 岁以上的正常人，年龄每增大 1 岁，PaO_2 下降 1mmHg（0.133kPa）。一般认为 PaO_2 60～80mmHg（8.0～10.66kPa）为轻度缺氧，45～60mmHg（6.0～8.0kPa）为中度缺氧，<45mmHg（6.0kPa）为严重缺氧。通常将 PaO_2<60mmHg（8.0kPa）作为呼吸衰竭的诊断标准。由于组织 PO_2 不低于 30mmHg（4kPa），因此 PaO_2 应高于 30mmHg 才能与组织进行气体交换。当 PaO_2<20mmHg（2.67kPa）时，脑细胞不能再从血液中摄取氧，有氧代谢即停止。

氧合指数是指 PaO_2（mmHg）与吸入气氧浓度（FiO_2）的比值，正常人为 400～500。氧合指数反映了动脉血的摄氧功能状况，通气/血流（$\dot{V}/\dot{Q}$）比例失调和肺内动－静脉样分流的患者，氧合指数可明显降低。肺弥散功能障碍者，氧合指数亦可降低。急性肺损伤时氧合指数<300，急性呼吸窘迫综合征（acute respiratory distress syndrome，ARDS）时由于存在严重的肺内动-静脉样分流，氧合指数<200。我们还观察到间质性肺疾病的晚期，由于严重的肺纤维化导致肺换气功能的重度障碍，患者氧合指数可明显降低，甚至<200。

临床上可通过吸 O_2 后的 PaO_2 改变，进一步了解肺换气功能障碍的原因。吸低浓度（25%～33%）氧时，弥散功能障碍引起的低氧血症吸氧后 PaO_2 明显上升；$\dot{V}/\dot{Q}$ 比例失调引起的低氧血症吸氧后 PaO_2 有一定程度升高；肺内动-静脉样分流引起的低氧血症吸氧后 PaO_2 升高不明显。

临床上为治疗呼吸衰竭低氧血症而进行氧疗时，应尽量使 PaO_2 提高到 60mmHg（8.0kPa）以上。对严重低氧血症患者，当 $PaO_2 < 45$mmHg（6.0kPa），而一般氧疗无效时，应考虑作气管插管或气管切开，进行机械通气治疗。

（二）混合静脉血氧分压（$P\bar{v}O_2$）

指全身各部静脉血混合后的血，即右心房、右心室血或肺动脉血的氧分压。正常值为 35～45mmHg（4.67～6.0kPa）。$P\bar{v}O_2$ 是反映内呼吸状况的指标，受供氧量和组织耗氧量的影响。若血液循环供氧量不足，或组织耗氧量增加，均可使 $P\bar{v}O_2$ 降低。反之，若氧在组织中的释放减少（如氧离曲线左移），或组织细胞利用氧障碍（如组织中毒及细胞线粒体损伤时），均可使 $P\bar{v}O_2$ 增高。

（三）肺泡气-动脉血氧分压差[$P_{(A-a)}O_2$]

是指肺泡气氧分压（P_AO_2）与动脉血氧分压（PaO_2）之差。其计算公式为：

$$P_{(A-a)}O_2 = PiO_2 - \frac{P_ACO_2}{R} - PaO_2$$

式中 $PiO_2 = [PB(760mmHg) - P_{H_2O}(47mmHg)] \times FiO_2$

$R = 0.8$（呼吸商）

正常人 P_AO_2 约 100～102mmHg，PaO_2 平均为 90mmHg，故 $P_{(A-a)}O_2$ 约 10～12mmHg。四川大学华西医院研究表明，$P_{(A-a)}O_2$ 与年龄呈显著相关，其正常预计值公式为 $P_{(A-a)}O_2$（mmHg）＝0.2099×年龄（岁）＋2.6606，正常人一般不超过 25mmHg。$P_{(A-a)}O_2$ 是评价肺脏摄取氧的重要指标，当 $\dot{V}/\dot{Q}$ 比值失调、弥散功能障碍与肺内动-静脉样分流增加时，均使肺毛细血管血液摄氧减少，可导致 $P_{(A-a)}O_2$ 增大。

（四）动-静脉血氧分压差[$P_{(a-\bar{v})}O_2$]

是指动脉血与混合静脉血的氧分压差。正常人约为 50mmHg（6.67kPa）。$P_{(a-\bar{v})}O_2$ 是反映组织摄取和利用氧状况的指标，$P_{(a-\bar{v})}O_2$ 降低表明组织摄氧减少或利用氧的能力降低，增大则表明组织耗氧量增多。

二、血氧饱和度（SO_2）

SO_2 是指血液中 Hb 与 O_2 结合程度的百分比，即 Hb 氧含量（Hb 实际结合的氧量）与氧容量（Hb 所能结合的最大氧量）之比值（%）。血氧饱和度的计算公式为：SO_2＝（氧合血红蛋白/全部血红蛋白）×100%。动脉血氧饱和度（SaO_2）正常值为 95%～98%。在氧离曲线无偏移的情况下，当 PaO_2 100mmHg（13.3kPa）时，SaO_2 约为 98%；PaO_2 60mmHg（8kPa）时，SaO_2 约为 90%；PaO_2 40mmHg（5.33kPa）时，SaO_2 约为 75%。记住氧离曲线这三个关键点 PaO_2 与 SaO_2 的关系，有助于我们对氧离曲线偏移的判断。例如有一名 COPD 患者，PaO_2 60mmHg，SaO_2 应为 90% 左右，若该患者 SaO_2 85%，表明 Hb 与 O_2 亲和力降低，应判断为氧离曲线右移；若该患者 SaO_2 95%，表明 Hb 与 O_2 亲和力增强，应判断为氧离曲线左移。

标准 SaO_2 是指标准状况下（Hb 150g/L、T 37℃、pH 7.40、$PaCO_2$ 40mmHg）测定的一定 PaO_2 所对应的 SaO_2，可由氧离曲线数学方程 $SaO_2(\%)=100-67.7\times e^{-[(PaO_2-20)/20.5]}$（$PaO_2$ 的单位为 mmHg）计算而得，它代表了氧离曲线无偏移时一定 PaO_2 所对应的 SaO_2。实测 SaO_2 即为血气分析实际测定的 SaO_2，受氧离曲线偏移的影响。当氧离曲线左移时，由于 Hb 与 O_2 的亲和力增强，实测 SaO_2＞标准 SaO_2；当氧离曲线右移时，由于 Hb 与 O_2 亲和力降低，实测 SaO_2＜标准 SaO_2。

PaO_2 在 60～100mmHg 时，氧离曲线处于平坦段，SaO_2 仅从 90%增加到 98%；而 PaO_2 在 60mmHg 以下时，氧离曲线处于陡直段，PaO_2 的轻度增加即可引起 SaO_2 的大幅度增加。临床上对Ⅱ型呼吸衰竭患者进行低浓度持续吸氧，就是因为这些患者 PaO_2＜60mmHg，其 PaO_2 与 SaO_2 的关系处于氧离曲线的陡直段，吸氧治疗后，只要 PaO_2 稍有增高，SaO_2 便有较多的增加。因此，对多数Ⅱ型呼吸衰竭患者低浓度吸氧是有效的。氧疗应使患者的 SaO_2 达到 90%以上为宜。

混合静脉血氧饱和度（$S\bar{v}O_2$）约为 75%。动－静脉血氧饱和度差[$S(a-\bar{v})O_2$]可反映氧的释放、组织摄氧和利用氧的状况。$S(a-\bar{v})O_2$ 降低表明氧的释放减少，或组织摄氧与耗氧的减少。

三、血氧含量（C-O_2）

C-O_2 是指血液中含氧总量，包括物理溶解的氧和与 Hb 结合的氧量。以物理溶解方式存在的氧约为 0.003ml/1mmHg PO_2/100ml 血液（即 0.0225ml/1kPa PO_2/100ml 血液），约占血氧总量的 1.5%。血红蛋白结合的氧量为 1.34ml/1g Hb（1.34ml 为 Hb100%氧饱和时 1g Hb 所能结合的氧量）。因此动脉血氧含量为：CaO_2(ml/dl)＝0.003×PaO_2(mmHg)＋1.34×Hb(g/dl)×SaO_2。CaO_2 正常值为 19～21ml/dl。CaO_2 减少见于三种情况：①没有足够的 O_2 与 Hb 结合（SaO_2 降低）；②没有足够的 Hb 与 O_2 结合（贫血）；③两种情况兼有。其结果是组织供氧减少。同理，混合静脉血氧含量为：$C\bar{v}O_2$(ml/dl)＝0.003×$P\bar{v}O_2$(mmHg)＋1.34×Hb(g/dl)×$S\bar{v}O_2$。正常人 $C\bar{v}O_2$ 为 14～15ml/dl。

由于组织耗氧量＝（$CaO_2-C\bar{v}O_2$）×每分钟心排血量，故由此可估计组织的代谢状况。通过血液循环每分钟向组织输送的氧量称为氧流量，氧流量＝心排血量×CaO_2＝5000ml/min×20ml/100ml＝1000ml/min。故正常人每分钟通过血液循环向组织运送氧约 1000ml，而每分钟耗氧量约 250ml，其剩余的 750ml 氧使静脉血氧饱和度维持在 75%左右，以备机体急需之用。

正常人体内储存氧约 1000ml，每分钟耗氧量为 250ml。故突然停止呼吸约 4 分钟后，因组织细胞缺氧而可能导致死亡，但若在停止呼吸前肺内充满氧气，心脏搏动还可维持 10～15 分钟。

四、血 CO_2 分压（PCO_2）

PCO_2 是指血液中物理溶解的 CO_2 分子所产生的分压力。动脉血 CO_2 分压（$PaCO_2$）是反映肺泡通气的重要指标。$PaCO_2$ 与 CO_2 产生量（VCO_2，ml/min）成正比，而与肺泡通气量

($\dot{V}_A$,L/min)成反比,即 $PaCO_2$(mmHg)=0.863×VCO_2(ml/min)/$\dot{V}_A$(L/min)。若 VCO_2 保持不变(通常为 200ml/min),则 $PaCO_2$ 主要受 $\dot{V}_A$ 的影响。通气不足(即 $\dot{V}_A$ 降低)时,$PaCO_2$ 升高;通气过度(即 $\dot{V}_A$ 升高)时,$PaCO_2$ 降低。$PaCO_2$ 的正常值为 35~45mmHg(4.67~6.0kPa),平均 40mmHg(5.33kPa)。

$PaCO_2$<35mmHg 时可能为呼吸性碱中毒(此时 pH 增高),或为代谢性酸中毒的代偿反应(此时 pH 降低),其代偿极限为 $PaCO_2$ 10mmHg;$PaCO_2$>45mmHg 时可能为呼吸性酸中毒(此时 pH 降低),或为代谢性碱中毒的代偿反应(此时 pH 增高),其代偿极限为 $PaCO_2$ 55mmHg。呼吸衰竭时 $PaCO_2$>50mmHg(6.67kPa)。肺性脑病时 $PaCO_2$ 常超过 70~80mmHg(9.33~10.66kPa)。当 $PaCO_2$>80mmHg(10.66kPa)时,患者常出现明显意识障碍。此外,混合静脉血 CO_2 分压($P\bar{v}CO_2$)为 46mmHg(6.1kPa),组织 CO_2 分压为 50mmHg(6.67kPa)。人体对 $PaCO_2$ 上升的耐受性较强,窒息的患者 $PaCO_2$ 上升的速度为 3~6mmHg/min,10~15 分钟可上升到 100mmHg(13.3kPa),此时 pH 可下降到 7.10~7.20。由于 H^+ 浓度增加,K^+ 由细胞内转移到细胞外而致高钾血症,可导致严重心律失常,甚至发生心搏骤停。

临床上对 $PaCO_2$ 过高或过低患者,分别采用增加或减少通气量的治疗措施,其治疗应达到的满意范围为 $PaCO_2$ 30~50mmHg(4.0~6.67kPa)。近年来对患有慢性肺部疾病的呼吸衰竭危重患者进行机械通气治疗时,为了避免应用大潮气量通气而引起的肺损伤,可采取减少潮气量和呼吸频率的通气方式,即控制性低通气量呼吸支持,允许 $PaCO_2$ 有一定程度升高,即允许性高碳酸血症(PHC)。在实施 PHC 通气策略时,应控制 $PaCO_2$ 不超过 80mmHg,pH 不低于 7.20 为宜。

五、碳酸氢盐

包括标准碳酸氢盐(SB)和实际碳酸氢盐(AB、HCO_3^-)。SB 是指在温度 37℃、$PaCO_2$ 40mmHg、SaO_2 100%情况下所测得的血浆碳酸氢盐含量。一般认为 SB 不受呼吸因素影响,是判断代谢性酸碱失衡的指标。实际上在呼吸性酸中毒和呼吸性碱中毒时,由于肾脏的代偿调节作用,SB 也发生继发性增高或降低。AB 是人体血浆中 HCO_3^- 的实际含量。正常人 AB=SB,均为 22~27mmol/L,平均 24mmol/L,动、静脉血 HCO_3^- 大致相等。呼吸性酸中毒时 AB>SB,呼吸性碱中毒时 AB<SB。HCO_3^-(AB)增高为代谢性碱中毒(此时 pH 增高),或为呼吸性酸中毒的代偿反应(此时 pH 降低),其代偿极限为 HCO_3^- 45mmol/L;HCO_3^- 降低为代谢性酸中毒(此时 pH 降低),或呼吸性碱中毒的代偿反应(此时 pH 增高),其代偿极限为 HCO_3^- 12mmol/L。近年来由于判断酸碱失衡所用预计代偿公式均使用 AB,故 AB(HCO_3^-)在临床应用上更为重要。

六、碱剩余

碱剩余(BE)是指在标准条件下(温度为 37℃、$PaCO_2$ 为 40mmHg、SaO_2 为 100%),用酸或碱滴定全血标本至 pH 7.40 时所需的酸或碱的量(mmol/L)。若用酸滴定而使血液 pH

达 7.40，则表示被测血液的碱过多，BE 用正值表示；如需用碱滴定，说明被测血液的碱缺失，BE 用负值来表示。

全血 BE 正常值范围为－3～＋3mmol/L。一般认为 BE 不受呼吸因素的影响，是判定代谢性酸碱失衡的指标。代谢性酸中毒时 BE 负值增加；代谢性碱中毒时 BE 正值增加。实际上，在呼吸性酸中毒时由于肾脏的代偿调节作用，HCO_3^- 代偿性增高，BE 正值亦增大；呼吸性碱中毒时则因 HCO_3^- 代偿性降低，BE 负值亦增大。

我们分析了 40 例呼吸性酸中毒患者的血气测值($\bar{x}\pm S$)：pH 7.349±0.041、$PaCO_2$(63.1±14)mmHg、HCO_3^-(AB)(33.6±5.4)mmol/L、SB(30.1±4.0)mmol/L、BE(6.53±3.98)mmol/L。由此可见，呼吸性酸中毒时 $PaCO_2$ 原发性升高，HCO_3^- 代偿性升高，pH 降低；由于肾脏的代偿调节作用，SB 亦发生继发性升高(但 AB＞SB)，BE 正值亦增大。因此，SB 和 BE 仍受呼吸因素的影响。

我们还分析了 22 例呼吸性碱中毒患者的血气测值($\bar{x}\pm S$)：pH 7.466±0.027、$PaCO_2$(27.1±4.3)mmHg、HCO_3^-(AB)(18.9±2.4)mmol/L、SB(21.0±1.9)mmol/L、BE(－4.14±2.21)mmol/L。由此可见，呼吸性碱中毒时 $PaCO_2$ 原发性降低，HCO_3^- 代偿性降低，pH 升高；由于肾脏的代偿调节作用，SB 亦发生继发性降低(但 AB＜SB)，BE 负值亦增大。

以上分析表明，SB 和 BE 虽主要受代谢因素的影响，但呼吸性酸碱失衡时也要发生继发性改变，而 SB 和 BE 的变化程度较 AB 为小。

七、血液酸碱度(pH)

pH 为 H^+ 浓度的负对数，即 $pH=-\lg[H^+]=\lg(1/[H^+])$。正常值动脉血 pH 为 7.35～7.45，平均 7.40，静脉血 pH 较动脉血低 0.03～0.05。pH 取决于血液中碳酸氢盐缓冲对(HCO_3^-/H_2CO_3)，其中 HCO_3^- 由肾脏调节，H_2CO_3 由肺调节，当 HCO_3^-/H_2CO_3 比值为 20∶1 时，血 pH 为 7.40。pH＜7.35 为失代偿性酸中毒，＞7.45 为失代偿性碱中毒，代偿性酸、碱中毒时 pH 在正常范围内。在纠正酸碱失衡时，治疗应达到的满意范围为 pH 7.30～7.50。若 pH 超出此范围，机体酶系统活性将会受损。

严重酸中毒致 pH 降低到 7.20 以下时，常导致心肌收缩力减弱，外周血管扩张，血压降低。严重酸中毒时由于血钾增高，可致室性心律失常，甚至严重的传导阻滞、心室颤动和心搏骤停。因此在临床处理上，应使用碱化药(碳酸氢钠)使 pH 升高到 7.20 以上。严重碱中毒致 pH 增高到 7.60 以上时，临床上可出现中枢神经兴奋症状、肌肉抽动、呼吸抑制、低钾血症、心律失常等情况。此时应使用酸化药(盐酸精氨酸)，使 pH 降低到 7.60 以下。

近年来认为测定胸液 pH 对胸腔积液的诊断和指导治疗具有重要意义。正常人仅少量胸液，pH 约为 7.60，病理性胸液 pH 一般降低。结核性胸液 pH 常在 7.40 以下。恶性胸腔积液 pH 常在 7.40 以上。肺炎旁胸腔积液者，若 pH 在 7.20 以上，且积液量不多者，仅需要全身抗生素治疗；若 pH 在 7.00～7.20，则需抗生素配合胸腔穿刺引流治疗；若 pH＜7.00，且积液量较多者，则是放置胸腔引流管的指征。

测定脑脊液的 pH 亦具有一定临床意义。脑脊液 pH 的正常均值为 7.31。在脑缺氧情况下，细胞内的乳酸产生增多，使细胞内 H^+ 浓度增高，脑组织 pH 降低，脑脊液 pH 亦降低。当 $PaCO_2$ 增高时，由于 CO_2 较易通过血-脑屏障，可很快导致脑组织细胞外液和脑脊液中 CO_2 增加，H^+ 浓度随之增加，pH 降低，但因为调节机制的存在变化幅度小于动脉血 pH 的变化。因此，通过检测脑脊液 pH，可以了解脑组织缺氧和乳酸积聚的严重程度，以及脑组织中 CO_2 潴留的严重程度。当脑脊液 pH 下降至 7.25 时，常出现神经症状。当脑脊液 pH>7.40 时，可导致脑血流量减少，脑组织供氧减少，脑细胞缺氧甚至死亡，严重者临床上可出现意识障碍、抽搐、昏迷。急性脑血管疾病（脑出血、脑梗死、蛛网膜下腔出血）时，脑脊液 pH 降低，其原因是由于脑血流量减少，导致脑缺氧而使葡萄糖氧化不全，乳酸产生增加，引起脑脊液 pH 降低。严重颅脑外伤患者，脑脊液乳酸明显增高，pH 亦常降低。

八、阴离子隙（AG）

AG 是指血清中可测定的阳离子与阴离子总量之差，通常使用的计算公式为 $AG=Na^+-(Cl^-+HCO_3^-)$。正常情况下细胞外液中的阴、阳离子总量是相等的，各为 148mmol/L（151mEq/L）。阴离子中可测定离子为 Cl^- 和 HCO_3^-，未测定阴离子（UA）为有机酸（OA）、蛋白质（Pr）、HPO_4^{2-}、SO_4^{2-}，UA 总量为 22mmol/L。阳离子中可测定离子为 Na^+，未测定阳离子（UC）为 K^+、Ca^{2+}、Mg^{2+}，总量为 8mmol/L。

根据电中和定律：$Na^++UC=(Cl^-+HCO_3^-)+UA$，故 $Na^+-(Cl^-+HCO_3^-)=UA-UC=AG$。由此可见，实际上 AG 等于未测定阴离子与未测定阳离子之差。一般情况下 UC 值变化小，较为恒定，故 AG 增高主要表明有机酸等未测定阴离子的增加，因而 AG 增高常表明代谢性酸中毒的存在。AG 正常值为（12±4）mmol/L。当 AG>16mmol/L 时，提示高 AG 型代谢性酸中毒的可能。在缺氧、休克等所致乳酸酸中毒时，或糖尿病酮症酸中毒时，或肾衰竭使 SO_4^{2-}、HPO_4^{2-} 等酸性产物潴留时，均可使 AG 增高，AG 增高对诊断代谢性酸中毒或有代谢性酸中毒存在的复合性酸碱失衡具有重要意义。

由于 AG 是根据 Na^+、Cl^-、HCO_3^- 三项参数计算所得，其中每一项参数的变化或测定误差均可影响 AG 的测值，故在对 AG 进行分析判断时，应同时注意 Na^+、Cl^-、HCO_3^- 的测值。通常情况下，由血 Na^+ 增高所致的 AG 升高，常不表明代谢性酸中毒。如脱水情况下，当失水多于失盐时，血中电解质浓集，血 Na^+ 增高，AG 亦可升高；又如治疗过程中使用大剂量含 Na^+ 的抗生素或其他药物，可致血 Na^+ 增高，AG 亦升高；再如测定电解质中的实验误差，假性血清 Na^+ 增高，或假性 Cl^-、HCO_3^- 降低，均可出现 AG 升高。这些情况所致的 AG 升高，并不表明代谢性酸中毒的存在。若 AG 升高不是由于血 Na^+ 增高所致，根据电中和定律，$\triangle AG\uparrow=\triangle HCO_3^-\downarrow$，此时应有 HCO_3^- 降低。因此，AG 增高，HCO_3^- 降低，则可明确判定为高 AG 型代谢性酸中毒。但在复合性酸碱失衡中，如高 AG 型代谢性酸中毒合并代谢性碱中毒（HCO_3^- 可增高、降低、正常），高 AG 型代谢性酸中毒合并呼吸性酸中毒（呼吸性酸中毒可使 HCO_3^- 代偿性升高），三重酸碱失衡（代谢性酸中毒和代谢性碱中毒可引起 HCO_3^- 的原发性降低或升高，呼吸性酸中毒和呼吸性碱中毒又可引起 HCO_3^- 的代偿性升高或降低），以上情况虽有高 AG 型代谢性酸中毒存在，但 HCO_3^- 由于受多种酸碱失衡因素的影响，可表现为降低、升高、正常。

正常情况下，蛋白质和血清磷对 AG 值有一定影响，蛋白质特别是血浆白蛋白会降低 AG，且影响显著，1.0g/dl 白蛋白能使 AG 降低 2.5mmol/L。临床上危重病患者往往伴血浆白蛋白降低及血清磷水平的显著降低，导致 UA 减少和 AG 降低。因此，低蛋白血症和低磷血症引起的 AG 降低会掩盖有机酸所致的 AG 升高。因此，当患者出现血浆蛋白及血清磷水平变化时 AG 值的计算就需要考虑到这些变化。目前研究认为，仅白蛋白浓度的变化会影响 AG 的计算。与白蛋白相比，血浆球蛋白不具有显著的电荷作用。而白蛋白的电荷作用也显著高于血清磷。实际上，血浆 pH 与血浆白蛋白浓度呈线性相关。基于这些研究结果，可根据白蛋白浓度修正 AG 值。修正的 AG 值（AG_{Corr}）公式为：

$$AG_{Corr}=AG+0.25\times([白蛋白参考值]-[白蛋白测定值])。$$

白蛋白浓度用 g/L 表示，白蛋白参考值 40g/L。该 AG_{Corr} 值可揭示之前未发现的低蛋白血症中的酸中毒。

九、强离子隙

强离子隙（strong ion gap，SIG）是一种新型的阴离子隙计算方法，亦称为未测阴离子，最早由 Figge 和 Fencl 提出，在动脉血气分析、血 pH 以及电解质等测定结果基础上应用 Stewart Figge 方法学计算得到，由电解质、HCO_3^-、白蛋白和磷酸盐等可探测的血液成分改变而计算的未测阴离子。SIG 结果比 AG 更稳定，是目前评价和量化未测阴离子的金标准，利于反映潜在酸碱平衡紊乱。

（一）Stewart 理化法原理

Stewart 理化法定义的体系如下：溶液中包括生理 pH 溶液中完全离解的强离子、部分离解的弱酸以及二氧化碳分压。Stewart 利用一个方程式体系表示其模型，该体系满足部分离解类的离解平衡、质量守恒和电中性原理。pH 由三个参数决定，又称之为"自变量"，体内血浆中这三个自变量包括：①强离子差（strong ion difference，SID），所有强阳离子总和与强阴离子总和之差。强离子指生理 pH 溶液中充分解离的离子类，它们不参与化学反应，仅通过电中性关系在酸碱化学中发挥作用，主要受肾脏调节；强阳离子包括 Na^+，K^+，Ca^{2+}，Mg^{2+}，强阴离子包括 Cl^- 及其他强阴离子（UA/[XA^-]），如乳酸、酮酸、水杨酸、硫酸；②弱酸总浓度（the total concentration of weak acids，A_{TOT}），主要指白蛋白和血清磷浓度，包括其解离与非解离形式，主要由肝脏及代谢状态调控；③二氧化碳分压（$PaCO_2$），由呼吸系统调节。因此，只有这三个自变量的变化会导致[H^+]、[HCO_3^-]的改变。对于酸碱失衡中的代谢因素的评估，取决于血浆中 SID 与 A_{TOT} 值的分析。

（二）SIG 与 SID 计算

根据 Stewart 原理，近似 SID（SID_{APP}）表示为：

$$SID_{App}(mEq/L)=(Na^+ + K^+ + Mg^{2+} + Ca^{2+})-Cl^-。$$

上式中所有离子的单位均为 mEq/L。Na^+、K^+、Cl^- 是一价离子，1mEq/L＝1mmol/L，Mg^{2+}、Ca^{2+} 是二价离子，2mEq/L＝1mmol/L，运算时应注意单位换算。病理条件下可能存在其他强阴离子，如乳酸、酮酸、硫酸、水杨酸等，这些 UA（[XA^-]）改变 SID，称之为有效 SID（SID_{Eff}），公式为：

$$SID_{Eff}(mEq/L)=(Na^+ + K^+ + Mg^{2+} + Ca^{2+})-(Cl^- + XA^-)。$$

XA^- 增高具有临床意义，预示着有机酸中毒。根据前述电中性原理，并忽略血浆浓度低、对电中性无明显影响的 OH^-、SO_4^{2-}、CO_3^{2-}、H^+ 等离子，如图 3-1 所示，可推导出，

$Na^+ + K^+ + Mg^{2+} + Ca^{2+} = Cl^- + HCO_3^- + Protein^- + PO_4^- + XA^-$，因此，代入 SID_{Eff} 计算公式，即 SID_{Eff} 近似值为：

$$SID_{Eff}(mEq/L)=(Na^+ + K^+ + Mg^{2+} + Ca^{2+})-(Cl^- + XA^-)=HCO_3^- + Protein^- + PO_4^-$$

根据血浆中白蛋白和血清磷浓度计算出[$Protein^-$]与[PO_4^-]的值，

$$SID_{Eff}(mEq/L)=HCO_3^- + 0.28\times 白蛋白(g/L)+1.80\times P(磷)(mmol/L)$$

SID_{Eff} 正常值波动在 38～40mEq/L。这些 UA（XA^-）可通过强离子隙（strong ion gap，SIG）定量化：

$$XA^-(mEq/L)=SIG=SID_{App}-SID_{Eff}。$$

XA^- 正常值波动在 6～10mEq/L。

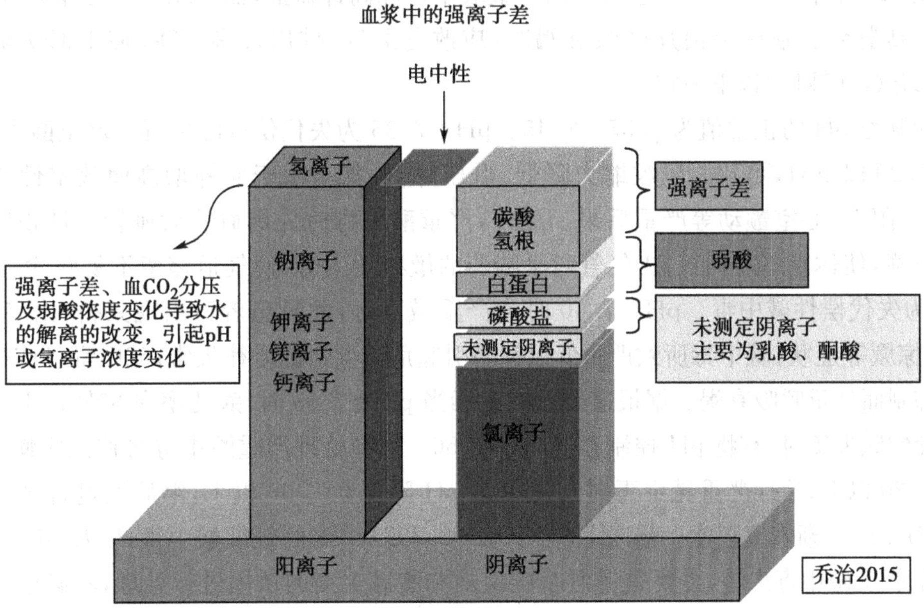

图 3-1　血浆中的电负性

第二节　血气测定结果的分析与判定

一、重视生命相关血气指标——PaO_2、$PaCO_2$ 和 pH 的变化

对血气分析报告的阅读和分析，多数人偏重于酸碱失衡方面。比如说某患者的血气分析结果是呼吸性酸中毒合并代谢性碱中毒、呼吸性酸中毒合并代谢性酸中毒、呼吸性碱中毒

合并代谢性碱中毒等等。分析判定酸碱失衡虽然重要，但更要重视 PaO_2、$PaCO_2$ 和 pH 的变化。

体格检查中，人们常将体温、脉搏、呼吸、血压四项指标称为生命体征。与此类比，我们可将血气测定项目中的 PaO_2、$PaCO_2$、pH 等三项参数称之为生命相关血气指标，因为这三项血气指标的重度异常，可导致生命危险甚至死亡。

PaO_2 的正常值为 80～100mmHg(10.66～13.33kPa)。PaO_2<60mmHg(8.0kPa)为呼吸衰竭，应及时给予氧疗。PaO_2<45mmHg(6.0kPa)为严重缺氧，此时若一般氧疗无效时，应考虑作机械通气治疗。由于组织 PO_2 不低于 30mmHg，因此 PaO_2<30mmHg 时，血液与组织的气体交换难以进行，机体各重要器官组织将难以维持生存，患者可因严重缺氧而死亡。临床上治疗呼吸衰竭进行氧疗时，应尽量使 PaO_2 提高到 60mmHg(8.0kPa)以上。

$PaCO_2$ 的正常值为 35～45mmHg(4.67～6.0kPa)。呼吸衰竭时 $PaCO_2$ 高于 50mmHg(6.67kPa)。$PaCO_2$>80mmHg(10.66kPa)时，患者常出现神志不清。$PaCO_2$ 在 90～110mmHg(12.0～14.66kPa)时，常致脑水肿、颅内压增高，临床上患者常出现昏迷和抽搐，此时血 pH 可降到 7.2～7.0，患者可因严重酸中毒和高钾血症，而出现严重心律失常，甚至发生心搏骤停。临床上治疗呼吸衰竭时，应改善通气，排出过多 CO_2，使 $PaCO_2$ 降低到 50mmHg(6.67kPa)以下为宜。

动脉血 pH 的正常值为 7.35～7.45。pH<7.35 为失代偿性酸中毒。严重酸中毒 pH 降到 7.20 以下时，可致心肌收缩力降低、血压降低；甚至由于血钾增高而致室性心律失常、传导阻滞、心室颤动等严重后果。此外，严重酸中毒时外周血管对血管活性物质的敏感性下降，使休克不易纠正；支气管对平喘药的敏感性下降，使气道痉挛不易解除。pH>7.45 为失代偿性碱中毒。pH>7.60 时为严重碱中毒，此时患者可出现兴奋、谵妄、肌肉抽动、惊厥等症状；碱中毒所致严重低血钾易引起危及生命的心律失常；碱中毒可使呼吸中枢受抑制而加重呼吸衰竭。据报道严重碱中毒当 pH>7.65 时，病死率在 80%以上。临床上治疗酸碱失衡时，宜将 pH 控制在 7.30～7.50。但在处理严重酸中毒时首先应使 pH 升高到 7.20 以上；治疗严重碱中毒时首先应使 pH 降低至 7.60 以下，继后通过各种综合治疗，再使 pH 逐渐恢复正常。临床上，对于 pH 7.30～7.35 的轻度酸中毒，以及 pH 7.45～7.50 的轻度碱中毒患者，主要是针对基础疾病和酸碱失衡的诱因进行处理，不必使用碱化药或酸化药。

二、对呼吸功能障碍的判定

(一) 通气功能障碍

由气管-支气管炎症、痉挛、肿瘤、异物等原因引起的气道阻塞，以及各种原因所致的呼吸肌功能不全，均引起通气功能障碍，导致肺泡通气量减少。血气分析显示为 $PaCO_2$ 升高，PaO_2 降低。单纯肺泡通气不足时，缺 O_2 和 CO_2 潴留的程度是平行的。PaO_2 的降低幅度通常可由正常均值 90mmHg 下降到 30mmHg，即降低幅度为 60mmHg；$PaCO_2$ 的升高幅度通常可由正常均值 40mmHg 上升到 100mmHg，即升高幅度亦为 60mmHg。由此可见，单纯通气功能障碍时，$PaCO_2$ 的升高值约等于 PaO_2 的降低值（±5mmHg 或±0.67kPa），即

$\triangle PaCO_2 \uparrow \approx$（约等于）$\triangle PaO_2 \downarrow$。

$\triangle PaCO_2 \uparrow$（mmHg）$= PaCO_2$（mmHg）$-40$。

$\triangle PaO_2 \downarrow$（mmHg）$=$（$100-0.3\times$年龄）$- PaO_2$（mmHg），或用均值（90mmHg）$- PaO_2$（mmHg）。

通气功能障碍患者经氧疗后，PaO_2 上升，若 $PaCO_2$ 仍高（$>$45mmHg），此时可致 $\triangle PaCO_2 \uparrow > \triangle PaO_2 \downarrow +5$mmHg，此为氧疗后的通气功能障碍。

（二）换气功能障碍

肺弥散障碍、通气/血流比值失调、肺动-静脉样分流等所致肺换气功能障碍时，PaO_2 降低。由于 CO_2 弥散力强，为氧的 20 倍，故不引起 $PaCO_2$ 升高。而且由于低氧血症对颈动脉体和主动脉体化学感受器的驱动作用，可致呼吸加深、加快，而使 CO_2 排出增加，$PaCO_2$ 降低。临床常见的间质性肺疾病患者，由于弥散功能障碍、通气/血流比值失调，常致 PaO_2 降低。疾病早期 $PaCO_2$ 常降低或正常，病程晚期严重呼吸衰竭时方出现 $PaCO_2$ 增高。重症肺炎由于肺动-静脉样分流（通气/血流比值降低）、弥散功能障碍，导致 PaO_2 降低。疾病早期 $PaCO_2$ 常降低或正常。

氧合指数[PaO_2（mmHg）/FiO_2]反映了动脉血的摄氧功能状况，是判定肺换气功能障碍的综合指标。正常值为 400～500，当换气功能轻度障碍时氧合指数 300～400，中度障碍时氧合指数 200～300，重度障碍时氧合指数$<$200。

（三）通气与换气功能障碍并存

临床上呼吸衰竭患者常同时兼有通气与换气功能障碍。例如 COPD 患者，由于气道阻塞致通气功能障碍，又由于肺泡壁的损害与继发性肺间质纤维化导致通气/血流比例失调和弥散功能障碍，而致换气功能障碍。同时兼有通气与换气功能障碍的呼吸衰竭患者，PaO_2 降低尤其明显，在不吸氧的情况下 $\triangle PaO_2 \downarrow > \triangle PaCO_2 \uparrow$（+5mmHg）。例如年龄 50 岁的 COPD 呼吸衰竭患者，在不吸氧的情况下 PaO_2 45mmHg，$PaCO_2$ 70mmHg。$\triangle PaO_2 \downarrow =$（$100-0.3\times50$）$-45=40$mmHg，$\triangle PaCO_2 \uparrow =70-40=30$mmHg。由于 PaO_2 降低明显大于 $PaCO_2$ 升高，故表明该患者同时存在通气与换气功能障碍。

由此得出结论：在不吸氧的情况下，单纯通气功能障碍时 $\triangle PaCO_2 \uparrow \approx \triangle PaO_2 \downarrow$；单纯换气功能障碍时 PaO_2 降低，$PaCO_2$ 正常或降低；通气与换气功能障碍并存时 $\triangle PaO_2 \downarrow > \triangle PaCO_2 \uparrow$（+5mmHg）。

三、对呼吸衰竭的判定

（一）Ⅰ型呼吸衰竭

Ⅰ型呼吸衰竭是由于换气功能障碍（肺弥散功能障碍、通气/血流比例失调、肺动-静脉样分流）所致，常见病因有 COPD 气肿型、各种细菌性肺炎和病毒性肺炎、ARDS、间质性肺疾病、急性肺栓塞等。血气分析表现为 $PaO_2<$60mmHg（8.0kPa），$PaCO_2$ 降低或正常，即 $PaCO_2 \leqslant$45mmHg（6.0kPa）。吸氧后若 $PaO_2>$60mmHg，$PaCO_2<$50mmHg，应计算氧合指

数，氧合指数＝PaO_2（mmHg）/FiO_2；若＜300可判定为氧疗后Ⅰ型呼吸衰竭。

（二）Ⅱ型呼吸衰竭

Ⅱ型呼吸衰竭是由于通气功能障碍使肺泡通气不足所致，病因有各种原因所致的气道阻塞（COPD最常见），以及呼吸肌功能不全。血气分析表现为PaO_2＜60mmHg（8.0kPa）、$PaCO_2$＞50mmHg（6.67kPa）。Ⅱ型呼吸衰竭患者经氧疗后PaO_2上升，常可＞60mmHg，若此时$PaCO_2$仍＞50mmHg，应判定为氧疗后的Ⅱ型呼吸衰竭。

四、判定氧离曲线有无偏移

由氧离曲线方程$SaO_2(\%)=100-67.7\times e^{-[(PaO_2-20)/20.5]}$（$PaO_2$单位用mmHg），可计算出标准状况下（Hb 150g/L、T 37℃、pH 7.40、PCO_2 40mmHg）一定PaO_2所对应的SaO_2（标准SaO_2），然后计算出SaO_2偏移度（＝实测SaO_2－标准SaO_2）。正常人SaO_2偏移度在±1%范围内。SaO_2偏移度若＞＋1%时，表明Hb对O_2的亲和力增强，为氧离曲线左移；若＜－1%时，表明Hb对O_2的亲和力降低，为氧离曲线右移。

为临床应用方便起见，我们用氧离曲线方程计算了标准SaO_2，见表3-1。临床应用时，可由实测PaO_2（mmHg）查找附表中最接近的PaO_2值及对应的标准SaO_2，然后计算SaO_2偏移度，即可判定氧离曲线有无偏移。SaO_2偏移度越大，表明氧离曲线偏移越重。氧离曲线若重度右移，可使SaO_2和动脉血氧含量明显降低，导致组织细胞供氧减少；氧离曲线若重度左移，不利于组织毛细血管血液释放氧，使组织细胞缺氧加重。

表3-1　标准状况下不同PaO_2所对应的SaO_2（标准SaO_2）

PaO_2（mmHg）	标准SaO_2（%）	PaO_2（mmHg）	标准SaO_2（%）
100	98.6	52	85.8
95	98.3	50	84.3
90	97.8	48	82.7
85	97.2	46	80.9
80	96.4	44	79.0
75	95.4	42	76.8
70	94.1	40	74.5
65	92.5	38	71.9
60	90.4	36	68.9
58	89.4	34	65.8
56	88.3	32	62.4
54	87.1	30	58.5

近来我们研究了决定氧离曲线左移或右移的位移常数（shift constant，SC）的测定和计算公式，见图3-2。

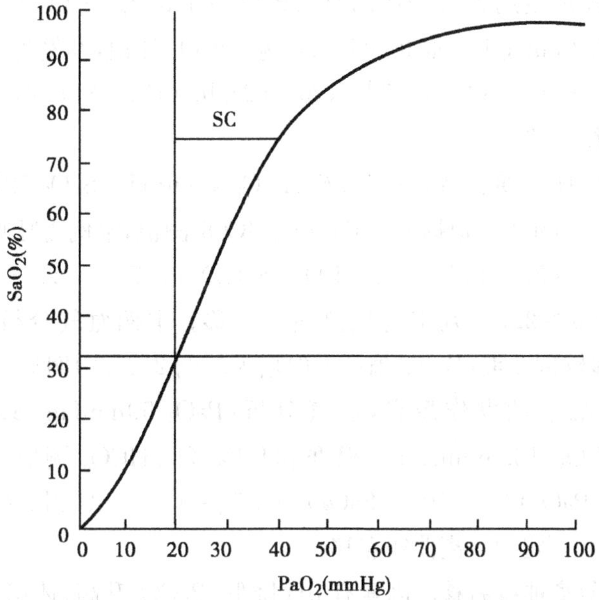

图 3-2　氧离曲线位移常数(SC)

我们曾研究论证了 PaO_2 20～100mmHg、SaO_2 32.3%～100%区间的氧离曲线，可用自然对数底数 e 的负指数函数方程表达，即

$$SaO_2(\%)=100-67.7\times e^{-[(PaO_2-20)/SC]} \quad (1)$$

（方程中 PaO_2 的单位为 mmHg）

将此方程作以下数学变换即得

$$\begin{aligned} &e^{-[(PaO_2-20)/SC]}=(100-SaO_2)/67.7 \\ &\ln e^{-[(PaO_2-20)/SC]}=\ln[(100-SaO_2)/67.7] \\ &-[(PaO_2-20)/SC]=\ln[(100-SaO_2)/67.7] \\ &SC=(PaO_2-20)/-\ln[(100-SaO_2)/67.7] \\ &SC=(20-PaO_2)/\ln[(100-SaO_2)/67.7] \end{aligned} \quad (2)$$

式(2)为氧离曲线位移常数 SC 的计算公式，将血气分析所测得的 PaO_2(mmHg)与 SaO_2(%)代入公式，即可计算出 SC，并由此判定氧离曲线的左移和右移。氧离曲线无偏移时，我们由坐标图测得 SC 值为 20.5，其正常变动范围为 SC 值 20.5±1.5(19～22)。

从氧离曲线数学方程的角度看，判定氧离曲线偏移的定量指标是 SC。氧离曲线无偏移时 SC 值在 19～22，氧离曲线右移时 SC>22，氧离曲线左移时 SC<19。氧离曲线偏移越重，SC 值偏离正常范围亦越大。以下举例说明应用 SC 判定氧离曲线偏移的方法。

例 1：慢性支气管炎缓解期患者，血气分析：PaO_2 81mmHg、SaO_2 96%、pH 7.39、$PaCO_2$ 41mmHg、HCO_3^- 24mmol/L。本例血气分析正常。计算 $SC=(20-PaO_2)/\ln[(100-SaO_2)/67.7]=(20-81)/\ln[(100-96)/67.7]=21.5$，SC 在正常范围，故判定氧离曲线无偏移。

例 2：COPD 急性加重期患者，血气分析：PaO_2 52mmHg、SaO_2 81%、pH 7.27、$PaCO_2$ 61mmHg、HCO_3^- 27.3mmol/L。根据 pH、$PaCO_2$、HCO_3^- 测值，本例为呼吸性酸中毒。计算 $SC=(20-PaO_2)/\ln[(100-SaO_2)/67.7]=(20-52)/\ln[(100-81)/67.7]=25.2$，SC 25.2>22，故判定为氧离曲线右移。

例 3：COPD 急性加重期患者，血气分析：PaO_2 47mmHg、SaO_2 72%、pH 7.17、$PaCO_2$ 65mmHg、HCO_3^- 23mmol/L。根据 pH、$PaCO_2$、HCO_3^- 测值，本例为呼吸性酸中毒合并代谢性酸中毒。计算 $SC=(20-PaO_2)/\ln[(100-SaO_2)/67.7]=(20-47)/\ln[(100-72)/67.7]=30.6$，SC 30.6>22，故判定为氧离曲线右移。本例血气分析示重度酸中毒（pH 7.17），氧离曲线右移较例 2 重，故 SC 值（30.6）增大较例 2（25.2）明显。

例 4：支气管哮喘急性发作患者，血气分析：PaO_2 59mmHg、SaO_2 94%、pH 7.51、$PaCO_2$ 24mmHg、HCO_3^- 18.5mmol/L。根据 pH、$PaCO_2$、HCO_3^- 测值，本例为呼吸性碱中毒。计算 $SC=(20-PaO_2)/\ln[(100-SaO_2)/67.7]=(20-59)/\ln[(100-94)/67.7]=16.1$，SC16.1<19，故判定为氧离曲线左移。

在临床上，影响氧离曲线右移的因素有 pH 降低、$PaCO_2$ 升高、体温升高、2,3-DPG 增高（低氧血症、贫血为常见原因）等。其中，酸中毒（pH 降低）是导致氧离曲线右移最重要的因素。影响氧离曲线左移的因素有 pH 增高、$PaCO_2$ 降低、体温降低、2,3-DPG 降低等。其中，碱中毒（pH 增高）是导致氧离曲线左移最重要的因素。由于 pH 改变是影响氧离曲线偏移的最重要因素，因此血气分析中出现氧离曲线偏移时，应注意有无酸中毒和碱中毒的存在，并对酸碱失衡、$PaCO_2$ 和 PaO_2 的异常变化给予及时而有效的处理。

五、对组织供氧和耗氧状况的估计

（一）组织供氧

组织供氧的多少取决于动脉血氧含量，氧离曲线有无偏移，微循环功能状况等因素。

1. 动脉血氧含量　$CaO_2(ml/dl)=0.003\times PaO_2(mmHg)+1.34\times Hb(g/dl)\times SaO_2$，由此式可见 CaO_2 主要取决于 SaO_2 与 Hb。若 SaO_2 降低或严重贫血，CaO_2 必然降低，导致组织供氧减少。

2. 氧离曲线的偏移　影响动脉血氧向组织释放。氧离曲线左移时，动脉血向组织释放的氧减少，可致组织供氧减少；氧离曲线右移时，动脉血向组织释放的氧增加。氧离曲线右移的同时，若能给予氧疗使 SaO_2 提高到接近正常水平，将有利于组织供氧的增加，若 SaO_2 过低则使 CaO_2 减少，亦致组织供氧不足。

3. 改善微循环　可增加组织供氧。而血液浓缩、黏稠、红细胞聚集等情况均不利于组织的供氧。

综上所述，临床上治疗呼吸衰竭时，若给予有效氧疗使 SaO_2 和 PaO_2 上升的同时，采取措施防止氧离曲线左移（或使其轻度右移），以及采取改善微循环等治疗措施，均能有效地增加组织供氧。

（二）组织耗氧

每 100ml 动脉血灌流组织后所产生的组织耗氧量（ml）为：

$$\text{组织耗氧量} = CaO_2 - C\bar{v}O_2$$
$$= (0.003 \times PaO_2 + 1.34 \times Hb \times SaO_2) - (0.003 \times P\bar{v}O_2 + 1.34 \times Hb \times S\bar{v}O_2)$$
$$= 0.003 \times PaO_2 - 0.003 \times P\bar{v}O_2 + 1.34 \times Hb \times SaO_2 - 1.34 \times Hb \times S\bar{v}O_2$$
$$= 0.003 \times (PaO_2 - P\bar{v}O_2) + 1.34 \times Hb \times (SaO_2 - S\bar{v}O_2)$$

在正常人 PaO_2 均值为 90mmHg，$P\bar{v}O_2$ 均值为 40mmHg，$0.003 \times (PaO_2 - P\bar{v}O_2) = 0.003 \times (90-40) = 0.15$。呼吸衰竭患者由于 PaO_2 降低，该数值可能更小。故在以上计算公式中 $0.003 \times (PaO_2 - P\bar{v}O_2)$ 可以忽略不计，因此

$$\text{组织耗氧量} \approx 1.34 \times Hb \times (SaO_2 - S\bar{v}O_2)$$

以上计算值是每 100ml 动脉血灌流组织后所产生的组织耗氧量，若再乘以每分钟心排血量，即为每分钟组织耗氧量。组织耗氧量减少可能由于组织供氧不足（SaO_2 降低、贫血、微循环障碍等），或氧在组织的释放减少（氧离曲线左移），或细胞与线粒体功能严重障碍致组织利用氧的能力降低所致。

六、酸碱失衡的判定

（一）依据酸碱失衡预计代偿公式判定（含 AG 法）

在判定酸碱失衡时，应按以下步骤进行：①核实实验结果是否有误差：测得的 pH、$PaCO_2$ 和 HCO_3^- 须符合 H-H 公式，否则不必分析；②根据 pH 的偏酸（$pH < 7.40$）或偏碱（$pH > 7.40$），确定主要酸碱失衡是酸中毒或碱中毒；③根据 $PaCO_2$ 和 HCO_3^- 的改变确定是呼吸性酸碱失衡或代谢性酸碱失衡；④根据主要酸碱失衡使用相应的预计代偿公式，计算其代偿性变化是否在预计代偿范围内，若超过或低于预计代偿范围与代偿极限，应考虑并存有另一种酸碱失衡；⑤呼吸性酸中毒或呼吸性碱中毒患者，若电解质有明显异常应计算 AG，确定有无高 AG 型代谢性酸中毒，以及有无三重酸碱失衡的存在；⑥结合病史、临床表现综合判断。笔者在后面章节将重点举例说明。

（二）Stewart 理化法判断酸碱失衡

根据 Stewart 理化法定量模型只有三个自变量的变化会导致 $[H^+]$、$[HCO_3^-]$ 的改变，即 SID（强离子差）、A_{TOT}（弱酸总浓度）与 $PaCO_2$。其中对于酸碱失衡中的代谢因素的评估，取决于血浆中 SID 与 A_{TOT} 值的分析，呼吸因素由 $PaCO_2$ 系统调节（图 3-3）。

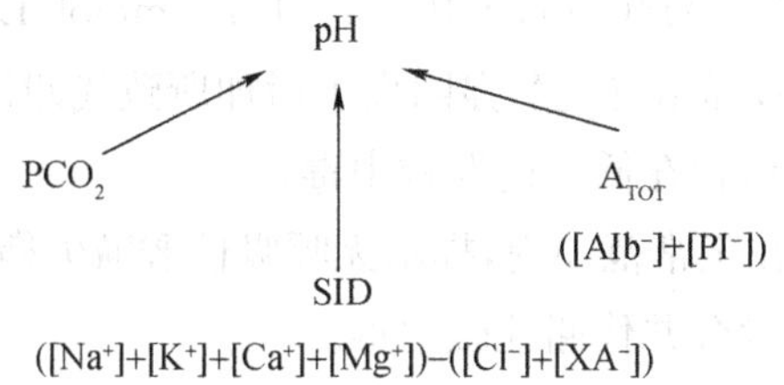

图 3-3 根据 Stewart 原理 pH 的独立决定因素

1. SID Stewart 理论中，强阴离子是共轭碱，代表酸性物质；同理，强阳离子是共轭酸，代表碱性物质。因此，根据 SID 定义，SID 的增加量即强阳离子净增量，引起代谢性碱中毒；SID 的减少量即强阴离子的净增量，引起代谢性酸中毒。尤其是强阴离子变化对酸碱平衡

影响显著，强阴离子[Cl^-]减少，SID增加，导致代谢性碱中毒，常见于胃肠或肾脏中[Cl^-]丢失所致低氯血症。强阴离子[Cl^-]增多，SID减少，导致代谢性酸中毒，此时高氯血症[Cl^-]浓度分析需要考虑游离水含量的变化，公式中[Cl^-]浓度需根据[Na^+]进行修正，修正后血[Cl^-]浓度（[Cl^-]$_{Corr}$）可计算如下，

$$[Cl^-]_{Corr}=(140/[Na^+])\times[Cl^-]$$

其余有机酸强阴离子（如乳酸、硫酸、酮酸等）的增加也会引起SID增加，导致代谢性酸中毒。

2. A_{TOT} 是Stewart理论中影响酸碱平衡的第二自变量，生理系统中，主要的弱酸是白蛋白和血清磷。当肾衰竭导致高磷血症及血液浓缩引起的非低蛋白血症时，弱酸浓度增高导致代谢性酸中毒；当各种原因（如肝硬化、肾病综合征或营养不良）所致低蛋白血症时，弱酸总浓度降低导致代谢性碱中毒。但因正常血磷浓度较低，单纯的低磷血症不会引起显著的酸碱失衡。

3. $PaCO_2$ 是代表呼吸因素的自变量，与Henderson-Hasselbach方程式中分析方式相同，结合这三个自变量即多重分析可分析各种酸碱失衡。

因此，通过Stewart的方法，对于复杂的酸碱平衡失调，也可以进行检测、定量分析，尤其是在危重症患者的血气分析时，考虑到了水及蛋白的变化，利于明确病因和鉴别诊断，选择最合适的治疗干预措施。但缺点是临床应用中数据计算精密、烦琐。

例1：尿毒症。pH 7.364，$PaCO_2$ 35.6mmHg，PaO_2 62.4mmHg，HCO_3^- 19.6mmol/L，BE−5.2mmol/L，血电解质 Na^+ 141mmol/L(141mEq/L)， K^+ 4.76mmol/L(4.76mEq/L)，Mg^{2+} 0.73mmol/L(1.46mEq/L)，Ca^{2+} 1.77mmol/L(3.54mEq/L)，Cl^- 107.9mmol/L，P 1.45mmol/L，Alb（白蛋白）30.7g/L

判定方法（Stewart理化法）：

1）计算 XA^-、Cl^-_{Corr}

$SID_{App}=(Na^+ + K^+ + Mg^{2+} + Ca^{2+}) - Cl^- = (141+4.76+1.46+3.54)-107.9=$ 42.86mEq/L

$SID_{Eff}=HCO_3^- +0.28\times$白蛋白(g/L)$+1.80\times$P(磷)(mmol/L)$=19.6+0.28\times30.7+1.80\times1.45=13.17$mEq/L

$XA^- = SIG = SID_{App} - SID_{Eff} = 42.86-13.17=29.69$mEq/L

$Cl^-_{Corr}=(140/Na^+)\times Cl^- = 140/141\times107.9=107.1$mmol/L

XA^-增高，Cl^-_{Corr}不增高，提示有机酸强阴离子增加所致代谢性酸中毒。

2）白蛋白浓度降低，提示存在低蛋白性碱中毒。

3）$PaCO_2$ 35.6mmHg在正常范围内，提示无呼吸性酸碱失衡。

判定结果：代谢性酸中毒合并代谢性碱中毒。

例2：新月体型IgA肾病伴多器官功能衰竭。pH 7.251，$PaCO_2$ 52.2mmHg，PaO_2 78.2mmHg，HCO_3^- 22.4mmol/L，BE − 4.6mmol/L，血电解质 Na^+ 150.4mmol/L(150.4mEq/L)，K^+ 5.81mmol/L(5.81mEq/L)，Mg^{2+} 1.35mmol/L(2.70mEq/L)，Ca^{2+} 1.40(2.80mEq/L)mmol/L，Cl^- 121.2mmol/L(121.2mEq/L)，P 2.36mmol/L，Alb（白蛋白）30.4g/L。

判定方法(Stewart 理化法)：

1)计算 XA^-、Cl^-_{Corr}

$SID_{App}=(Na^++K^++Mg^++Ca^+)-Cl^-_{Corr}=(150.4+5.81+2.70+2.80)-121.2=40.51mEq/L$

$SID_{Eff}=HCO_3^-+0.28\times$白蛋白(g/L)$+1.80\times$P(磷)(mmol/L)$=22.4+0.28\times30.4+1.80\times2.36=35.16mEq/L$

$XA^-=SIG=SID_{App}-SID_{Eff}=40.51-35.16=5.35mEq/L$

$Cl^-_{Corr}=(140/Na^+)\times Cl^-=140/150.4\times121.2=112.82mmol/L$

XA^-不增高，Cl^-_{Corr}增高，提示高氯性代谢性酸中毒。

2)白蛋白浓度降低，提示存在低蛋白性碱中毒(临床上血磷浓度太低，虽有高磷血症但不足以产生临床影响)。

3)$PaCO_2$ 52.4mmHg>45mmHg，提示合并呼吸性酸中毒。

判定结果：高氯性代谢性酸中毒、代谢性碱中毒合并呼吸性酸中毒。

综上，Stewart 理化法能够敏感反映与 UA 相关的代谢性酸中毒，此是其最大的优点。但判定代谢性碱中毒尚不够成熟，和临床情况吻合度不够，需要进一步研究。Stewart 法主要生理变量变化及计算方法如下(表 3-2、表 3-3)。其运算精密，难以常规用于床旁分析。

表 3-2　Stewart 理化法观察代谢性酸中毒的生理变量变化

	理化法
游离水过量	↓SID_{Eff}↓[Na^+]
高氯血症	↓SID_{Eff}↑[Cl^-]Corr
不明阴离子的存在	↓SID_{Eff}↑SIG
非低蛋白血症	↑[Alb]

注：SID_{Eff}表示有效强离子差；[Cl^-]corr表示根据[Na^+]变化修正的氯浓度；SIG 表示强离子隙

表 3-3　Stewart 理化法判断酸碱失衡的主要方程式

方法	公式
Stewart 理化法	$SID_{Eff}=([Na^+]+[K^+]+[Ca^{2+}]+[Mg^{2+}])-([Cl^-]+[XA^-])$ $=[HCO_3^-]+[protein^-]+[PO_4^{2-}]$

注：SID_{Eff}表示解释未测定 UA 的有效强离子差；XA^-表示强离子隙，单位为 mEq/L，其计算公式中所有离子浓度单位也为 mEq/L

七、高海拔地区的血气分析判定

随着氧气从大气中释放到组织中，PO_2逐渐下降。氧气运输链包括肺通气、局部通气血流比、氧气从空气向血液中的弥散，随着循环的运输、氧气从空气向组织中的弥散，以及在细胞线粒体内代谢。随着地区海拔升高，大气压下降，因此，吸入气 PO_2水平都比海平面水平的 PO_2低(表 3-4)，氧气运输链每一步都会不同程度的发生补偿过程提高 PO_2，维持充足的氧气，利于在低氧环境中适应，其中最重要的适应性变化就是低通气反应和高 CO_2通气反应

(hypercapnic ventilatory response, HCVR)，前者和中枢化学感受器相关，后者通过外周化学感受器调节。高原地区的血气分析较为复杂，目前尚无统一标准的高原地区血气参考值，现有的研究因对象选择、样本采集、仪器和分析方法不同等，其研究结果不一致，参考价值有限，但研究高原地区血气分析时，需要考虑以下因素影响。

表 3-4　美国标准大气：海拔、大气压及吸入气氧分压

海拔(m)	大气压(mmHg)	吸入气 PO_2(mmHg)
0	760	159
1000	674	141
2000	596	125
3000	526	110
4000	463	97
5000	405	85
6000	354	79
8000	268	56
8848	253	43

引自：Altman PL, Dittmer DS. Respiration and circulation. Bethesda, 1971: 12-13

(一) 高原地区不同种族肺通气适应和血气不同

有研究报道，藏族较青藏高原移居人群(如汉族)有很大区别，藏族人有着较大的胸廓指数、肺活量和肺总量，说明有较大的肺泡弥散面积及较高的通气储备，静息通气量较高，$PaCO_2$较低，低通气反应良好，组织细胞对氧的利用效率高。PO_2、PCO_2静息时均在正常值范围，运动时仍保持接近静息值，而移居者运动后明显下降。

(二) 不同海拔高度下肺通气和血流变化

目前研究发现，海拔 1500m 以上的非高山地区，人体即会出现器官功能上的明显变化，某些组织结构也会发生改变，所以认为 1500m 可能是划分平原和重度高原的最佳界碑。国内研究资料显示，1500m 以上血气各指标已经发生一定程度的变化(表 3-5)。

表 3-5　不同海拔高度健康成人血气分析变化(x±SD)*

作者	海拔(m)	pH	PaO_2(mmHg)	$PaCO_2$(mmHg)	SaO_2(%)	BE(mEq)
Albrition	0	—	94	41	98	—
刘传兰	1517	7.41	72.13±5.0	33.7±5.2	96.0	−2.51
盛铁仁	2260	7.43	68.7-72.2	30.6-32.3	94.2	−2.2
崔建华	3700	7.41±0.05	44.24±2.26	25.22±2.01	85.4±2.05	—
张彦博	3950	7.42±0.02	54.60±3.07	25.43±1.95	—	—
陈秋红	4700	7.45±0.01	48.8±0.7	26.3±0.4	—	—
Sutton	6500	—	41.1±3.3	20.0±2.8	75.2±6.0	—
JR	8000	—	36.6±2.2	12.5±1.1	67.8±5.0	—
	8848	—	30.3±2.1	11.2±1.7	58±4.5	—

引自：* 陈斌. 高原地区血气变化的研究. 高原医学杂志，2007，17(2)：60-63

（三）急进高原时的血气和氧离曲线变化

人体吸入气的 PO_2 下降，导致 PaO_2 下降，形成低氧血症。机体通过颈动脉体反应，通气增强而使得二氧化碳呼出增多，随后肺泡中二氧化碳的排出也增加，引起轻度的呼吸性碱中毒，而碱中毒反馈性抑制低氧通气反应，从而抑制机体代偿性、暴发性通气增强。如出现代谢性碱中毒，几天到几周内通过肾脏的代偿可进行调节，但不可能完全纠正。氧离曲线的变化方面，正常人在 3000m 以上时，PaO_2 明显下降，氧合血红蛋白饱和度降低至 90%以下，是氧合血红蛋白解离曲线的陡直变化部分，此阶段的氧解离曲线右移，有利于血红蛋白将氧释放入组织中。如果高度再增加时，就会发生失代偿而引起严重的低氧血症。而在珠穆朗玛峰和模拟高峰条件下的低压氧舱中获得的数据显示氧解离曲线左移，其在极高海拔条件中的生理意义是有助于从肺摄取更多的氧，虽使组织摄氧减少，但总体获益更多。

（四）在高原地区如何研究和应用血气分析

在高海拔地区，应总结当地健康人血气分析资料，分析掌握正常值范围，从海平面地区的预计代偿公式直接嫁接到高原地区是不足取的，目前尚没有一个合理而系统的方法可直接应用于高原地区。PaO_2、$PaCO_2$、SaO_2 和 pH 是高原地区人群血气分析的常用指标，同时应重视 AG、潜在 HCO_3^- 和酸碱预计代偿公式的综合性分析，而 SB 和 BE 不适合高原酸碱失衡的评估（因 SB 是在全血标准条件下所测得的碳酸氢根离子浓度，是用 $PaCO_2$ 40mmHg 的气体平衡后测得的，BE 不适用理由与之相同）。AB 可以代表高原地区体内缓冲碱水平。要结合临床综合分析，注意代偿时间、能力、限度及多重酸碱紊乱时结合电解质的分析。

第四章

单纯性酸碱失衡

单纯性酸碱失衡是指仅有一种原发性的酸碱变化和它的继发性代偿反应而引起的 pH 的改变。其中原发变化由动脉血中的二氧化碳分压($PaCO_2$)超过或低于正常值范围而导致 pH 改变者称为呼吸性酸碱失衡(呼吸性酸中毒或呼吸性碱中毒)。原发变化由血浆中的碳酸氢盐(HCO_3^-)浓度超过或低于正常值范围而导致 pH 改变者称为代谢性酸碱失衡(代谢性碱中毒或代谢性酸中毒)。当一种酸碱失衡发生的时候,机体主要通过体液的缓冲系统、细胞内外离子交换、肺脏或肾脏进行继发性的代偿调节。其继发性的呼吸性代偿调节在几分钟内开始,12～24 小时可达代偿高峰;细胞内外离子交换一般是在 2～4 小时之后发挥作用;而继发性的代谢性代偿调节发生很缓慢,一般在数小时内开始,3～5 天可达代偿高峰。

第一节　呼吸性酸中毒

由于肺泡通气及换气不足或 CO_2 吸入过多,导致体内 CO_2 潴留,使动脉血中 $PaCO_2$ 原发性升高,并导致 pH 降低者称为呼吸性酸中毒。

一、病因及发病机制

呼吸性酸中毒的主要改变是 $PaCO_2$ 升高,导致 HCO_3^- 和 H_2CO_3 比值下降,pH 下降。一般来讲,呼吸性酸中毒是因肺通气障碍所致,多种原因可以导致肺通气不足。

(一) 呼吸中枢抑制

颅脑损伤、脑炎、急性脑血管疾病、中枢神经系统肿瘤、呼吸中枢抑制药物(吗啡、巴比妥类)或麻醉剂、镇静剂用量过大等情况均可导致呼吸中枢抑制,而使肺泡通气不足,体内 CO_2 潴留。

(二) 呼吸肌麻痹

脊髓灰质炎、重症肌无力、急性感染性多发性神经根炎、重度低血钾以及有机磷中毒等均可导致呼吸肌麻痹,呼吸运动失去动力,肺泡通气量减少,CO_2 潴留。

(三) 呼吸道阻塞

喉头痉挛和水肿、溺水、异物堵塞气管,常造成急性 CO_2 潴留并致急性呼吸性酸中毒。而慢性阻塞性肺疾病(COPD)、支气管哮喘等可导致慢性 CO_2 潴留,是慢性呼吸性酸中毒的常见原因。

(四) 胸廓病变

严重气胸、大量胸腔积液、胸膜增厚、胸廓畸形等所致限制性通气功能障碍,可引起呼吸性酸中毒。

(五) 肺部疾病

重度肺气肿、肺部广泛性炎症、肺组织广泛纤维化,心源性急性肺水肿等疾病不但可导致肺换气量减少,还可以引起 CO_2 潴留,引起呼吸性酸中毒。

(六) 其他

呼吸肌疲劳、机械通气不足、过度肥胖、外环境中 CO_2 浓度过高,导致机体 CO_2 过量等。

二、分类

呼吸性酸中毒按病程可分为急性呼吸性酸中毒和慢性呼吸性酸中毒两类。

(一) 急性呼吸性酸中毒

一般指短时间内 $PaCO_2$ 急剧上升而导致 pH 降低者。常见于急性气道阻塞,以及呼吸中枢抑制或呼吸肌麻痹引起的呼吸骤停。

(二) 慢性呼吸性酸中毒

$PaCO_2$ 增高超过 3 天者为慢性呼吸性酸中毒。常见于 COPD 急性加重期,由于呼吸道的感染、支气管痉挛、分泌物积聚而使气道阻塞加重,致 CO_2 潴留。

三、机体的代偿调节

呼吸性酸中毒时由于肺通气功能障碍,所以呼吸系统往往不能发挥代偿调节作用,产生的大量 H_2CO_3 也不能靠碳酸氢盐缓冲系统缓冲,而主要靠血液中非碳酸氢盐缓冲系统(血红蛋白缓冲系统等)调节和肾脏代偿调节。

(一) 急性呼吸性酸中毒

由于肾脏的代偿调节作用缓慢,在发生呼吸性酸中毒后的 12 个小时内不起作用,故急性呼吸性酸中毒主要靠细胞内外离子交换及细胞内缓冲,这种调节与代偿作用十分有限,因此常表现为代偿不足或失代偿状态。

急性呼吸性酸中毒时由于 CO_2 在体内潴留,使血浆 H_2CO_3 浓度不断升高,而 HCO_3^- 对 H_2CO_3 并无缓冲能力。此时,H_2CO_3 解离为 H^+ 和 HCO_3^-,H^+ 与细胞内 K^+ 进行交换,细胞外 $2Na^+$、$1H^+$ 进入细胞内,细胞内 $3K^+$ 外逸。进入细胞内的 H^+ 可被蛋白质缓冲($H^+ + Pr^- \rightleftharpoons HPr$),血浆 HCO_3^- 浓度可有所增加,有利于维持[HCO_3^-]与[H_2CO_3]的比值。此外,血浆中的 CO_2 通过弥散迅速进入红细胞,并在碳酸酐酶的催化作用下生成 H_2CO_3,而 H_2CO_3 又解离为 H^+ 和 HCO_3^-,H^+ 主要被血红蛋白缓冲($H^+ + Hb^- \rightleftharpoons HHb$),以及被氧合血红蛋白缓冲($H^+ + HbO_2^- \rightleftharpoons HHbO_2$),而 HCO_3^- 则进入血浆与 Cl^- 交换,又使血浆中 HCO_3^- 浓度有所增加。但这种离子交换和缓冲调节作用十分有限,$PaCO_2$ 每升高 1mmHg(0.13kPa),血浆 HCO_3^- 增高 0.1mmol/L,代偿极限为 HCO_3^- 上升到 30mmol/L,因而不足以维持 HCO_3^-/H_2CO_3 的正常比值,所以急性呼吸性酸中毒时 pH 往往低于正常值,呈失代偿状态。此外,$PaCO_2$ 增高可兴奋呼吸中枢,使通气量增大,CO_2 排出增加,但 $PaCO_2$>70mmHg(9.33kPa)时呼吸中枢受到抑制,肺通气量反而降低。

(二) 慢性呼吸性酸中毒

除以上离子交换和缓冲调节作用外,慢性呼吸性酸中毒主要靠肾脏代偿调节。由于 $PaCO_2$ 和 H^+ 浓度升高,可增强肾小管上皮细胞内碳酸酐酶和线粒体中谷氨酰胺酶的活性,促使肾小管上皮细胞分泌 H^+ 和 NH_3、NH_4^+,同时增加对 HCO_3^- 的重吸收。使血浆 HCO_3^- 浓度增高,减少 HCO_3^-/H_2CO_3 比值的变化,从而减少 pH 的下降程度。这种作用的充分发挥常需 3~5 天才能完成。由于肾脏的泌酸保碱作用较强大,随 $PaCO_2$ 升高,HCO_3^- 也呈比例增高,大致 $PaCO_2$ 每升高 1mmHg,血浆 HCO_3^- 浓度增高 0.35mmol/L。慢性呼吸性酸中毒患者由缓冲调节、离子交换、肾脏代偿调节的共同作用,使血浆 HCO_3^- 上升的比例为 $\triangle HCO_3^-$ 0.35mmol/L/$\triangle PaCO_2$ 1mmHg(0.13kPa)。

四、血气分析

(一) 急性呼吸性酸中毒血气分析显示

1. $PaCO_2$ 原发性升高,>45mmHg(6.0kPa)。

2. HCO_3^- 代偿性升高,>24mmol/L,但不超过代偿极限 30mmol/L。

3. pH<7.40。

(二) 慢性呼吸性酸中毒血气分析显示

1. $PaCO_2$ 原发性升高,>45mmHg(6.0kPa)。

2. HCO_3^- 代偿性升高,>24mmol/L,其预计代偿值为 24+0.35[$PaCO_2$(mmHg)-40]±5.58,但不超过代偿极限 45mmol/L,达到最大代偿所需时间为 2~4 天。

3. pH<7.40,pH 下降程度取决于 CO_2 潴留程度、速度及代偿调节功能,当 $PaCO_2$ > 70mmHg(9.33kPa)时,机体常失去代偿调节能力而致 pH 明显降低。

单纯性慢性呼吸性酸中毒时,实测的 HCO_3^- 值应在预计代偿值的范围内。若实测的 HCO_3^- 值超过预计代偿值上限,则表明合并代谢性碱中毒;若实测的 HCO_3^- 低于预计代偿值下限,则表明合并代谢性酸中毒。

例 1:COPD 患者血气分析:pH 7.36、$PaCO_2$ 60mmHg、PaO_2 72mmHg、HCO_3^- 33mmol/L。

判定方法:①pH7.36<7.40,应注意有无酸中毒存在;②$PaCO_2$ 60mmHg>45mmHg,应考虑为呼吸性酸中毒;③呼吸性酸中毒时 HCO_3^- 代偿性增高,其预计代偿值(按慢性呼吸性酸中毒代偿公式)为 HCO_3^- = 24 + 0.35[$PaCO_2$(60mmHg) - 40] ± 5.58 = 25.42~36.58mmol/L,实测 HCO_3^- 33mmol/L 在代偿变化范围内,故为单纯呼吸性酸中毒。因 pH7.36 在正常范围内,故为代偿性呼吸性酸中毒。

判定结果:呼吸性酸中毒(代偿性)。

例 2:肺心病患者血气分析:pH 7.25、$PaCO_2$ 70mmHg、PaO_2 51mmHg、HCO_3^- 30mmol/L。

判定方法:①pH 7.25<7.35,表明酸中毒存在;②$PaCO_2$ 70mmHg>45mmHg,应考虑为呼吸性酸中毒;③呼吸性酸中毒时 HCO_3^- 代偿性增高,慢性呼吸性酸中毒的预计代偿值为 HCO_3^-=24+0.35[$PaCO_2$(70mmHg)-40]±5.58=28.92~40.08mmol/L,实测 HCO_3^- 30mmol/L 在代偿变化范围内,故为单纯型呼吸性酸中毒。因 pH7.25 已低于正常值下限 7.35,故为失代偿性呼吸性酸中毒。

判定结果：呼吸性酸中毒（失代偿）。

五、血电解质改变

（一）血 Cl^- 降低

呼吸性酸中毒时，因 HCO_3^- 代偿性增高，根据电中和定律必伴有 Cl^- 降低，以保持体液阴、阳离子电荷的平衡。此时 Cl^- 由肾排出增加，部分 Cl^- 进入红细胞内，导致血浆 Cl^- 降低。

（二）血 K^+ 正常或升高

呼吸性酸中毒时细胞内 K^+ 外逸，可致血 K^+ 升高。且肾小管泌 H^+ 增加，H^+-Na^+ 交换增加，而 K^+-Na^+ 交换减少，致使排 K^+ 减少。以上因素均可导致血 K^+ 增高，但由于患者进食少、利尿等原因，故血 K^+ 多正常。

六、对机体的影响

（一）对心血管系统的影响

CO_2 有直接扩血管作用，但高浓度 CO_2 能刺激血管运动中枢，间接引起血管收缩，其强度大于直接的扩血管作用。由于脑血管壁上无 α-受体，故 CO_2 潴留可引起脑血管舒张，脑血流量增加，常引起持续性头痛，尤以夜间和晨起时更严重。此外，H^+ 浓度增加可引起心肌收缩力减弱，高血钾可引起心律失常。

（二）对中枢神经系统的影响

当 $PaCO_2$ 增高时，由于 CO_2 易于通过血脑屏障，可很快导致脑组织和脑脊液中 H_2CO_3 增加，而 HCO_3^- 为水溶性很难透过血脑屏障进入到脑脊液内，结果造成脑脊液内 $[HCO_3^-]/[H_2CO_3]$ 的比值显著降低，H^+ 浓度随之增加，从而影响脑细胞代谢，降低脑细胞兴奋性。高碳酸血症时可出现多种精神神经系统功能异常，常见于 $PaCO_2>70mmHg(9.33kPa)$ 时，其早期症状包括头痛、不安、失眠等兴奋症状，进一步发展（$PaCO_2>80mmHg$ 时）可出现震颤、精神错乱、神志模糊、谵妄、嗜睡，甚至昏迷。高浓度的 CO_2 可使脑血管扩张和脑血流量增加，引起脑间质水肿和脑细胞内水肿，因而可导致颅内压增高。

（三）对呼吸系统的影响

CO_2 是强有力的呼吸中枢兴奋剂，$PaCO_2$ 增高可使肺通气量增加，呼吸加快、加深。但慢性高碳酸血症患者，由于呼吸中枢对 CO_2 反应迟钝，再加上气道阻力增高和肺组织损害等因素，肺通气量并不增加，甚至反而降低。

七、临床表现

急性呼吸性酸中毒主要是由于呼吸中枢抑制或呼吸道阻塞所致，患者呈急性缺 O_2 和 CO_2 潴留表现，如呼吸困难、发绀、心率增快、躁动不安、神志不清、恶心呕吐，若呼吸中枢受累出现呼吸不规则。重者发生脑水肿、颅内压增高、脑疝、甚至呼吸骤停。慢性呼吸性酸中毒常见于 COPD，早期表现为乏力、倦怠、头痛、兴奋、失眠，当 $PaCO_2>80mmHg(10.66kPa)$ 时，可出现 CO_2 麻醉，患者呈嗜睡、昏睡、昏迷。意识障碍除与 $PaCO_2$ 的高低密切相关外，还与伴随的低氧血症有关，而且与 pH 有关，慢性呼吸性酸中毒患者血 pH<7.30 时较多出现

意识障碍。严重CO_2潴留，如$PaCO_2$达100mmHg(13.3kPa)左右，若pH尚能代偿者，患者可维持神志清醒，否则常有意识障碍。而在急性发生的CO_2潴留致pH重度下降时，可迅速出现严重的神经精神症状或脑水肿。

八、治疗

1. 主要措施在于改善通气，排出过多CO_2，如控制感染、祛痰、排痰、解痉等治疗。持续低流量吸氧，必要时需使用呼吸兴奋剂或进行机械通气。机械通气时要注意$PaCO_2$下降的程度应以pH恢复接近正常为准，不要过快使$PaCO_2$下降到正常，以免导致代谢性和呼吸性碱中毒。因呼吸性酸中毒时HCO_3^-已代偿性增高，若通气过度致CO_2排出过多，$PaCO_2$迅速降低，而HCO_3^-不能及时相应降低，导致HCO_3^-/H_2CO_3比值增大，pH升高，可致代谢性碱中毒，若$PaCO_2$降到低于正常，又可导致呼吸性碱中毒。

2. 严重呼吸性酸中毒致pH<7.20时，为了应急可酌情补给少量5%碳酸氢钠，每次50～100ml静脉滴注。因呼吸性酸中毒时HCO_3^-已代偿性增高，故使用碱性药物应慎重，剂量宜偏小。使用碱性药的目的是将pH升到7.20以上，因为pH<7.20时可使心肌收缩力下降，心力衰竭不易纠正；严重酸中毒伴高钾血症时易于引起心室颤动；酸中毒时外周血管对血管活性药物的敏感性降低，一旦发生休克不易纠正；酸中毒时支气管对解痉平喘药的敏感性降低，气道痉挛不易解除。鉴于严重酸中毒对机体可产生以上危害作用，因此当pH<7.20时应补碱性药物。

3. 呼吸性酸中毒时常伴有血氯降低，患者进食少、低盐饮食、使用利尿剂等因素亦可导致血氯降低。纠正低氯血症可酌情使用氯化钾、氯化钙、氯化铵等。盐酸精氨酸虽能补充Cl^-，但同时补充了H^+，可致pH下降，故呼吸性酸中毒失代偿患者不宜应用。同时要注意，单纯因呼吸性酸中毒HCO_3^-代偿性升高，而伴随的Cl^-代偿性降低，一般不必补充Cl^-，因补充Cl^-可使代偿性HCO_3^-升高的作用减弱(电中和定律)，而加重pH降低。

第二节　呼吸性碱中毒

由于肺通气过度，排出CO_2过多，使$PaCO_2$原发性降低，并导致pH升高者称为呼吸性碱中毒。

一、病因和发病机制

肺通气过度是各种原因引起呼吸性碱中毒的基本发生机制。其原因如下：

(一) 低氧血症

肺炎、间质性肺疾病、肺水肿等，均可因低氧血症对颈动脉体和主动脉体化学感受器的兴奋作用而引起通气过度，致使$PaCO_2$降低。

(二) 肺部疾病

许多肺部疾病可以引起呼吸性碱中毒，如急性呼吸窘迫综合征(ARDS)、肺炎、肺栓塞、间质性肺疾病等。其发生机制与低氧血症有关，但给予O_2并不能完全纠正过度通气，说明还有其他因素参与。牵张感受器和肺毛细血管旁感受器的兴奋很可能在肺疾病时过度通气

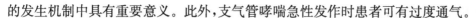

的发生机制中具有重要意义。此外，支气管哮喘急性发作时患者可有过度通气。

（三）呼吸中枢受刺激或精神性过度通气

精神性通气过度常见于癔症发作时，中枢神经系统疾病如急性脑血管疾病、脑炎、脑外伤及脑肿瘤等均可刺激呼吸中枢引起过度通气。革兰阴性杆菌败血症由于细菌内毒素对呼吸中枢的直接刺激作用，以及某些药物如水杨酸、氨等可直接刺激呼吸中枢使通气增强，也是引起过度通气的常见原因。甲状腺功能亢进、高热等由于机体代谢增强和体温升高可刺激呼吸中枢，致患者呼吸加深、加快。

（四）呼吸机使用不当

常因呼吸频率过快及潮气量过大，使 CO_2 排出过多，而引起严重呼吸性碱中毒。

二、分类

呼吸性碱中毒也可按发病时间分为急性呼吸性碱中毒和慢性呼吸性碱中毒两类。

（一）急性呼吸性碱中毒

一般指 $PaCO_2$ 在 3 天内急剧下降而导致 pH 升高者。常见于呼吸机过度通气、支气管哮喘急性发作、癔症、高热和低氧血症。

（二）慢性呼吸性碱中毒

一般指 $PaCO_2$ 持久降低。常见于慢性颅脑疾病、肺部疾病、肝脏疾病、慢性缺氧等引起持久的 $PaCO_2$ 下降而导致 pH 升高。

三、机体的代偿调节

当有效肺泡通气量超过所产生的 CO_2 排出的需要时，可使血浆 H_2CO_3 浓度降低，pH 升高。由低碳酸血症而致的 H^+ 减少，可由血浆 HCO_3^- 浓度的降低而得到代偿调节。

（一）急性呼吸性碱中毒

急性呼吸性碱中毒时，血浆 H_2CO_3 浓度迅速降低。约在 10 分钟内，细胞内 3 个 H^+ 移出至细胞外，而细胞外 2 个 Na^+、1 个 K^+ 进入细胞内，逸出的 H^+ 与 HCO_3^- 结合生成 H_2CO_3，因而血浆 HCO_3^- 浓度下降，H_2CO_3 浓度有所回升。这些进入血浆的 H^+ 主要来自于细胞内的血红蛋白、磷酸和蛋白等非碳酸氢盐缓冲物。H^+ 也来自细胞代谢产生的乳酸，因为碱中毒时氧解离曲线左移，血液向组织释放的 O_2 减少，组织缺 O_2 可促进糖酵解而使乳酸生成增多。此外，部分血浆 HCO_3^- 进入红细胞与红细胞内的 Cl^- 交换，进入红细胞内的 HCO_3^- 与 H^+ 结合，并进一步生成 CO_2，CO_2 从红细胞进入血浆形成 H_2CO_3，使血浆 H_2CO_3 浓度有所回升。

由于以上代偿调节作用，急性呼吸性碱中毒时 $PaCO_2$ 每下降 1mmHg，血浆 HCO_3^- 浓度降低 0.2mmol/L。代偿极限为 HCO_3^- 降低到 18mmol/L。

（二）慢性呼吸性碱中毒

低碳酸血症持续存在的情况下，除以上调节机制外，主要靠肾脏的代偿调节作用。肾小管泌 H^+ 减少，重吸收 HCO_3^- 亦减少，故血浆 HCO_3^- 浓度降低。

慢性呼吸性碱中毒时，由于肾的代偿调节和细胞内缓冲，平均 $PaCO_2$ 每降低 1mmHg，血浆 HCO_3^- 浓度下降 0.50mmol/L，从而减少了 HCO_3^-/H_2CO_3 比值的变化，有效地避免了细胞外液 pH 发生大幅度升高。

四、血气分析

(一) 急性呼吸性碱中毒血气分析显示

1. $PaCO_2$原发性降低，<35mmHg(4.67kPa)。

2. HCO_3^-代偿性降低，<24mmol/L，其预计代偿值为 24－0.20［40－$PaCO_2$(mmHg)］±2.50，且不低于代偿极限 18mmol/L。

3. pH>7.40。

(二) 慢性呼吸性碱中毒血气分析显示

1. $PaCO_2$原发性降低，<35mmHg(4.67kPa)。

2. HCO_3^-代偿性降低，<24mmol/L，其预计代偿值为 24－0.50［40－$PaCO_2$(mmHg)］±2.50，但不低于代偿极限 12mmol/L，达到最大代偿所需时间为 3～5 天。

3. pH>7.40。

单纯慢性呼吸性碱中毒时，实测 HCO_3^-值应在预计代偿的范围内。若实测的 HCO_3^-超过预计代偿值上限，则表明合并代谢性碱中毒；反之若实测的 HCO_3^-低于预计代偿值下限，则表明合并代谢性酸中毒。

例：支气管哮喘急性发作 3 天多，血气分析：pH 7.48、$PaCO_2$ 25mmHg、HCO_3^- 18mmol/L。

判定方法：①pH7.48>7.45，表明碱中毒存在；②$PaCO_2$ 25mmHg<35mmHg，应考虑为呼吸性碱中毒；③呼吸性碱中毒时 HCO_3^-代偿性降低，其预计代偿值(按慢性呼吸性碱中毒代偿公式)为 24－0.50［40－$PaCO_2$(25mmHg)］±2.5＝14～19mmol/L，实测 HCO_3^- 18mmol/L，在代偿变化范围内，故为单纯呼吸性碱中毒。因 pH7.48 已高于正常值上限 7.45，故为失代偿性呼吸性碱中毒。

判定结果：呼吸性碱中毒(失代偿)。

五、血电解质改变

1. 血 K^+降低　由于血浆 H_2CO_3浓度降低，H^+逸出细胞外，K^+进入细胞内，可致血 K^+降低。同时因血浆 H^+浓度降低，肾小管泌 H^+减少，H^+-Na^+交换减少，而 K^+-Na^+交换增加，致使肾脏排钾增加，而致血 K^+降低。

2. 血 Ca^{2+}降低　由于 Ca^{2+}与血浆蛋白在碱性条件下可生成结合钙，而使游离钙减少。酸碱环境对游离钙的影响为：

$$Ca^{2+} + \text{血浆蛋白} \underset{H^+}{\overset{OH^+}{\rightleftharpoons}} \text{结合钙}$$

3. 血磷酸盐降低　由于磷酸盐转移至细胞内，导致了血清中的磷酸盐轻度降低。

4. 可能还存在低钠血症和低氯血症。

六、对机体的影响

急性呼吸性碱中毒时，其中枢神经系统的功能障碍除与 γ-氨基丁酸含量减少、缺氧有关外，还与低碳酸血症引起的脑血管收缩、脑血流量减少有关。患者易出现头痛、眩晕、易激动、抽搐等症状，严重者甚至意识不清。抽搐与 Ca^{2+} 降低有关。低碳酸血症时脑血管收缩可致脑血流量减少，据报道 $PaCO_2$ 下降 20mmHg(2.67kPa)，脑血流量可减少 35%～40%。

此外，呼吸性碱中毒时可因细胞内外离子交换以及肾脏排钾增加而发生低钾血症；也可因血红蛋白氧解离曲线左移，血液向组织释放的氧减少，致使组织供氧不足。

七、临床表现

患者有通气过度的病史，病状常有呼吸急促、口唇发红。由于碱中毒直接使神经肌肉兴奋性增高，轻者四肢及口唇发麻、刺痛、肌肉颤动，重者抽搐。由于低碳酸血症致脑血管痉挛，可有意识不清或昏厥。由于低碳酸血症导致心脏血管收缩，血流减少，可有变异性心绞痛和心律失常的发生。

八、治疗

主要是针对引起过度通气的病因进行治疗，对使用呼吸机的患者应适当控制呼吸频率与潮气量。手足搐搦者可静脉注射氯化钙。可试用纱布或纸袋罩于口鼻外，使患者吸回呼出的 CO_2。乙酰唑胺每日 500mg 口服有助于 HCO_3^- 的排出，从而使 HCO_3^-/H_2CO_3 的比值降低，pH 降低。也可试用含 5%CO_2 的氧气吸入。病情严重需要抢救的患者可以试用镇静药阻断其呼吸加上使用呼吸机辅助其呼吸，有助于减少 CO_2 的排出，在此过程中需要密切关注患者的 $PaCO_2$。

第三节　代谢性酸中毒

由于固定酸(非挥发酸)产生过多、排出障碍，或由于体内失碱过多，使血浆 HCO_3^- 原发性减少，并导致 pH 降低者称为代谢性酸中毒。

一、病因和发病机制

(一) HCO_3^- 从肠与肾丢失过多

严重腹泻、胆道和肠道瘘管或肠道引流等，使含 HCO_3^- 的碱性肠液大量丢失(正常人肠液含 HCO_3^- 量约为 50mmol/L)，血 Cl^- 代偿性增高，形成高氯性代谢性酸中毒。因消化道丢失 HCO_3^-，使血浆和肾小球滤液中的 HCO_3^- 减少，肾小管管腔膜 H^+-Na^+ 交换减少，故 Na^+ 与更多的 Cl^- 一起被重吸收；同时在血浆 HCO_3^- 不足的情况下，回肠和结肠吸收 Cl^- 增多，因而导致血氯浓度增高。此外，大量使用碳酸酐酶抑制剂，可使肾小管泌 H^+ 和对 HCO_3^- 回收减少，引起 HCO_3^- 从尿液中丢失。

(二) HCO_3^- 被缓冲丢失

1. 乳酸酸中毒　乳酸是糖酵解的终产物，在缺氧条件下，葡萄糖分解为丙酮酸后，在乳酸脱氢酶催化作用下生成乳酸。任何原因引起的缺氧，都可以使细胞内糖的无氧酵解增强而产生的乳酸增加，发生乳酸性酸中毒。常见于休克、心搏骤停、低氧血症、严重贫血、肺水肿和心力衰竭等。此外，严重的肝脏疾病使乳酸利用障碍亦可引起血浆乳酸过高。当血乳酸浓度＞

2mmol/L,乳酸/丙酮酸>10时称为乳酸酸中毒。临床上将乳酸酸中毒分为A型(乳酸产生过多型)和B型(乳酸清除不足型)。A型多由于组织绝对或相对缺氧而引起,即由于组织供氧不足或耗氧过多所致,如低氧血症、休克、贫血、心力衰竭等原因所致组织供氧不足,或剧烈运动、抽搐、严重哮喘等原因所致组织耗氧过多,使大量丙酮酸转化为乳酸,产生乳酸酸中毒。B型是由于肝硬化等肝脏疾病使乳酸转化为丙酮酸减少,导致乳酸堆积(B_1型);或由于药物与毒素干扰组织代谢所致(B_2型);或由于某些先天性疾病使糖酵解障碍而乳酸产生过多所致(B_3型)。

2. 酮症酸中毒　见于体内脂肪被大量动员的情况下,常见于糖尿病、饥饿和酒精中毒等。糖尿病时由于胰岛素不足,使葡萄糖利用减少,脂肪分解加速,大量脂肪酸进入肝脏,形成过多的酮体(其中β-羟丁酸和乙酰乙酸为酸性物质),当其超过了外周组织的氧化能力及肾脏排出能力时可发生酮症酸中毒。在饥饿或禁食情况下,当体内糖原消耗后,大量动用脂肪供能,也可出现酮症酸中毒。

3. 外源性固定酸摄入过多　大量摄入阿司匹林可引起水杨酸中毒,经过缓冲使得HCO_3^-浓度降低,水杨酸根潴留。长期或大量服用含氯的盐类药物如氯化铵、盐酸精氨酸等,在体内容易解离出HCl,也通过缓冲使HCO_3^-浓度降低。

4. 肾衰竭　肾小球滤过率严重降低时,体内固定酸不能由尿中排泄,特别是硫酸和磷酸在体内积蓄,H^+浓度增加而导致HCO_3^-被缓冲丢失,硫酸根和磷酸根浓度在血中增加。同时因肾小管功能损伤,肾小管上皮细胞泌H^+和泌NH_4^+能力减退,因而发生代谢性酸中毒。

(三) 肾HCO_3^-重吸收减少

1. 近端肾小管性酸中毒(Ⅱ型肾小管酸中毒)　其发病环节是近端肾小管上皮细胞重吸收HCO_3^-功能下降,正常情况下由肾小球滤出的HCO_3^-约90%在近曲小管被重吸收。Ⅱ型肾小管酸中毒时,由于Na^+-H^+转运体功能障碍,碳酸酐酶活性降低,HCO_3^-在近曲小管的重吸收减少,尿中排出增多,导致血浆HCO_3^-浓度降低。

2. 远端肾小管性酸中毒(Ⅰ型肾小管酸中毒)　其发病环节是集合管的泌H^+功能降低,H^+在体内蓄积,导致血浆HCO_3^-浓度进行性下降。

(四) 其他原因

1. 高血钾　各种原因引起细胞外液K^+增多时,在肾小管较多的K^+与Na^+进行交换,而减少了H^+-Na^+交换,从而使H^+排出减少,血浆H^+浓度增高,pH降低而致代谢性酸中毒。而在远曲小管由于小管上皮分泌H^+减少,尿液呈碱性,引起反常性碱性尿。

2. 血液稀释　当快速大量地输入不含HCO_3^-的液体时,机体血液中的HCO_3^-会被稀释,使其浓度下降。

二、分类

根据AG值的变化,将代谢性酸中毒分为两类:高AG型代谢性酸中毒和正常AG型代谢性酸中毒。

(一) 高AG型代谢性酸中毒

以产生过多的酸为特征,是指除了含氯以外的任何固定酸在血浆中浓度增大时的代谢性酸中毒。如乳酸酸中毒、酮症酸中毒、肾性酸中毒、磷酸和硫酸排泄障碍在体内蓄积和水

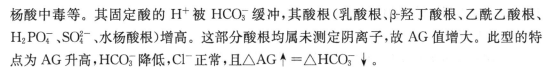

杨酸中毒等。其固定酸的 H^+ 被 HCO_3^- 缓冲，其酸根（乳酸根、β-羟丁酸根、乙酰乙酸根、$H_2PO_4^-$、SO_4^{2-}、水杨酸根）增高。这部分酸根均属未测定阴离子，故 AG 值增大。此型的特点为 AG 升高，HCO_3^- 降低，Cl^- 正常，且△AG↑＝△HCO_3^-↓。

（二）正常 AG 型代谢性酸中毒

当 HCO_3^- 浓度降低，而同时伴有 Cl^- 浓度代偿性升高时，则呈正常 AG 型或高血氯型代谢性酸中毒。常见于腹泻所致消化道直接丢失 HCO_3^-，轻度或中度肾衰竭泌 H^+ 减少，肾小管性酸中毒 HCO_3^- 重吸收减少或泌 H^+ 障碍，使用碳酸酐酶抑制剂，以及含氯的酸性盐摄入过多等情况。此型的特点为 Cl^- 升高，HCO_3^- 降低，AG 正常，且△Cl^-↑＝△HCO_3^-↓。

许多复杂的临床情况也可出现混合型代谢性酸中毒，如严重腹泻合并休克患者，腹泻使 HCO_3^- 丢失，血 Cl^- 代偿性升高，导致高血氯型代谢性酸中毒；休克时组织细胞缺氧，乳酸产生增加，又导致高 AG 型代谢性酸中毒，结果出现高 AG 型合并高血氯型代谢性酸中毒。此时 AG 升高，Cl^- 升高，HCO_3^- 降低，且△AG↑＋△Cl^-↑＝△HCO_3^-↓。

三、机体的代偿调节

（一）缓冲调节与离子交换

酸中毒时细胞外液 H^+ 增加后，血浆缓冲系统立即进行缓冲，HCO_3^- 及其他缓冲碱与 H^+ 结合而不断被消耗。$H^+ + HCO_3^- \rightarrow H_2CO_3 \rightarrow CO_2 + H_2O$，缓冲过程中 HCO_3^- 耗失，产生的 CO_2 由呼吸道排出。结果导致 HCO_3^- 减少，pH 降低。酸中毒发生 2～4 小时后，通过离子交换方式细胞外 2 个 Na^+、1 个 H^+ 进入细胞内，H^+ 被细胞内缓冲系统缓冲，3 个 K^+ 从细胞内逸出，导致高钾血症。

（二）肺的代偿调节作用

酸中毒时血液 H^+ 浓度增加，刺激颈动脉体和主动脉体化学感受器，反射性地引起呼吸中枢兴奋，使呼吸加深、加快，增加肺的通气量。代谢性酸中毒时当 pH 由 7.4 降到 7.0 时，肺泡通气量可由正常的 4L/min 增加到 30L/min 以上。呼吸加深、加快是代谢性酸中毒的主要临床表现，其代偿意义是使血液中 H_2CO_3 浓度继发性降低，减少 HCO_3^-/H_2CO_3 比值的变化，使血液 pH 趋向正常。呼吸的代偿反应是非常迅速的，一般在酸中毒 10 分钟后就出现呼吸增强，30 分钟后即发挥代偿调节作用，12～24 小时达代偿高峰。

（三）肾脏的代偿调节作用

在代谢性酸中毒时，肾脏通过加强泌 H^+、泌 NH_3、泌 NH_4^+ 及回吸收 HCO_3^-，使 HCO_3^- 在细胞外液的浓度有所提高，使 HCO_3^-/H_2CO_3 的比值及血液 pH 有所恢复。在代谢性酸中毒时，肾小管上皮细胞中的碳酸酐酶和谷氨酰胺酶活性增强，使尿中 $H_2PO_4^-$ 和 NH_4^+ 排出增加，并重新生成 HCO_3^-。

四、血气分析

1. HCO_3^- 原发性降低，＜22mmol/L。

2. $PaCO_2$ 代偿性降低，＜40mmHg（5.33kPa），其预计代偿值（mmHg）为＝1.50×

HCO_3^-+8±2,但不低于代偿极限10mmHg。

3. pH<7.40。

4. AG>16mmol/L(Cl^-正常)或AG正常(Cl^-升高)。

单纯性代谢性酸中毒时,实测的$PaCO_2$值应在预计代偿的范围内。若实测的$PaCO_2$超过预计代偿值上限,则表明合并有呼吸性酸中毒;若实测的$PaCO_2$低于预计代偿值下限,则表明合并有呼吸性碱中毒。

例:血气分析:pH7.30、$PaCO_2$ 32mmHg、HCO_3^- 15mmol/L。

判定方法:①pH7.30<7.35,表明酸中毒存在;②HCO_3^- 15<22mmol/L,应考虑为代谢性酸中毒;③代谢性酸中毒时$PaCO_2$代偿性降低,其预计代偿值(按代谢性酸中毒预计代偿公式)为$PaCO_2=1.50\times HCO_3^-(15mmol/L)+8\pm2=28.5\sim32.5mmHg$,实测$PaCO_2$ 32mmHg在代偿变化范围内,故为单纯型代谢性酸中毒。因pH7.30已低于正常值下限7.35,故为失代偿性代谢性酸中毒。

判定结果:代谢性酸中毒(失代偿)。

五、血电解质改变

(一)血K^+增高

由于pH降低使细胞外H^+进入细胞内,细胞内K^+外逸,可致血K^+增高。同时肾小管上皮细胞泌H^+增加,H^+-Na^+交换增加,而K^+-Na^+交换减少,致使排K^+减少,以上因素均导致血K^+升高。一般认为血pH每下降0.1,血K^+上升0.6mmol/L。

(二)血Cl^-正常或增高

高AG型代谢性酸中毒时,HCO_3^-降低,AG升高,血Cl^-正常;正常AG型代谢性酸中毒时,HCO_3^-降低,AG正常,血Cl^-代偿性升高。

六、对机体的影响

(一)心血管系统

1. 心肌收缩力减弱 严重酸中毒时可阻断肾上腺素对心脏的作用,使心肌收缩力减弱,心输出量减少,尤其在pH<7.20时更为明显。酸中毒引起心肌收缩力减弱的机制可能是:①H^+可竞争地抑制Ca^{2+}与肌钙蛋白钙结合亚单位的结合,影响兴奋一收缩偶联;②H^+阻止Ca^{2+}由细胞外进入细胞内;③H^+影响心肌细胞肌浆网释放Ca^{2+},由于细胞内Ca^{2+}减少,导致心肌收缩力减弱。

2. 心律失常 代谢性酸中毒时出现的心律失常与血钾升高密切相关,高血钾时心肌的自律性降低,传导性降低,兴奋性在轻度高血钾时增高、重度高血钾时降低,收缩性因兴奋收缩偶联作用减弱而降低。重度高钾血症可导致严重的传导阻滞,并可造成严重室性心律失常,甚至心室颤动和心脏停搏。

3. 血管系统对儿茶酚胺的反应性降低 尤其是使毛细血管前括约肌舒张,而静脉仍收缩,致使微循环容量扩大,回心血量减少,血压下降。所以治疗休克时应重视纠正酸中毒,才能改善血流动力学的障碍。

（二）中枢神经系统

代谢性酸中毒时中枢神经系统功能障碍的主要表现是抑制，可出现意识障碍、昏迷，最后可因呼吸中枢和血管运动中枢麻痹而死亡。其发生机制与酸中毒时谷氨酸脱羧酶活性增强，使抑制介质γ-氨基丁酸生成增多有关，并与酸中毒使氧化磷酸化过程减弱而导致ATP生成减少，脑组织能量供应不足有关。

（三）呼吸系统

H^+浓度增加可刺激颈动脉体和主动脉体化学感受器，反射性引起呼吸中枢兴奋，从而使呼吸加深、加快，有利于CO_2代偿性呼出增加。此外，脑组织内H^+浓度增高，可通过迷走神经作用引起支气管收缩，因此纠正酸中毒有利于恢复支气管平滑肌对支气管舒张药的反应性。

（四）骨骼系统

慢性肾衰竭伴酸中毒时，骨骼中的钙盐不断释放到血液中用以缓冲H_2CO_3，使得$[HCO_3^-]/[H_2CO_3]$的比值增大。在儿童时期会导致纤维性骨炎和肾性佝偻病，在成年时期会导致骨软化症。

（五）其他

代谢性酸中毒可以导致胰岛素抵抗，肌肉分解代谢增强。

七、临床表现

1. 神经症状　嗜睡、乏力、知觉迟钝、烦躁、精神恍惚、昏迷等，神经症状与γ-氨基丁酸增多、脑组织酸中毒、脑血管扩张、脑细胞水肿等因素有密切关系。

2. 呼吸症状　CO_2结合力下降至15mmol/L（或HCO_3^-下降至14mmol/L）时，常有呼吸变深、加快，若有酮症可在呼吸气味中闻到酮味，尿毒症者可闻到尿味。

3. 消化症状　食欲缺乏、恶心、呕吐等。

4. 循环症状　心率加快、心音低钝、心排血量降低、血压下降、室性心律失常、传导阻滞等。严重者可发生心室颤动与心搏骤停（多与血钾过高有关）。

八、治疗

（一）病因治疗

病因治疗是首要治疗措施。只要消除病因，轻度的代谢性酸中毒常可自行纠正，无须使用碱性药物。

（二）补液

低容量休克可伴代谢性酸中毒，经过补液、输血纠正休克后，轻度代谢性酸中毒可自行纠正。

（三）碱性药物

1. 碳酸氢钠　当血浆HCO_3^-明显降低时，可在补液的同时，应用碳酸氢钠溶液纠正酸中毒。可直接提供HCO_3^-，$HCO_3^- + H^+ \rightarrow H_2CO_3 \rightarrow H_2O + CO_2$，$CO_2$由肺排出。因此用该药纠正酸中毒时应注意保持呼吸道通畅，以利CO_2排出。由于大部分HCO_3^-在细胞外液，细胞外液约占体重的20%，并已知5%碳酸氢钠1.66ml=1mmol，因此代谢性酸中毒患者应补碳酸氢钠的量为：

$$5\%NaHCO_3(ml)=(24-实测 HCO_3^-)\times体重(kg)\times0.2\times1.66$$

以上公式所计算的补碱量，应于12小时内补给，然后再根据血气分析结果酌情处理。由于机体对碱中毒的缓冲能力较弱，而且碱中毒的危害性较大，故治疗代谢性酸中毒时切勿补碱过量，使pH保持在正常或偏酸状态较为妥当。

2. 三羟甲基氨基甲烷(THAM)　THAM能迅速透过细胞膜，纠正细胞内酸中毒的作用较强，此药能与H^+及H_2CO_3结合，而使$[H^+]$与$PaCO_2$降低，可用于代谢性酸中毒和呼吸性酸中毒的治疗，尤适用于限钠的患者。但THAM静脉滴注过快可引起低血压、呼吸抑制、血钙降低，而且此药碱性较强，静脉滴注时若漏出血管外，可引起组织坏死，应予注意。3.64%THAM(0.3M)为等渗液，7.28% THAM 1.66ml＝1mmol。常用剂量为3.64% THAM每次4～6ml/kg静脉滴注，一日1～2次。

(四) 补钙

酸中毒纠正后，游离的钙离子减少，患者可出现手足抽搐，应静注葡萄糖酸钙以控制症状。

第四节　代谢性碱中毒

由于体液H^+丢失过多或HCO_3^-含量增加，引起血浆HCO_3^-原发性增多并导致pH升高者称为代谢性碱中毒，是发生于住院患者的最常见的一种酸碱平衡紊乱。

一、病因和发病机制

(一) H^+丢失

丢失的H^+是由细胞内H_2CO_3解离生成的，因此每丢失1mmol的H^+，必然同时生成1mmol HCO_3^-，后者返回血液引起HCO_3^-增多造成代谢性碱中毒。H^+丢失主要通过以下途径。

1. 经胃丢失　常见于剧烈呕吐及抽吸胃液，引起含HCl的胃液大量丢失。正常情况下胃黏膜壁细胞富含碳酸酐酶，能将CO_2和H_2O催化生成H_2CO_3，H_2CO_3解离为H^+和HCO_3^-，然后H^+与来自血浆中的Cl^-合成HCl，进食时分泌到胃腔中，而HCO_3^-则返回血液。胃液中的HCl进入肠道后，与肠液中的$NaHCO_3$中和，$HCl+NaHCO_3\rightarrow H_2CO_3+NaCl$，$H_2CO_3$分解为$CO_2$和$H_2O$，与$Na^+$、$Cl^-$一起均被吸收入血。病理情况下，剧烈呕吐可使胃腔内HCl丢失，肠腔内的$NaHCO_3$不能被HCl中和，因而不断由肠黏膜吸收入血，而使血浆$NaHCO_3$浓度增高，引起代谢性碱中毒。此外，由于呕吐所致血容量不足，肾脏为了维持血容量，重吸收Na^+和HCO_3^-会增加，亦可导致代谢性碱中毒。

2. 经肾丢失

(1)应用利尿药：肾小管上皮细胞也富含碳酸酐酶，使用呋塞米等髓袢利尿剂后，H^+和Cl^-经肾大量丢失而使HCO_3^-大量被重吸收，形成碱中毒。

(2)盐皮质激素过多：醛固酮可通过刺激皮质集合管和髓质集合管泌氢细胞的H^+-ATP酶泵促进H^+排泌，也可通过增强皮质集合管对Na^+的重吸收，间接地促进H^+的排泌，而造成碱中毒。此外，醛固酮排K^+作用引起的低钾血症与碱中毒的发生也有关。临床上可见于原发性醛固醇增多症(肾上腺皮质增生或肿瘤)，以及由于有效循环血量不足而导致的继发性醛固酮增多症。

(二) HCO_3^-过量负荷

常见于消化性溃疡患者服用过多的 $NaHCO_3$，矫正代谢性酸中毒时滴注过多的 $NaHCO_3$之后。或者大量输入库存血，库存血中的抗凝剂入血后可以转化成 HCO_3^-造成碱中毒。但是值得注意的是肾脏排 $NaHCO_3$的能力很强，对于正常人来说每天输入 1000ml 的 $NaHCO_3$，两周后体内的 HCO_3^-浓度仅有轻微的上升。因此，只有当肾脏功能有障碍时，服用大量的碱性药物才会导致代谢性碱中毒。

(三) 低氯与低钾

长期厌食以及使用利尿剂和皮质激素者易出现低氯、低钾。低氯血症时，机体为维持阴、阳离子的电荷平衡，肾小管泌 H^+增加，对 HCO_3^-的重吸收亦增加，使血浆 HCO_3^-增高而致代谢性碱中毒。低钾血症时因细胞外液 K^+浓度降低，引起细胞内 3 个 K^+向细胞外转移，而细胞外 2 个 Na^+和 1 个 H^+向细胞内移动，因细胞外液 H^+浓度降低，可发生代谢性碱中毒；同时由于血 K^+降低，肾小管 K^+-Na^+交换减少，肾小管细胞排泌较多的 H^+与 Na^+进行交换，且回收 HCO_3^-增加，使 pH 增高。这种代谢性碱中毒时，细胞内 H^+增多，肾脏泌 H^+增多，故尿液呈酸性，称为反常性酸性尿。

(四) 细胞外液量的减少

细胞外液量减少会导致经肾小球滤过的 HCO_3^-减少，另一方面会导致血流速率下降，经肾小球滤过的 HCO_3^-的重吸收也会增加，从而使得血浆水平 HCO_3^-增加形成代谢性碱中毒。

(五) 高碳酸血症后碱中毒

慢性呼吸性酸中毒时，肾脏泌 H^+和重吸收 HCO_3^-增加，血浆 HCO_3^-代偿性增高。在使用机械通气治疗时若通气过度，$PaCO_2$急剧下降，但肾脏未及时停止泌 H^+，原已代偿性增加的 HCO_3^-可于 2～3 天内仍维持在高水平，而导致代谢性碱中毒。

(六) 其他

肝衰竭患者，因血氨过高以及尿素合成障碍，常导致代谢性碱中毒；糖尿病患者酮症酸中毒胰岛素治疗后、血液透析造成大量醋酸摄入等也常会导致有机酸的转化缓慢而形成一过性的代谢性碱中毒；白蛋白具有缓冲作用，低蛋白血症可以引起轻度的代谢性碱中毒。

二、分类

根据给予生理盐水后代谢性碱中毒能否得到纠正而分为盐水反应性碱中毒和盐水抵抗性碱中毒。

(一) 盐水反应性碱中毒

主要见于呕吐、胃酸大量丧失及应用利尿剂时，此时细胞外液减少，有效循环血容量不足，通常伴有低钾和低氯，从而影响肾脏排 H_2CO_3的能力，使得碱中毒可以维持。这时给予半张或等张的盐水补充扩张细胞外液，补充的氯离子可以促进过多的 HCO_3^-经肾脏排出，使碱中毒得以纠正。

(二) 盐水抵抗性碱中毒

主要见于全身性水肿、严重的低钾血症和原发性醛固酮增多症等。维持碱中毒的因素是盐皮质激素的直接作用和低钾。此时给予生理盐水不能纠正碱中毒。

三、机体的代偿调节

(一) 体液的缓冲和细胞内外离子交换

代谢性碱中毒时，H^+浓度降低，OH^-浓度升高，OH^-可被缓冲系统中弱酸（H_2CO_3、HHb、$HHbO_2$、HPr、$H_2PO_4^-$）所缓冲。同时细胞内外离子交换，细胞内3个H^+逸出，细胞外液2个Na^+、1个K^+进入细胞内，从而产生低钾血症。但在低钾所致代谢性碱中毒时，细胞内液3个K^+与细胞外液2个Na^+、1个H^+相交换，而使细胞外液碱中毒加重。

(二) 肺的代偿调节

由于H^+浓度降低，呼吸中枢和外周化学感受器受抑制，呼吸变浅、变慢，使通气量减少，$PaCO_2$或血浆H_2CO_3继发性升高，以维持HCO_3^-/H_2CO_3的比值接近正常，使pH有所降低。呼吸的代偿反应是较快的，往往数分钟即可出现，24小时后可达代偿高峰。但这种代偿是有限度的，因为呼吸抑制所致PaO_2降低和$PaCO_2$上升均能刺激呼吸中枢，使通气量增加，从而减少代偿作用。当$PaO_2<60mmHg$时，即可反射性刺激呼吸中枢，引起呼吸加深加快；特别是$PaCO_2$上升可直接兴奋呼吸中枢，引起通气量增加。因而即使严重的代谢性碱中毒，$PaCO_2$代偿性增高也极少能超过55mmHg(7.33kPa)，即很少能达到完全代偿。

(三) 肾脏的代偿调节

肾脏的代偿作用发挥较慢，血浆H^+减少和pH升高使肾小管上皮的碳酸酐酶和谷氨酰胺酶活性受到抑制，故泌H^+、泌NH_3、泌NH_4^+减少，HCO_3^-重吸收减少，使血浆HCO_3^-浓度有所下降。由于泌H^+和泌NH_3、NH_4^+减少，HCO_3^-排出增多，故一般代谢性碱中毒患者尿液呈碱性，可减轻碱中毒。但因肾脏泌H^+减少，H^+-Na^+交换减少，而致K^+-Na^+交换增多，肾脏排K^+增加，使血钾降低。在低钾性碱中毒时，由于细胞内H^+增加，肾小管泌H^+增多，尿液反而呈酸性(反常性酸性尿)。肾脏在代谢性碱中毒时对HCO_3^-排出增多的代偿时限往往要3～5天，所以在代偿中不起主要作用。

四、血气分析

1. HCO_3^-原发性升高，>27mmol/L。

2. $PaCO_2$代偿性升高，>40mmHg(5.33kPa)，其预计代偿值(mmHg)为$40+0.9[HCO_3^- - 24]\pm5$，但不超过代偿极限55mmHg，达到最大代偿所需时间为12～24小时。

3. pH>7.40。

单纯的代谢性碱中毒，实测$PaCO_2$值应在预计代偿的范围内，若实测的$PaCO_2$>预计代偿值上限，则表明合并了呼吸性酸中毒，反之若实测的$PaCO_2$<预计代偿值下限，则表明合并了呼吸性碱中毒。

例：血气分析：pH 7.43、$PaCO_2$ 47mmHg、HCO_3^- 30mmol/L。

判定方法：①pH 7.43>7.40，应注意有无碱中毒存在；②HCO_3^- 30>27mmol/L应考虑为代谢性碱中毒；③代谢性碱中毒时$PaCO_2$代偿性增高，其预计代偿值(按代谢性碱中毒预计代偿公式)为$PaCO_2=40+0.9\times[HCO_3^-(30mmol/L)-24]\pm5=40.4\sim50.4mmHg$，实

测 $PaCO_2$ 47mmHg 在代偿变化范围内，故为单纯代谢性碱中毒。因 pH 7.43 在正常范围内，故为代偿性代谢性碱中毒。

判定结果：代谢性碱中毒（代偿性）。

五、血电解质改变

（一）血 K^+ 降低

由于碱中毒时细胞外液 H^+ 浓度降低，细胞内 H^+ 逸出，细胞外液 K^+ 进入细胞内故可致血 K^+ 降低；同时由于肾小管上皮细胞泌 H^+ 减少，故 H^+-Na^+ 交换减弱而 K^+-Na^+ 交换增强，导致排 K^+ 增加，亦使血 K^+ 降低。

（二）血 Cl^- 降低

由于 HCO_3^- 增高，根据电中和定律必伴有 Cl^- 降低，以维持阴、阳离子的电荷平衡。

（三）血 Ca^{2+} 降低

由于 Ca^{2+} 与血浆蛋白在碱性环境中生成结合钙，而使游离钙（Ca^{2+}）减少。

六、对机体的影响

（一）对中枢神经系统的影响

严重代谢性碱中毒患者常有烦躁不安、精神错乱、谵妄、意识障碍等中枢神经系统症状。其发生机制主要是由于血浆 pH 增高时，γ-氨基丁酸转氨酶活性增高，而谷氨酸脱羧酶活性降低，导致 γ-氨基丁酸分解加强、生成减少。γ-氨基丁酸减少则对中枢神经系统的抑制作用减弱，因此出现中枢神经系统兴奋症状。其次，也与碱中毒时血红蛋白氧解离曲线左移引起的脑组织缺氧有关。

（二）血红蛋白氧解离曲线左移

血液 pH 升高可使血红蛋白与 O_2 的亲和力增强，以致相同氧分压下血氧饱和度可增加，血红蛋白氧解离曲线左移，血红蛋白不易将结合的 O_2 释出，而造成组织供氧不足。

（三）神经肌肉应激性增高

由于 pH 升高，使血浆游离钙（Ca^{2+}）浓度降低，导致神经肌肉的应激性增高，可出现面部和肢体肌肉的抽动，手足搐搦和惊厥等症状。

（四）低钾血症

代谢性碱中毒时常伴有低钾血症。低钾血症可导致神经肌肉症状，如因脑细胞兴奋性降低，可出现精神萎靡、倦怠、反应迟钝等症状；因肌细胞兴奋性降低，可出现四肢软弱无力，甚至出现软瘫。严重低钾血症时，心肌细胞的自律性增高，传导性降低，兴奋性增高，心肌收缩能力先增强后减弱，因此易发生以心率增快、节律不齐为特征的心律失常。

七、临床表现

（一）神经精神症状

主要表现为兴奋多语、动作离奇、幻觉、躁动、谵妄，手足麻木，面部及四肢肌肉小抽动，手足搐搦，甚至全身抽搐，神经反射增强。

(二) 胃肠症状

腹胀、食欲缺乏、恶心、呕吐等。

(三) 循环系统症状

由于低钾血症可致心动过速、心律失常，心电图示T波低平或倒置，出现U波。

八、治疗

(一) 盐水反应性碱中毒

1. 病因治疗 为首要治疗措施，需积极治疗原发病，如解除完全性幽门梗阻。

2. 补液 盐水反应性碱中毒时，血容量不足，肾脏重吸收Na^+和HCO_3^-增加，此时采用生理盐水补足血容量，有助于代谢性碱中毒的纠正。

纠正过程中需同时补给氯化钾，可纠正低钾、低氯和代谢性碱中毒。补K^+后可使K^+由尿排出增加，H^+排出减少；补Cl^-后因血Cl^-增高，远端肾小管液中Cl^-含量增加，则使皮质集合管分泌HCO_3^-增强，从而加速肾脏对HCO_3^-的排出，而改善碱中毒。由于大部分K^+存在于细胞内，细胞内液约占体重的40%，并已知1g氯化钾含K^+ 13.3mmol，因此代谢性碱中毒患者应补给氯化钾的量为：

$$KCl(g)=[4.5-\text{实测血}K^+(mmol/L)]\times\text{体重}(kg)\times0.4/13.3$$

除补充K^+缺乏量外，尚应补充每日排钾量(约氯化钾3g)。由于K^+透过细胞膜的速度较缓慢，静脉滴注氯化钾需15小时后血浆K^+才能与细胞内K^+达到平衡，故奏效较慢，一般需补钾5～7天才能使细胞内缺钾纠正。若补钾后低钾血症仍无好转，应考虑有低镁血症的可能，可给予硫酸镁每日1～2.5g加入250～500ml输液中静脉滴注。

3. 低氯血症的处理 除补充氯化钾外，可口服氯化铵，每日3～6g。对碱中毒合并低钙血症者可给予氯化钙，每日2～3g。合并低钠血症者可用3%～5%氯化钠溶液，每次100～200ml静脉滴注。

4. 盐酸精氨酸 用于重症碱中毒患者有明显效果，此药可直接供给H^+，$H^++HCO_3^-\rightarrow H_2CO_3$，而使体液中$HCO_3^-$降低。由于大部分$HCO_3^-$在细胞外液，细胞外液约占体重的20%，并已知1g盐酸精氨酸含H^+及Cl^-各4.8mmol，因此，代谢性碱中毒时应补充的盐酸精氨酸量为：

$$\text{盐酸精氨酸}(g)=(\text{实测}HCO_3^- -24)\times\text{体重}(kg)\times0.2/4.8。$$

此药可大量输入(24小时内可使用20～40g)，且作用较快，能有效地纠正代谢性碱中毒，而且克服了氯化钾奏效较慢及输液量大的缺点，但有低钾血症时仍应同时使用氯化钾。此药尚有抑制体内醛固酮排K^+的作用，故在肾功能障碍时不宜大量应用，以免引起高钾血症。

(二) 盐水抵抗性碱中毒

对于全身性水肿患者少用髓袢和噻嗪类利尿剂，可用碳酸酐酶抑制剂乙酰唑胺。盐皮质激素过多引起的碱中毒需用抗醛固酮药物和补钾用以去除碱中毒的维持因素。

第五章

复合性酸碱失衡

复合性酸碱失衡包括呼酸合并代碱、呼酸合并代酸、呼碱合并代碱等二重酸碱失衡，以及呼酸(或呼碱)合并代酸加代碱的三重酸碱失衡。在判定二重酸碱失衡时，我们推荐使用双向判定法，即根据pH的偏酸或偏碱，先找出主要酸碱失衡，然后使用相应的预计代偿公式，判定合并存在的酸碱失衡，例如呼酸合并代碱时，若 $pH<7.40$，必以呼酸为主要失衡，应使用呼酸预计代偿公式，以判定有无代碱合并存在；若 $pH>7.40$，必以代碱为主要失衡，则应使用代碱预计代偿公式，以判定有无呼酸合并存在。因此，呼酸合并代碱实际上包括以呼酸为主的呼酸＋代碱，以及以代碱为主的代碱＋呼酸。

二重酸碱失衡的双向判定法具有以下优点：

1. 对二重酸碱失衡的判定更为准确　例如某肺心病患者治疗过程中血气分析：pH 7.419、$PaCO_2$ 56mmHg、HCO_3^- 35mmol/L。pH、$PaCO_2$、HCO_3^- 三者测值符合H-H方程式所表达的关系，表明血气测值无误。若根据 $PaCO_2$ 56mmHg>45mmHg判为呼酸，按呼酸预计代偿公式计算 $HCO_3^-=24+0.35(PaCO_2-40)\pm5.58=24\sim35.2$mmol/L，实测 HCO_3^- 35mmol/L在呼酸预计代偿范围内，因而判定为单纯呼酸。但是，单纯呼酸不好解释pH 7.419为何偏碱。因此，正确判定法应为：①pH 7.419>7.40，应注意有无碱中毒存在；②HCO_3^- 35mmol/L>27mmol/L，表明代碱存在；③代碱时 $PaCO_2$ 代偿性增高，但不超过代偿极限55mmHg，而本例 $PaCO_2$ 56mmHg>55mmHg，表明合并呼酸。故判定结果应为代碱＋呼酸。若使用单向判定法则可误判为单纯呼酸。

2. 能反映疾病发展过程中的主要酸碱失衡　例如呼吸衰竭在其发展过程中，开始常以呼吸性酸中毒为主，以后又可能出现以呼酸为主的呼酸＋代碱，利尿或通气治疗后则可能出现以代碱为主的代碱＋呼酸。二重酸碱失衡的双向判定法，可以更明确反映疾病发展过程中某一阶段的主要酸碱失衡与合并存在的酸碱失衡。

3. 便于治疗　酸碱失衡时能抓住主要失衡，照顾次要失衡，有效地纠正二重酸碱失衡。例如呼酸合并代碱时，对以呼酸为主($pH<7.40$)的呼酸＋代碱，治疗上应针对呼酸适当改善通气，补充氯化钾以纠正代碱，而不宜盲目使用盐酸精氨酸。因使用盐酸精氨酸补充了 H^+，虽可使 HCO_3^- 降低而纠正代碱，但却使pH进一步降低而加重了酸中毒。但在治疗以代碱为主的代碱＋呼酸时，若pH明显增高，应使用适量盐酸精氨酸纠正代碱，则可降低pH而使其接近正常，并应强调不能通气过度，以免加重代碱。

第一节　呼吸性酸中毒合并代谢性碱中毒

呼吸性酸中毒(呼酸)复合不适当升高的 HCO_3^-(HCO_3^- >呼酸代偿上限,或 HCO_3^- >45mmol/L),或代谢性碱中毒(代碱)复合不适当升高的 $PaCO_2$($PaCO_2$>代碱代偿上限,或 $PaCO_2$>55mmHg),均为呼酸合并代碱。

一、病因

在呼酸的基础上由于以下原因而合并代碱:①低钾、低氯:常由于使用利尿剂、皮质激素,或长期低盐饮食所致;②通气过度:使 CO_2 大量排出,而原已代偿性增加了的 HCO_3^- 排出较缓慢,常需 48~72 小时以上才能排出,于是导致 HCO_3^-/H_2CO_3 比值增大,pH 上升;③碱性药物补充过量:严重呼吸性酸中毒,若使用碳酸氢钠纠正酸中毒,有时剂量稍大即可导致合并代碱。这是因为呼酸患者 HCO_3^- 已代偿性增高,若使用碳酸氢钠,HCO_3^- 将进一步增高;而在改善通气等治疗措施进行时,$PaCO_2$ 将会降低。由于 HCO_3^- 增高,$PaCO_2$ 降低,根据 H-H 方程式所计算的 pH 必然增高,故临床上可出现代碱。

二、血气分析

急性呼酸合并代碱的血气分析显示为:① $PaCO_2$ >45mmHg(6.0kPa),提示呼酸;② HCO_3^- >30mmol/L(急性呼酸代偿极限)提示合并代碱;③pH 可降低或升高,亦可正常,取决于两种酸碱失衡的相对严重程度。

慢性呼酸合并代碱的血气分析有以下两种情况。

(一) 呼酸+代碱(以呼酸为主)血气改变

1. pH<7.40。
2. $PaCO_2$>45mmHg(6.0kPa),提示呼酸。
3. HCO_3^- >24+0.35[$PaCO_2$(mmHg)−40]+5.58(呼酸代偿上限),或 HCO_3^- >45mmol/L,提示合并代碱。

(二) 代碱+呼酸(以代碱为主)血气改变

1. pH>7.40。
2. HCO_3^->27mmol/L,提示代碱。
3. $PaCO_2$(mmHg)>40+0.9(HCO_3^-−24)+5(代碱代偿上限),或 $PaCO_2$>55mmHg,提示合并呼酸。

三、判定方法举例

例 1:肺心病。血气分析:pH 7.392、$PaCO_2$ 68mmHg、HCO_3^- 40mmol/L。

判定方法:①pH 7.392<7.40,应注意有无酸中毒存在;②$PaCO_2$ 68>45mmHg 应考虑为呼酸;③呼酸时 HCO_3^- 代偿性增高,其预计代偿范围(按慢性呼酸代偿公式)为 HCO_3^- =24+0.35[$PaCO_2$(68mmHg)−40]±5.58=28.2~39.4mmol/L,实测 HCO_3^- 40>

39.4mmol/L，故考虑合并代碱。

判定结果：呼酸＋代碱。

例 2：肺心病。血气分析：pH 7.383、$PaCO_2$ 80mmHg、HCO_3^- 46mmol/L。

判定方法：①pH 7.383＜7.40，应注意有无酸中毒存在；②$PaCO_2$ 80mmHg＞45mmHg 应考虑为呼酸；③慢性呼酸时 HCO_3^- 代偿性增高的极限为 45mmol/L，本例 HCO_3^- 46mmol/L＞45mmol/L，故考虑合并代碱。

判定结果：呼酸＋代碱。

例 3：COPD。血气分析：pH 7.414、$PaCO_2$ 55mmHg、HCO_3^- 34mmol/L。

判定方法：① pH 7.414＞7.40，应注意有无碱中毒存在；② HCO_3^- 34mmol/L＞27mmol/L 应考虑为代碱；③代碱时 $PaCO_2$ 代偿性增高，其预计代偿范围（按代碱代偿公式）为 $PaCO_2$＝40＋0.9［HCO_3^-（34mmol/L）－24］±5＝44～54mmHg，本例 $PaCO_2$ 55mmHg＞54mmHg，故考虑合并呼酸。

判定结果：代碱＋呼酸。

例 4：COPD。血气分析：pH 7.468、$PaCO_2$ 60mmHg、HCO_3^- 42mmol/L。

判定方法：①pH 7.468＞7.45，表明碱中毒存在；②HCO_3^- 42mmol/L＞27mmol/L，应考虑为代碱；③代碱时 $PaCO_2$ 代偿性增高，其代偿极限为 55mmHg，本例 $PaCO_2$ 60mmHg＞55mmHg，故考虑合并呼酸。

判定结果：代碱＋呼酸。

四、血电解质改变

呼吸性酸中毒时，常有血 Cl^- 降低，血 K^+ 正常或升高；代谢性碱中毒时，常有血 Cl^- 降低，血 K^+ 降低，血 Ca^{2+} 降低。当呼吸性酸中毒合并代谢性碱中毒时，血 Cl^- 降低更显著，血 K^+ 变化不定，血 Ca^{2+} 则取决于 pH 的变化，若 pH 偏碱则血 Ca^{2+} 降低。

五、临床表现

呼吸性酸中毒时患者多呈倦怠、嗜睡、昏睡等神经抑制症状，合并代谢性碱中毒后常表现为神经兴奋性症状，如兴奋多语、幻觉、躁动、谵妄、肌肉颤动、抽搐等。

六、治疗

呼吸性酸中毒的治疗主要是改善通气，促进 CO_2 排出，但要注意不能通气过度，以免加重代碱。

代谢性碱中毒的治疗措施有：①氯化钾：可纠正低钾、低氯和碱中毒，每日用量一般为 6g 左右，连用 5～7 天。有认为呼酸患者即使血钾正常，只要尿量＞500ml/d，而无肾功能不全，就应每日给予 3g 基础需要量的氯化钾口服。也可根据公式计算补钾量：1g 氯化钾含 K^+ 13.3mmol，因此补给量为：KCl(g)＝(4.5－实测血 K^+)×体重(kg)×0.4/13.3；②氯化钙：碱中毒合并低钙血症者应补氯化钙，每日 2～3g；③氯化钠：合并低钠血症者可用 3%～5% 氯化钠溶液，每次 100～200ml 静脉滴注；④盐酸精氨酸：pH 增高者与低氯血症患者可酌情应用，以纠正碱中毒和低氯血症。

应提醒注意的是：呼酸合并代碱时，若 pH 在正常范围内，不要轻易使用碱化药与酸化药，以免加重酸碱失衡。

第二节　呼吸性酸中毒合并代谢性酸中毒

呼吸性酸中毒（呼酸）复合 HCO_3^- 降低（HCO_3^-＜呼酸代偿下限），或代谢性酸中毒（代酸）复合 $PaCO_2$ 升高（$PaCO_2$＞代酸代偿上限），均为呼酸合并代酸。

一、病因

在呼酸的基础上，由于以下原因而合并代酸：①严重缺氧：常由呼吸衰竭或休克所致，使乳酸等酸性代谢产物增加；②肾功能障碍：肾小管泌 H^+ 和保留 HCO_3^- 能力下降，以及大量酸性代谢产物积聚而致代酸。

二、血气分析

（一）呼酸＋代酸（以呼酸为主）血气改变

1. $PaCO_2$＞45mmHg（6.0kPa），提示呼酸。

2. HCO_3^-＜24＋0.35[$PaCO_2$（mmHg）－40]－5.58（呼酸代偿下限），或 HCO_3^-＜24mmol/L，提示合并代酸。

3. pH 明显降低，常在 7.20 左右。

（二）代酸＋呼酸（以代酸为主）血气改变

1. HCO_3^-＜22mmol/L，提示代酸。

2. $PaCO_2$（mmHg）＞1.5×HCO_3^-＋8＋2（代酸代偿上限），或 $PaCO_2$＞40mmHg，提示合并呼酸。

3. pH 明显降低，常在 7.20 左右。

4. AG 值常升高。

此外，尚有一种轻度的呼酸合并代酸，血气分析显示为：①pH＜7.35；②$PaCO_2$＞40mmHg，HCO_3^-＜24mmol/L，但 $PaCO_2$ 和 HCO_3^- 测值均在正常范围内。

三、判定方法举例

例 1：支气管哮喘急性加重、肺部感染、感染性休克。血气分析：pH 7.208、$PaCO_2$ 65mmHg、HCO_3^- 25mmol/L。

判定方法：①pH 7.208＜7.35，表明酸中毒存在；②$PaCO_2$ 65mmol/L＞45mmHg，应考虑为呼酸；③呼酸时 HCO_3^- 代偿性增高，其预计代偿范围（按呼酸代偿公式）为 HCO_3^-＝24＋0.35[$PaCO_2$（65mmHg）－40]±5.58＝27.2～38.3mmol/L，本例 HCO_3^- 25mmol/L＜27.2mmol/L，故考虑合并代酸。

判定结果：呼酸＋代酸。

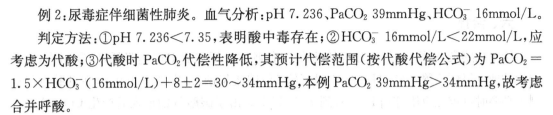

例 2:尿毒症伴细菌性肺炎。血气分析:pH 7.236、$PaCO_2$ 39mmHg、HCO_3^- 16mmol/L。

判定方法:①pH 7.236<7.35,表明酸中毒存在;②HCO_3^- 16mmol/L<22mmol/L,应考虑为代酸;③代酸时 $PaCO_2$ 代偿性降低,其预计代偿范围(按代酸代偿公式)为 $PaCO_2$ = 1.5×HCO_3^-(16mmol/L)+8±2=30~34mmHg,本例 $PaCO_2$ 39mmHg>34mmHg,故考虑合并呼酸。

判定结果:代酸+呼酸

例 3:睡眠呼吸暂停综合征。血气分析:pH 7.146、$PaCO_2$ 60mmHg、HCO_3^- 20mmol/L。

判定方法:①pH 7.146<7.35,表明酸中毒存在;②$PaCO_2$ 60mmHg>45mmHg,应考虑为呼酸;③HCO_3^- 20mmol/L<22mmol/L,应考虑代酸。

判定结果:呼酸+代酸。

例 4:支气管哮喘合并 COPD。血气分析:pH 7.209、$PaCO_2$ 57mmHg、HCO_3^- 22mmol/L。

判定方法:①pH 7.209<7.35,表明酸中毒存在;②$PaCO_2$ 57mmHg>45mmHg,应考虑为呼酸;③呼酸时 HCO_3^- 应代偿性增高,而本例 HCO_3^- 22mmol/L<24mmol/L,故考虑合并代酸。

判定结果:呼酸+代酸。

例 5:糖尿病酮症伴肺炎。血气分析:pH 7.235、$PaCO_2$ 44mmHg 、HCO_3^- 18mmol/L。

判定方法:①pH 7.235<7.35,表明酸中毒存在;②HCO_3^- 18mmol/L<22mmol/L,应考虑为代酸;③代酸时 $PaCO_2$ 应代偿性降低,而本例 $PaCO_2$ 44mmHg>40mmHg,故考虑合并呼酸。

判定结果:代酸+呼酸。

例 6:肺癌终末期。血气分析:pH 7.322、$PaCO_2$ 44mmHg、HCO_3^- 22mmol/L。

判定方法:①pH 7.322<7.35,表明酸中毒存在;②$PaCO_2$ 44mmHg>40mmHg,HCO_3^- 22mmol/L<24mmol/L,两者离正常均值呈反向变化,虽仍在正常范围内,但已导致 pH 明显降低,故为呼酸合并代酸。

判定结果:呼酸+代酸。

四、血电解质改变

呼吸性酸中毒时,血 K^+ 增高或正常,血 Cl^- 降低;代谢性酸中毒时,血 K^+ 增高,血 Cl^- 多正常(因呼酸常合并高 AG 型代酸)。当呼吸性酸中毒合并代谢性酸中毒时,血 K^+ 增高显著,血 Cl^- 降低或正常。

五、临床表现

呼吸性酸中毒合并代谢性酸中毒患者,中枢神经系统功能障碍的主要表现是抑制,临床上多出现倦怠、嗜睡、知觉迟钝、烦躁不安、精神恍惚、昏睡、昏迷等神经症状。尚可有恶心、呕吐等消化道症状。因 pH 明显降低而使心肌收缩力减弱,导致心排血量降低,并可使血压下降。若血 K^+ 显著增高,可引起室性心律失常和传导阻滞。

六、治疗

给予抗感染、通畅气道、氧疗等基础治疗，使呼吸衰竭患者 $PaCO_2$ 降低，PaO_2 增高，呼酸和代酸即可得到改善。当 pH<7.20 时可给 5%碳酸氢钠，每次 80～100ml，在动脉血气监测下必要时可重复应用，使 pH 上升到 7.20 以上。由于碳酸氢钠输入后产生 CO_2，若通气不改善可加重 CO_2 潴留，且用量过大后可抑制呼吸，故补碱同时可酌情给予氨茶碱或呼吸兴奋剂。

补碱所给 5% $NaHCO_3$ 的量一般不超过 100ml。因 5% $NaHCO_3$ 100ml 含 HCO_3^- 60mmol，50kg 体重的人细胞外液量为 50×0.2=10L，补给 HCO_3^- 60mmol 后可使细胞外液的 HCO_3^- 增加约 6mmol/L，此时 pH 一般可升到 7.20 以上。

例如某 COPD 患者血气分析 pH 7.146、$PaCO_2$ 90mmHg、HCO_3^- 30mmol/L，此为严重呼吸性酸中毒合并代谢性酸中毒患者。因该患者 pH<7.20，故应补碱。若补给 5% $NaHCO_3$ 100ml(60mmol)，约可使细胞外液 HCO_3^- 增加 6mmol/L，HCO_3^- 约增到 30+6=36mmol/L。此时若 $PaCO_2$ 仍为 90mmHg，由 H-H 公式可计算出 pH=6.1+lg[36/(0.03×90)]=7.225。由此可见，对严重呼酸或呼酸合并代酸患者少量补碱，使 pH 升到 7.20 以上即可。假如对该例患者补给 5% $NaHCO_3$ 200ml(120mmol)，细胞外液 HCO_3^- 即可增到 30+12=42mmol/L，若同时经治疗后 $PaCO_2$ 下降到 50mmHg，则 pH=6.1+lg[42/(0.03×50)]=7.547，而出现了代碱。由此可见，若补碱量稍大，再加之通气改善后 $PaCO_2$ 降低，pH 即可骤然升高，而出现碱中毒的情况，可能导致机体缺氧进一步加重。

第三节 呼吸性碱中毒合并代谢性碱中毒

呼吸性碱中毒(呼碱)复合 HCO_3^- 增高(HCO_3^->呼碱代偿上限)，或代谢性碱中毒(代碱)复合 $PaCO_2$ 降低($PaCO_2$<代碱代偿下限)，均为呼碱合并代碱，共存的呼吸性碱中毒和代谢性碱中毒，可引起严重的碱血症，预后较差。

一、病因

1. 通气过度 呼酸患者 HCO_3^- 已代偿性增高，若通气过度使 CO_2 排出过快过多，而肾脏对 HCO_3^- 的排出相对较慢，常需 48～72 小时以上才能排出，致使 $HCO_3^-/PaCO_2$ 比值增大，pH 上升。若此时 $PaCO_2$ 正常或稍高，可诊断为代碱；若 $PaCO_2$ 低于正常，则为呼碱合并代碱。

2. 机械通气并用利尿剂或激素治疗不当 前者可导致呼碱，后者可导致低钾、低氯性代碱，因而发生呼碱合并代碱。

3. Ⅰ型呼吸衰竭患者在原有缺氧伴呼吸性碱中毒基础上，因不适当使用利尿剂、皮质激素、碱性药物，而合并代谢性碱中毒。

二、血气分析

急性呼碱合并代碱的血气分析显示为：①$PaCO_2$<35mmHg，提示呼碱；②HCO_3^->

24－0.2[40－$PaCO_2$(mmHg)]＋2.5(急性呼碱代偿上限)，或 HCO_3^-＞24mmol/L，提示合并代碱；③pH 升高。

慢性呼碱合并代碱的血气分析有以下情况。

(一) 呼碱＋代碱(以呼碱为主)**血气改变**

1. $PaCO_2$＜35mmHg，提示呼碱。

2. HCO_3^-＞24－0.5[40－$PaCO_2$(mmHg)]＋2.5(呼碱代偿上限)，或 HCO_3^-＞24mmol/L，提示合并代碱。

3. pH 明显升高。

(二) 代碱＋呼碱(以代碱为主)**血气改变**

1. HCO_3^-＞27mmol/L，提示代碱。

2. $PaCO_2$(mmHg)＜40＋0.9(HCO_3^-－24)－5(代碱代偿下限)，或 $PaCO_2$＜40mmHg，提示合并呼碱。

3. pH 明显升高。

此外，尚有一种轻度的呼碱合并代碱，血气分析显示为：①pH＞7.45；②$PaCO_2$＜40mmHg，HCO_3^-＞24mmol/L，但 $PaCO_2$和 HCO_3^-测值均在正常范围内。

三、判定方法举例

例 1：慢性呼吸衰竭患者机械通气治疗 4 天后。血气分析：pH 7.644、$PaCO_2$ 20mmHg、HCO_3^- 21mmol/L。

判定方法：①pH 7.644＞7.45，表明碱中毒存在；②$PaCO_2$ 20mmHg＜35mmHg，应考虑为呼碱；③呼碱时 HCO_3^-代偿性降低，其预计代偿范围(按慢性呼碱代偿公式)为 HCO_3^-＝24－0.5[40－$PaCO_2$(20mmHg)]±2.5＝11.5～16.5mmol/L，本例 HCO_3^- 21mmol/L＞16.5mmol/L，故考虑合并代碱。

判定结果：呼碱＋代碱。

例 2：体外循环 HCO_3^- 预充过多。血气分析：pH 7.538、$PaCO_2$ 45mmHg、HCO_3^- 37mmol/L。

判定方法：①pH 7.538＞7.45，表明碱中毒存在；②HCO_3^- 37mmol/L＞27mmol/L，应考虑为代碱；③代碱时 $PaCO_2$代偿性增高，其预计代偿范围(按代碱代偿公式)为 $PaCO_2$＝40＋0.9[HCO_3^-(37mmol/L)－24]±5＝46.7～56.7，本例 $PaCO_2$ 45mmHg＜46.7mmHg，故考虑合并呼碱。

判定结果：代碱＋呼碱。

例 3：心脏手术脱呼吸机后置胃肠引流。血气分析：pH 7.561、$PaCO_2$ 30mmHg、HCO_3^- 26mmol/L。

判定方法：①pH 7.561＞7.45，表明碱中毒存在；②$PaCO_2$ 30mmHg＜35mmHg，应考虑为呼碱；③呼碱时 HCO_3^-应代偿性降低，此例 HCO_3^- 26mmol/L＞24mmol/L，即高于正常均值，故考虑合并代碱。

判定结果：呼碱＋代碱。

例 4：肝性脑病。血气分析：pH 7.635、$PaCO_2$ 35mmHg、HCO_3^- 36mmol/L。

判定方法：①pH 7.635＞7.45，表明碱中毒存在；②HCO_3^- 36mmol/L＞27mmol/L，应考虑为代碱；③代碱时 $PaCO_2$ 应代偿性增高，此例 $PaCO_2$ 35mmHg＜40mmHg，即低于正常均值，故考虑合并呼碱。

判定结果：代碱＋呼碱。

例 5：癔症。血气分析：pH 7.510、$PaCO_2$ 35mmHg、HCO_3^- 27mmol/L。

判定方法：①pH 7.510＞7.45，表明碱中毒存在；②$PaCO_2$ 35mmHg＜40mmHg，HCO_3^- 27mmol/L＞24mmol/L，两者离正常均值呈反向变化，虽仍在正常范围内，但已导致 pH 明显升高，故为呼碱合并代碱。

判定结果：呼碱＋代碱。

四、血电解质改变

呼碱时常有血 K^+ 降低，血 Ca^{2+} 降低；代谢性碱中毒时有血 K^+ 降低，血 Cl^- 降低，血 Ca^{2+} 降低。当呼碱合并代碱时，血 K^+ 降低显著，血 Cl^- 降低，血 Ca^{2+} 明显降低。

五、临床表现

呼碱合并代碱时，临床上出现明显中枢神经兴奋症状，如兴奋多语、幻觉、躁动、谵妄。由于血 Ca^{2+} 降低，可出现面部和肢体肌肉抽动、手足搐搦和惊厥等症状。由于低钾血症，可出现四肢软弱无力，甚至软瘫。严重低钾血症时，可出现心动过速、心律失常等症状。

六、治疗

1. 对使用机械通气治疗的呼吸衰竭患者应适当减少通气量，提高 $PaCO_2$ 以减轻呼碱。
2. 补充氯化钾、盐酸精氨酸以纠正代碱。

第四节　代谢性酸中毒合并呼吸性碱中毒

代谢性酸中毒（代酸）复合不适当降低的 $PaCO_2$（$PaCO_2$＜代酸代偿下限），或呼吸性碱中毒（呼碱）复合不适当降低的 HCO_3^-（HCO_3^-＜呼碱代偿下限），均为代酸合并呼碱。

一、病因

糖尿病、肾衰竭、感染性休克等疾病常发生代酸，若患者呼吸深快，或使用呼吸兴奋剂，使 CO_2 排出过多，则可合并呼碱。此外，水杨酸盐中毒时，一方面引起代酸，同时可刺激呼吸中枢引起过度通气，而导致代酸合并呼碱。

二、血气分析

（一）代酸＋呼碱（以代酸为主）血气改变

1. pH＜7.40。

2. HCO_3^-<22mmol/L，提示代酸。

3. $PaCO_2$(mmHg)<1.5×HCO_3^-+8−2(代酸代偿下限)，或 $PaCO_2$<10mmHg，提示合并呼碱。

(二) 呼碱+代酸(以呼碱为主)**血气改变**

1. pH>7.40。

2. $PaCO_2$<35mmHg，提示呼碱。

3. 急性呼碱时 HCO_3^-<24−0.2[40−$PaCO_2$(mmHg)]−2.5(急性呼碱代偿下限)，或 HCO_3^-<18mmol/L，提示合并代酸；慢性呼碱时 HCO_3^-<24−0.5[40−$PaCO_2$(mmHg)]−2.5(慢性呼碱代偿下限)，或 HCO_3^-<12mmol/L，提示合并代酸。

三、判定方法举例

例 1：水杨酸中毒。血气分析：pH 7.550、$PaCO_2$ 13mmHg、HCO_3^- 11mmol/L。

判定方法：①pH 7.550>7.45，表明碱中毒存在；②$PaCO_2$ 13mmHg<35mmHg，应考虑为呼碱；③呼碱时 HCO_3^- 代偿性降低，急性呼碱时代偿极限为 HCO_3^- 18mmol/L(慢性呼碱时代偿极限为 HCO_3^- 12mmol/L)，本例 HCO_3^- 11mmol/L 已低于以上代偿极限，故考虑合并代酸。

判定结果：呼碱+代酸。

例 2：糖尿病。血气分析：pH 7.389、$PaCO_2$ 24mmHg、HCO_3^- 14mmol/L。

判定方法：①pH 7.389<7.40，应注意有无酸中毒存在；②HCO_3^- 14mmol/L<22mmol/L，表明代酸存在；③按代酸预计代偿公式计算 $PaCO_2$=1.5×HCO_3^-(14mmol/L)+8±2=27～31mmHg；实测 $PaCO_2$ 24mmHg<27mmHg，提示呼碱存在。

判定结果：代酸+呼碱。

例 3：尿毒症。血气分析：pH 7.32、$PaCO_2$ 20mmHg、HCO_3^- 10mmol/L。

判定方法：①pH 7.32<7.35，表明存在酸中毒；②HCO_3^- 10mmol/L<22mmol/L，考虑代酸存在；③按代酸预计代偿公式计算 $PaCO_2$=1.5×HCO_3^-(10mmol/L)+8±2=21～25mmHg；实测 $PaCO_2$ 20mmHg<21mmHg，提示呼碱存在。

判定结果：代酸+呼碱。

例 4：败血症。血气分析：pH 7.38、$PaCO_2$ 28mmHg、HCO_3^- 16mmol/L。

判定方法：①pH 7.38<7.40，应注意有无酸中毒存在；②HCO_3^- 16mmol/L<22mmol/L，表明代酸存在；③代酸时 $PaCO_2$ 代偿性降低，其预计代偿范围(按代酸代偿公式)为 $PaCO_2$=1.5×HCO_3^-(16mmol/L)+8±2=30～34mmHg，本例 $PaCO_2$ 28mmHg<30mmHg，故考虑合并呼碱。

判定结果：代酸+呼碱。

例 5：重症肺炎伴感染性休克。血气分析：pH 7.368、$PaCO_2$ 27mmHg、HCO_3^- 15mmol/L。

判定方法：①pH 7.368<7.40，应注意有无酸中毒存在；②HCO_3^- 15mmol/L<22mmol/L，表明代酸存在；③代酸时 $PaCO_2$ 代偿性降低，其预计代偿范围(按代酸代偿公式)为 $PaCO_2$=1.5×HCO_3^-(15mmol/L)+8±2=28.5～32.5mmHg，本例 $PaCO_2$ 27mmHg<

28.5mmHg，故考虑合并呼碱。

判定结果：代酸＋呼碱。

四、血电解质改变

代酸合并呼碱时，多为高AG型代酸，故血K^+增高，血Cl^-多正常；呼碱时，血K^+降低，血Cl^-正常或升高，血Ca^{2+}降低。当代酸合并呼碱时，血K^+可升高、正常或降低，血Cl^-正常或升高，血Ca^{2+}的变化取决于pH，若pH偏碱则血Ca^{2+}降低。

第五节 混合性代谢性酸中毒

混合性代酸是指高AG型代酸合并高氯性代酸。

一、病因

1. 糖尿病酮症酸中毒合并腹泻 糖尿病酮症酸中毒患者，因脂肪代谢加速而产生大量乙酰乙酸、β羟丁酸、丙酮，引起高AG型代酸；而严重腹泻可引起高氯性代酸。

2. 肾功能不全 肾小球病变可引起高AG型代酸；而肾小管功能不全时可引起高氯性代酸。

3. 严重腹泻合并休克 腹泻使HCO_3^-丢失，血氯代偿性升高，导致高氯性代酸；休克时组织细胞缺氧，乳酸产生增加，又导致高AG型代酸。

二、血气分析

1. HCO_3^-原发性降低，＜22mmol/L。

2. $PaCO_2$代偿性降低，＜40mmHg，其预计代偿值(mmHg)为$1.5\times HCO_3^-+8\pm2$。

3. pH＜7.35。

4. AG＞16mmol/L，$\triangle AG\uparrow<\triangle HCO_3^-\downarrow$。

5. 血Cl^-＞108mmol/L（正常值96～108mmol/L，均值102mmol/L），但$\triangle Cl^-\uparrow<\triangle HCO_3^-\downarrow$。

6. $\triangle AG\uparrow+\triangle Cl^-\uparrow\approx$(约等于)$\triangle HCO_3^-\downarrow$（$\triangle AG\uparrow=AG-12$，$\triangle Cl\uparrow=Cl^--102$，$\triangle HCO_3^-\downarrow=24-HCO_3^-$）。

三、判定方法举例

例1：肾功能不全。血气分析：pH 7.274、$PaCO_2$ 29mmHg、HCO_3^- 13mmol/L、Na^+ 139mmol/L、K^+ 5.6mmol/L、Cl^- 109mmol/L。

判定方法：①pH 7.274＜7.35，表明有酸中毒存在；②HCO_3^- 13mmol/L＜22mmol/L，应考虑为代酸；③代酸时$PaCO_2$代偿性降低，其预计代偿范围（按代酸代偿公式）为$PaCO_2=1.5\times HCO_3^-(13mmol/L)+8\pm2=25.5\sim29.5mmHg$，本例$PaCO_2$ 29mmHg在代酸的代偿范围内；④$AG=Na^+-(Cl^-+HCO_3^-)=139-(109+13)=17mmol/L$（＞16mmol/L），故为

高 AG 型代酸；⑤Cl^- 109mmol/L＞108mmol/L，提示尚有高氯性代酸；⑥△AG↑＝17－12＝5mmol/L，△Cl^-↑＝109－102＝7mmol/L，△HCO_3^-↓＝24－13＝11mmol/L，符合于△AG↑＋△Cl^-↑≈（约等于）△HCO_3^-↓规律。

判定结果：高 AG 型代酸＋高氯性代酸。

例 2：肠源性感染。血气分析：pH 7.242、$PaCO_2$ 24mmHg、HCO_3^- 10mmol/L、K^+ 5.0mmol/L、Na^+ 139mmol/L、Cl^- 112mmol/L。

判定方法：① pH 7.242＜7.35，表明酸中毒存在；HCO_3^- 10mmol/L＜22mmol/L，故为代酸；②按代酸预计代偿公式计算：预计 $PaCO_2$＝1.5×HCO_3^-（10mmol/L）＋8±2＝21～25mmHg，实测的 $PaCO_2$ 24mmHg 在此代偿范围内；③AG＝Na^+－（Cl^-＋HCO_3^-）＝139－（112＋10）＝17mmol/L（＞16mmol/L），示高 AG 代酸；④Cl^- 112mmol/L＞108mmol/L，故同时有高氯性代酸；⑤△HCO_3^-↓＝24－10＝14mmol/L；△Cl^-↑＝112－102＝10mmol/L，△AG↑＝17－12＝5mmol/L，△HCO_3^-↓≈（约等于）△Cl^-↑＋△AG↑。

判定结果：高 AG 型代酸＋高氯性代酸。

例 3：尿毒症伴腹泻。血气分析：pH 7.276、$PaCO_2$ 20mmHg、HCO_3^- 9mmol/L、Na^+ 138mmol/L、K^+ 4.9mmol/L、Cl^- 111mmol/L。

判定方法：①pH 7.276＜7.35，表明有酸中毒存在；②HCO_3^- 9mmol/L＜22mmol/L，应考虑为代酸；③代酸时 $PaCO_2$ 代偿性降低，其预计代偿范围（按代酸代偿公式）为 $PaCO_2$＝1.5×HCO_3^-（9mmol/L）＋8±2＝19.5～23.5mmHg，本例 $PaCO_2$ 20mmHg 在代酸的代偿范围内；④AG＝Na^+－（Cl^-＋HCO_3^-）＝138－（111＋9）＝18mmol/L（＞16mmol/L），故为高 AG 型代酸；⑤Cl^- 111＞108mmol/L，提示尚有高氯性代酸；⑥△AG↑＝18－12＝6mmol/L，△Cl^-↑＝111－102＝9mmol/L，△HCO_3^-↓＝24－9＝15mmol/L，符合于△AG↑＋△Cl^-↑≈（约等于）△HCO_3^-↓规律。

判定结果：高 AG 型代酸＋高氯性代酸。

例 4：小肠瘘合并感染性休克。血气分析：pH 7.287、$PaCO_2$ 26mmHg、HCO_3^- 12mmol/L、Na^+ 139mmol/L、K^+ 5.4mmol/L、Cl^- 110mmol/L。

判定方法：①pH 7.287＜7.35，表明有酸中毒存在；②HCO_3^- 12mmol/L＜22mmol/L，应考虑为代酸；③代酸时 $PaCO_2$ 代偿性降低，其预计代偿范围（按代酸代偿公式）为 $PaCO_2$＝1.5×HCO_3^-（12mmol/L）＋8±2＝24～28mmHg，本例 $PaCO_2$ 26mmHg 在代酸的代偿范围内；④AG＝Na^+－（Cl^-＋HCO_3^-）＝139－（110＋12）＝17mmol/L（＞16mmol/L），故为高 AG 型代酸；⑤Cl^- 110mmol/L＞108mmol/L，提示尚有高氯性代酸；⑥△AG↑＝17－12＝5mmol/L，△Cl^-↑＝110－102＝8mmol/L，△HCO_3^-↓＝24－12＝12mmol/L，符合于△AG↑＋△Cl^-↑≈（约等于）△HCO_3^-↓规律。

判定结果：高 AG 型代酸＋高氯性代酸。

四、血电解质改变

血 Cl^- 升高，但△Cl^-↑＜△HCO_3^-↓。血 K^+ 升高或正常。血 Na^+ 下降或正常。

第六节 代谢性酸中毒合并代谢性碱中毒

一、病因

当发生代谢性酸中毒(代酸)合并代谢性碱中毒(代碱)时,机体存在着较为复杂的代偿作用和动脉血气及电解质的变化,pH、HCO_3^-、$PaCO_2$的改变取决于两种酸碱失衡紊乱的相对严重程度,在临床上识别此类酸碱平衡紊乱极为重要。患有基础代谢性酸中毒的患者因为呕吐、过激地使用利尿或应用碱性药物可出现此类混合型酸碱失衡,临床常见病因如下:①急性胃肠炎患者因呕吐丢失 H^+、Cl^-、K^+可导致代碱,腹泻因丢失 HCO_3^- 可致代酸;②幽门梗阻患者因严重呕吐致循环量减少,初期由于呕吐丧失 H^+、Cl^-、K^+,引起代碱,严重者因大量失盐失水,使有效循环量减少,组织灌注量减少,组织细胞缺氧,乳酸产生增加,又引起代酸;③慢性肾功能不全者呈慢性代谢性酸中毒,由于摄入不足、呕吐、利尿等因素引起低氯低钾而合并代碱;④糖尿病酮症酸中毒患者若不适当补充碱性药物,可出现高 AG 型代酸合并代碱。

二、血气分析

代酸合并代碱,根据 AG 值的变化,分为高 AG 型代酸合并代碱和正常 AG 型代酸合并代碱。若不计算 AG,可能就诊断为单纯性代酸,计算 AG 是诊断此型酸碱失衡的重要步骤。

(一) 高 AG 型代酸合并代碱

AG 和潜在 HCO_3^- 是此型酸碱失衡的重要指标。

1. AG>16mmol/L,提示高 AG 型代酸。

2. 潜在 HCO_3^-(=实测 HCO_3^- +△AG)>27mmol/L,提示代碱。因为单纯代酸时△HCO_3^-↓=△AG↑,若无代酸存在,HCO_3^-=实测 HCO_3^- +△AG,此即潜在 HCO_3^-。当潜在 HCO_3^- >27mmol/L 时,表明代碱存在。

3. $PaCO_2$和 pH 可正常、降低、升高,取决于两种酸碱失衡的相对严重程度。

(二) AG 正常型代酸合并代碱

此类酸碱平衡紊乱单靠血气分析较难识别,要结合详细的临床病史分析识别。

1. pH、$PaCO_2$、HCO_3^- 取决于两种酸碱失衡的相对严重程度,PaO_2常正常。

2. AG 正常。

代酸合并代碱的判定必须具有引起代酸和代碱的病因存在,然后结合血气分析判定。若仅根据血气分析判定,常会发生误判。

三、判定方法举例

例 1:患者女性,67 岁,患有终末期肾病接受常规透析治疗,因恶心呕吐加重入院。动脉血气结果:pH 7.303,$PaCO_2$ 23mmHg,HCO_3^- 11mmol/L,静脉血检查:Na^+ 137mmol/L,K^+ 5.5mmol/L,Cl^- 98mmol/L,白蛋白 20g/L。

判定方法：①$AG=Na^+-(Cl^-+HCO_3^-)=137-(98+11)=28mmol/L$；②该患者白蛋白20g/L，严重低蛋白血症，当白蛋白降低时，可引起AG值的降低，故需校正AG值，校正AG值=AG实测值+[0.25×(白蛋白参考值－白蛋白测定值g/L)＝28＋0.25×(40－20)＝33mmol/L(＞16mmol/L)，提示高AG型代酸；③潜在HCO_3^-＝实测HCO_3^-＋△AG＝实测HCO_3^-＋(AG－12)＝11＋(33－12)＝32mmol/L(＞27mmol/L)，提示代谢性碱中毒。

判定结果：高AG型代酸合并代碱。

例2：患者男性，47岁，幽门梗阻严重呕吐伴休克。动脉血气分析示：pH 7.43，$PaCO_2$ 40mmHg，HCO_3^- 26mmol/L，静脉血检查：Na^+ 139mmol/L，K^+ 3.1mmol/L，Cl^- 91mmol/L。

判定方法：①pH 7.43，$PaCO_2$ 40mmHg，HCO_3^- 26mmol/L均在正常范围；②血Cl^-降低，$AG=Na^+-(Cl^-+HCO_3^-)=139-(91+26)=22mmol/L$(＞16mmol/L)提示高AG型代酸；③潜在$HCO_3^-$＝实测$HCO_3^-$＋△AG(AG－12)＝26＋(22－12)＝36mmol/L＞27mmol/L，表明合并代碱。

判定结果：高AG型代酸合并代碱。

例3：患者女性，67岁，糖尿病酮症酸中毒患者补碱治疗后。动脉血气分析示：pH 7.397，$PaCO_2$ 37mmHg，HCO_3^- 22mmol/L，静脉血检查：Na^+ 140mmol/L，K^+ 3.8mmol/L，Cl^- 99mmol/L。

判定方法：①：pH 7.397，$PaCO_2$ 37mmHg，HCO_3^- 22mmol/L均在正常范围；②血Cl^-降低，$AG=Na^+-(Cl^-+HCO_3^-)=140-(99+22)=19mmol/L$(＞16mmol/L)，提示高AG型代酸；③潜在$HCO_3^-$＝实测$HCO_3^-$＋△AG＝22＋(19－12)＝29mmol/L(＞27mmol/L)，表明合并代碱。

判定结果：高AG型代酸合并代碱。

四、血电解质改变

代酸合并代碱患者常常有严重呕吐和和腹泻病史。呕吐可丢失H^+、Cl^-、K^+、Na^+；腹泻可丢失K^+、Na^+、HCO_3^-，因HCO_3^-丢失而有Cl^-代偿性升高。因此，代酸合并代碱时，血K^+降低，血Na^+可降低，血Cl^-可降低、正常或升高。

第七节　三重酸碱失衡

在临床上，三重酸碱失衡相对少见，往往发生在患多种疾病的患者身上，常见于监护病房。一种呼吸性酸碱失衡(呼酸或呼碱)合并代酸加代碱称为三重酸碱失衡(TABD)，此种患者pH和HCO_3^-可接近正常，但$PaCO_2$异常，AG升高，PaO_2降低，以及电解质紊乱(常有低氯、低钾)。目前临床上所指的三重酸碱失衡包括呼酸型TABD(呼酸＋代酸＋代碱)和呼碱型TABD(呼碱＋代酸＋代碱)。在实际判定中必须结合AG和潜在HCO_3^-才能做出正确的判定。AG增高提示高AG型代谢性酸中毒，潜在HCO_3^-增高是提示代谢性碱中毒存在的重要依据，如果忽略AG和潜在HCO_3^-的计算，必定会误判。

三重酸碱失衡比较复杂，需结合临床病史和血气分析综合判定，分析步骤如下：①根据临床病史及 pH、$PaCO_2$ 的变化，判定是呼酸还是呼碱；②AG 值的计算，决定是否有高 AG 型代酸；③根据 $\triangle HCO_3^- \downarrow = \triangle AG \uparrow$，计算实测 HCO_3^- 值＋△AG 得出未被固定酸中和前的实际 HCO_3^- 值即潜在 HCO_3^- 值；④根据呼吸性酸中毒、碱中毒的代偿公式，计算 HCO_3^- 预计值的上限，决定是否合并代碱。

一、呼酸型 TABD(呼酸＋代酸＋代碱)

多见于严重 COPD、肺心病或呼吸衰竭患者，可在呼酸合并代碱的基础上，因组织严重缺氧或肾功能障碍又合并代酸；或在原有呼酸合并代酸的基础上，因低氯、低钾又合并代碱。亦可发生于 AG 增高型代谢性酸中毒合并呕吐丢失 H^+(代碱)，又合并呼吸抑制(呼酸)。血气分析特点：

1. $PaCO_2 > 45mmHg$，结合 $pH < 7.40$，提示呼酸。

2. $AG > 16mmol/L$，提示高 AG 型代酸。

3. $HCO_3^- >$ 呼酸代偿上限－△AG，即 $HCO_3^- > \{24 + 0.35[PaCO_2(mmHg) - 40] + 5.58\} - (AG - 12)$，提示代碱。因呼酸合并代碱时，代碱的判定以 $HCO_3^- >$ 呼酸代偿上限为准；若再合并代酸时，代酸必使 HCO_3^- 下降，且 $\triangle HCO_3^- \downarrow = \triangle AG \uparrow$，为扣除代酸使 HCO_3^- 降低的数值(即 △AG↑)，故呼酸型 TABD 代碱的判定应以 $HCO_3^- >$ 呼酸代偿上限－△AG 为准。

4. pH 取决于三种酸碱平衡紊乱的相对严重程度。因呼酸和代酸均使 pH 降低，仅代碱使 pH 增高，故 pH 偏低或正常，少见升高。

例 1：患者女性，65 岁，COPD 伴肺心病，呼吸衰竭。因全身水肿利尿后复查血气分析：pH 7.360，PaO_2 50mmHg，$PaCO_2$ 66mmHg，HCO_3^- 36mmol/L；血电解质：Na^+ 140mmol/L，K^+ 3.0mmol/L，Cl^- 75mmol/L。

判定方法：①pH 7.360<7.40，应注意有无酸中毒；②$PaCO_2$ 66mmHg(>45mmHg)，表明呼酸存在；③血 Cl^- 明显降低，应计算 $AG = Na^+ - (Cl^- + HCO_3^-) = 140 - (75 + 36) = 29mmol/L(>16mmol/L)$，提示高 AG 型代谢性酸中毒；④为了解有无代碱并存，应计算呼酸代偿上限－$\triangle AG = [24 + 0.35(PaCO_2 - 40) + 5.58 - (AG - 12) = [24 + 0.35(66 - 40) + 5.58] - (29 - 12) = 21.7mmol/L$，该患者实测 HCO_3^- 36mmol/L>21.7mmol/L，表明代碱存在。

判定结果：呼酸＋高 AG 型代酸＋代碱。病因分析：①COPD、呼吸衰竭、CO_2 潴留导致呼酸；②呼吸衰竭导致严重缺氧而出现代酸；③利尿后致低钾、低氯而出现代碱。

例 2：患者男性，54 岁，重症支气管哮喘，近 2 天来严重呕吐伴血压降低，就诊时存在中度脱水。查动脉血气分析结果：pH 7.378，PaO_2 67mmHg，$PaCO_2$ 58mmHg，HCO_3^- 33mmol/L；血电解质：Na^+ 135mmol/L，K^+ 3.3mmol/L，Cl^- 81mmol/L。

判定方法：①pH 7.378<7.40，应注意有无酸中毒；②$PaCO_2$ 58mmHg(>45mmHg)，可提示为呼吸性酸中毒，再结合重症哮喘病史，提示呼吸性酸中毒为原发性；③AG 值＝$Na^+ - (Cl^- + HCO_3^-) = 135 - (81 + 33) = 21mmol/L(>16mmol/L)$，提示高 AG 型代谢性酸中毒；④为了解有无代碱并存应计算呼酸代偿上限－$\triangle AG = \{24 + 0.35[PaCO_2(mmHg) - 40] +$

5.58}－(AG－12)＝[24＋0.35(58－40)＋5.58]－(21－12)＝26.88mmol/L，该患者实测 HCO_3^- 33mmol/L＞26.88mmol/L，表明合并代谢性碱中毒。

判定结果：呼酸＋代碱＋高 AG 型代酸。病因分析：①重症支气管哮喘引起肺通气功能障碍，导致呼酸；②严重呕吐引起低钾低氯致代碱；③严重呕吐引起脱水，血压降低，组织灌注较差致高 AG 型代酸。

二、呼碱型 TABD(呼碱＋代酸＋代碱)

可见于呼碱合并代碱的基础上，由于组织严重缺氧而再合并高 AG 型代酸；或见于 AG 增高型代谢性酸中毒后不适当补碱(代谢性碱中毒)及因肺炎或败血症导致的呼吸增快、增强(呼碱)。亦可见于高 AG 型代酸合并呼碱的基础上，由于低氯、低钾而再合并代碱。血气分析特点：

1. $PaCO_2$＜35mmHg，结合 pH＞7.40，提示呼碱。

2. AG＞16mmol/L，提示高 AG 型代酸。

3. HCO_3^-＞呼碱代偿上限－△AG，即 HCO_3^-＞{24－0.5[40－$PaCO_2$(mmHg)]＋2.5}－(AG－12)，提示代碱。因呼碱合并代碱时，代碱的判断以 HCO_3^-＞呼碱代偿上限为准；当再合并代酸时，代酸必使 HCO_3^- 降低，故应扣除代酸使 HCO_3^- 降低的数值(即△AG 升高值)，故呼碱型 TABD 代碱的判定应以 HCO_3^-＞呼酸代偿上限－△AG 为准。

4. pH 取决于三种酸碱平衡紊乱的相对严重程度。因呼碱和代碱均使 pH 升高，仅代酸使 pH 降低，故 pH 常偏高、正常，少见下降。

例 1：女性患者，70 岁，糖尿病酮症并发肺炎。动脉血气：pH 7.47，$PaCO_2$ 28mmHg，HCO_3^- 20mmol/L，血电解质：Na^+ 140mmol/L，K^+ 3.0mmol/L，Cl^- 94mmol/L。

判定方法：①pH 7.47＞7.45，提示碱中毒；②$PaCO_2$ 28mmHg＜35mmol/L，提示呼吸性碱中毒；③AG＝Na^+－(Cl^-＋HCO_3^-)＝140－(94＋20)＝26mmol/L(＞16mmol/L)，提示高 AG 型代酸；④为了解有无代碱并存，应计算呼碱代偿上限－△AG＝{24－0.5[40－$PaCO_2$(mmHg)]＋2.5}－(AG－12)＝[24－0.5(40－28)＋2.5]－(26－12)＝6.5mmol/L。实测 HCO_3^- 20mmol/L＞6.5mmol/L，提示代碱的存在。

判定结果：呼碱＋高 AG 型代酸＋代碱。病因分析：①糖尿病酮症酸中毒呼吸深大，肺炎致呼吸增快，均使 CO_2 排出增多，导致呼碱；②糖尿病酮症导致高 AG 型代酸；③低氯低钾导致代碱。

例 2：男性患者 73 岁，慢性支气管炎，重症细菌性肺炎。pH 7.51、PaO_2 50mmHg，$PaCO_2$ 28mmHg，HCO_3^- 22mmol/L，血电解质：Na^+ 137mmol/L，K^+ 2.0mmol/L，Cl^- 96mmol/L。

判定方法：①pH 7.51＞7.45，提示碱中毒；②$PaCO_2$ 28mmHg＜35mmol/L，提示呼碱；③AG＝Na^+－(Cl^-＋HCO_3^-)＝137－(96＋22)＝19mmol/L(＞16mmol/L)，提示高 AG 型代酸；④为了解有无代碱并存，应计算呼碱代偿上限－△AG＝[24－0.5(40－$PaCO_2$(mmHg)＋2.5)－(AG－12)＝[24－0.5(40－28)＋2.5]－(19－12)＝13.5mmol/L。实测 HCO_3^- 22mmol/L＞13.5mmol/L，提示代碱的存在。

判定结果：呼碱＋高 AG 型代酸＋代碱。病因分析：①重症肺炎患者呼吸增快，CO_2 排出增多，导致呼碱；②重症肺炎换气功能障碍导致缺 O_2，引起高 AG 型代酸；③低钾血症导致代碱。

第八节 二重酸碱失衡的目测判定方法

应用公式法判定二重酸碱失衡准确性较高，但临床上应用仍感不便。为便于临床应用，对大多数二重酸碱失衡可用目测法判定。由于我们推荐使用二重酸碱失衡的双向判定方法，例如根据 pH 的偏酸或偏碱，将呼吸性酸中毒合并代谢性碱中毒分为呼酸＋代碱、代碱＋呼酸两种情况，分别加以判定，既提高了公式法判定的准确性，亦提高了目测法判定的准确性。现将常见二重酸碱失衡的目测判定方法介绍如下。

一、呼吸性酸中毒合并代谢性碱中毒

（一）呼酸＋代碱

1. pH＜7.40，因以呼酸为主，故 pH 偏酸。
2. $PaCO_2$＞45mmHg，提示呼酸。
3. HCO_3^-＞45mmol/L 时，表明合并代碱；HCO_3^-＜42mmol/L 时，表明多为单纯呼酸；HCO_3^- 42～45mmol/L 时，合并代碱可能性大。

我们以 pH＜7.40、$PaCO_2$＞45mmHg、HCO_3^-＞42mmol/L 作为呼酸＋代碱的目测法判定标准，判定了 87 例患者，与公式法判定结果比较其符合率达 93%。

（二）代碱＋呼酸

1. pH＞7.40，因以代碱为主，故 pH 偏碱。
2. HCO_3^-＞27mmol/L，提示代碱。
3. $PaCO_2$＞55mmHg，表明合并呼酸。

我们采用以上目测法判定标准，判定了 109 例患者，与公式法判定结果相比较其符合率达 96%。

二、呼吸性酸中毒合并代谢酸中毒

（一）呼酸＋代酸

1. pH＜7.35。
2. $PaCO_2$＞45mmHg，提示呼酸。
3. HCO_3^-＜24mmol/L，提示合并代酸。
4. 呼酸患者若 pH＜7.20，多系合并代酸。

（二）代酸＋呼酸

1. pH＜7.35。
2. HCO_3^-＜22mmol/L，提示代酸。
3. $PaCO_2$＞40mmHg，提示合并呼酸。

我们采用以上两种目测法判定标准，判定了 24 例患者，与公式法判定结果相比较其符

合率为83%。

此外，若血气分析显示为：①pH<7.35；②$PaCO_2$>40mmHg；③HCO_3^-<24mmol/L。亦必然为呼酸合并代酸。

三、呼吸性碱中毒合并代谢性碱中毒

（一）呼碱+代碱

1. pH>7.45。

2. $PaCO_2$<35mmHg，提示呼碱。

3. HCO_3^->24mmol/L，提示合并代碱。

（二）代碱+呼碱

1. pH>7.45。

2. HCO_3^->27mmol/L，提示代碱。

3. $PaCO_2$<40mmHg，提示合并呼碱。

此外，若血气分析显示为：①pH>7.45；②$PaCO_2$<40mmHg；③HCO_3^->24mmol/L。亦必然为呼碱合并代碱。

目测法判定酸碱失衡的方法和步骤是：

1. 首先看pH是偏酸（pH<7.40）或偏碱（pH>7.40），以确定主要酸碱失衡是酸中毒或碱中毒。

2. 然后看$PaCO_2$与HCO_3^-的变化，确定是呼吸性或代谢性酸碱失衡。

3. 观察HCO_3^-与$PaCO_2$的代偿性变化，若其高于或低于代偿极限，应判定为合并另一种酸碱失衡；若其测值与代偿极限相距甚大，则多为单纯性酸碱失衡；若其测值接近代偿极限，可能为二重酸碱失衡，则应使用酸碱失衡预计代偿公式计算一下，以确定是否二重酸碱失衡。

4. 若pH<7.35、$PaCO_2$>40mmHg、HCO_3^-<24mmol/L，为呼酸合并代酸。

5. 若pH>7.45、$PaCO_2$<40mmHg、HCO_3^->24mmol/L，为呼碱合并代碱。

第九节　复合性酸碱失衡的治疗

一、针对病因治疗

引起复合性酸碱失衡的常见原因是慢性阻塞性肺疾病（COPD）、肺心病急性加重期、肺部感染、呼吸衰竭等疾病，以及不适当的治疗措施如过多利尿、补碱过量、机械通气过度等。COPD急性加重期常伴呼吸道和肺部感染，并易导致呼吸衰竭。呼吸衰竭时CO_2潴留引起呼吸性酸中毒；严重缺O_2致糖代谢过程中乳酸产生增多，又可合并代谢性酸中毒；过多利尿可引起低钾和低氯，而导致代谢性碱中毒；机械通气过度可引起代谢性和呼吸性碱中毒。针对以上情况，病因治疗中主要措施是控制肺部感染、畅通呼吸道、合理氧疗。给予有效抗菌药物控制呼吸道和肺部感染与炎症，以及有效的解痉、祛痰、排痰治疗措施，可使呼吸道保持通畅，肺部炎症减轻，从而有利于改善通气和换气功能，纠正缺O_2和CO_2潴留，呼吸性酸中

毒和代谢性酸中毒因之而得到改善。合理氧疗纠正低氧血症，有助于改善代谢性酸中毒，对Ⅱ型呼吸衰竭患者应持续低浓度（<35%）吸氧，因高浓度吸氧可加重 CO_2 潴留和呼吸性酸中毒。呼吸衰竭患者常伴有低氯血症、低钾血症，应酌情补给氯化钾，以防治代谢性碱中毒。应避免过多利尿、补碱过量、机械通气过度等不适当治疗措施，以防治代谢性和呼吸性碱中毒的发生。

二、调整通气量

对于呼吸性酸碱失衡的治疗应以调整通气量为主要措施。呼吸性酸中毒的主要治疗措施是畅通呼吸道和改善通气。通畅呼吸道的治疗措施包括控制呼吸道和肺部感染、祛痰排痰、解痉平喘等，必要时作气管切开吸出呼吸道分泌物。为改善通气和纠正 CO_2 潴留，可酌情使用呼吸兴奋剂和机械通气治疗。通过以上治疗使 $PaCO_2$ 降低，HCO_3^-/H_2CO_3 比值增大，pH 上升，从而使呼吸性酸中毒得到改善。呼吸性碱中毒的主要治疗措施则是减少通气量，对使用机械通气治疗的呼吸衰竭患者，应酌情降低呼吸频率和潮气量，减少 CO_2 的排出，使 $PaCO_2$ 增高，HCO_3^-/H_2CO_3 比值降低，pH 降低，从而使呼吸性碱中毒得到改善。在治疗呼吸性酸碱失衡时，宜将 $PaCO_2$ 控制在 30～50mmHg（4.0～6.67kPa），pH 调整到 7.30～7.50。

三、酌情给予碱化药或酸化药

酸中毒致 pH 明显降低时，应酌情给予碱化药（碳酸氢钠）。治疗复合性酸碱失衡的酸中毒时，碳酸氢钠的补充量应根据 pH 降低的情况酌情补给。对 HCO_3^- 已代偿性增高的呼吸性酸中毒患者，仅当 pH<7.20 时，可补给 5%碳酸氢钠 50～100ml，补碱剂量不宜大，以避免导致或加重代谢性碱中毒。补碱后 HCO_3^- 增高，HCO_3^-/H_2CO_3 比值增大，pH 增高，从而酸中毒得到改善。碱中毒致 pH 明显增高时，应酌情给予酸化药（盐酸精氨酸 10～20g），此药可直接提供 H^+，$H^+ + HCO_3^- \rightarrow H_2CO_3$，而使体液中的 HCO_3^- 浓度降低，H_2CO_3 浓度增高，HCO_3^-/H_2CO_3 比值降低，pH 降低，从而碱中毒得到改善。但应注意的是，呼吸性碱中毒时 HCO_3^- 代偿性降低，给予酸化药后 HCO_3^- 将进一步降低。此时若 $PaCO_2$ 恢复到正常，而已降低了的 HCO_3^- 不能及时上升，则 pH 将可能降低，而出现代谢性酸中毒。故对呼吸性碱中毒患者，一般不宜使用酸化药，而应以减少通气量作为主要治疗措施。在应用碱化药或酸化药治疗时，宜将 pH 调整到 7.30～7.50。对 pH 正常的复合性酸碱失衡患者，不要轻率使用碱化药或酸化药，以免加重酸碱失衡。

四、纠正电解质紊乱

电解质中 K^+ 和 Cl^- 与酸碱失衡有密切关系。一方面，酸碱失衡可引起电解质紊乱。呼吸性酸中毒与代谢性酸中毒时血 K^+ 增高，呼吸性碱中毒与代谢性碱中毒时血 K^+ 降低。呼吸性酸中毒时血 Cl^- 降低，呼吸性碱中毒时血 Cl^- 正常或升高，代谢性酸中毒时血 Cl^- 正常或升高，代谢性碱中毒时血 Cl^- 降低。此外，呼吸性碱中毒与代谢性碱中毒时血 Ca^{2+} 均降低。另一方面，电解质紊乱可引起酸碱失衡。低血钾可导致代谢性碱中毒，高血钾可致代谢性酸中毒。血氯降低可导致代谢性碱中毒，血氯增高又可致代谢性酸中毒。因此，在治疗复合性酸碱失衡时，应酌情纠正电解质紊乱，使 K^+、Cl^-、Ca^{2+} 等恢复正常。

第六章 电解质紊乱

现代的血气分析仪可同步测定电解质。血电解质与酸碱失衡有密切关系，一方面酸碱失衡时常伴有电解质紊乱，另一方面电解质紊乱又可引起酸碱失衡。因此，临床上在判定血气分析结果时，必须重视电解质的改变。

第一节 钠代谢紊乱

一、钠的调节与生理功能

（一）钠的分布与调节

Na^+主要分布于细胞外液，细胞外液的Na^+约占体内总钠含量的50%。细胞内液的Na^+约占体内总钠含量的10%，还有约40%的Na^+以不可交换的形式主要与骨骼基质结合。正常人血清Na^+含量为135～145mmol/L，平均值为140mmol/L，Na^+占细胞外液阳离子总量的94%～95%。正常人钠的需要量每日约为氯化钠6g。钠主要由尿液排出，少量由汗液和大便排出。钠在夜间的排出量仅占白天排出量高峰的20%，正常情况下钠的排出量随摄入量的变化而变化。肾上腺皮质激素对Na^+、K^+具有调节作用。醛固酮主要通过肾脏远曲小管使Na^+的重吸收增加，使K^+的分泌增加，发挥保钠排钾的作用。糖皮质激素也有保钠排钾作用，但其作用较醛固酮弱得多。

（二）钠的生理功能

1. 维持细胞外液容量和渗透压　Na^+是细胞外液中主要的阳离子，对维持细胞外液容量和渗透压起主要作用。当血钠增高时，血浆容量随之增加，血浆渗透压亦增高。反之，血钠降低时，血浆容量和渗透压均降低。正常情况下血管膜两侧的钠离子浓度和渗透压处于动态平衡状态。血清钠的急骤变化会造成水在血管腔的移动改变，直至血浆渗透压在这些部位再次达到平衡。血清钠急剧下降，液体迅速转移至间质部位可以形成脑水肿。血清钠急骤升高会使水从间质转移到血管腔。对低钠血症纠正过快可以引起脑桥髓鞘破坏和脑出血。因此，对高钠血症或低钠血症患者纠正过程中应严密监测其神经功能状态。

2. 维持膜电位　产生膜电位的重要离子为Na^+、K^+和带负电荷的细胞内大分子。Na^+是细胞外液中主要的阳离子，对维持膜电位起着重要的作用。

3. 缓冲调节作用　由于血浆 HCO_3^- 受 Na^+ 增减的影响而消长，故 Na^+ 通过对体液 HCO_3^- 量的影响，而对酸碱平衡起调节作用。

4. 神经肌肉应激性　Na^+、K^+ 均可增强神经、肌肉应激性，而 Ca^{2+}、Mg^{2+}、H^+ 则降低神经、肌肉应激性。低钠血症时，患者可出现倦怠乏力、嗜睡、神志恍惚等神经精神症状。

二、低钠血症

血清钠<130mmol/L 为低钠血症。轻度低钠血症患者血钠为 120～129mmol/L，中度低钠血症患者血钠为 110～119mmol/L，重度低钠血症患者血钠<110mmol/L，其中轻度低钠血症较多见，血钠越低则死亡率越高。当血钠为<120mmol/L 会出现恶心、呕吐、精神错乱等症状；当血钠<110mmol/L 会出现眼源性麻痹；当血钠在 90～105mmol/L 时会出现严重的精神损害。

（一）病因和发病机制

1. 缺钠性低钠血症　以下各种原因均可引起缺钠性低钠血症。

（1）肾外丢钠：呕吐和腹泻丢失大量消化液（胃液中含 Na^+ 60mmol/L，小肠液中含 Na^+ 约为 140mmol/L），导致 Na^+ 排出增加；大量出汗（汗液中含 Na^+ 量为 45mmol/L）导致 Na^+ 丢失；大量的体液在第三间隙积聚，如胸膜炎形成大量的胸水也会导致 Na^+ 丢失。

（2）经肾丢钠：长期或大量使用利尿剂，Na^+ 排出增多；肾上腺皮质功能减退时，远端肾小管和集合管保钠排钾功能降低，使尿 Na^+ 排出增多；肾小管酸中毒时肾小管泌 H^+ 减少，H^+-Na^+ 交换减少，致尿 Na^+ 排出增多；肾实质疾病，如慢性肾间质疾病的患者其肾髓质会遭到破坏，不能维持正常的髓质浓度梯度，钠随尿液排出增加。

（3）肾摄入减少：患者进食太少或长期低盐饮食，致 Na^+ 摄入不足。

2. 稀释性低钠血症　当体内水潴留多于钠潴留时，血浆 Na^+ 被水稀释，出现稀释性低钠血症。常见原因有：

（1）摄入过多的水：如用无盐水灌肠、精神性持续大量饮水或静脉过快过多地输入含盐少的液体及肾脏功能不全排水能力下降，会导致体内水潴留而引起稀释性低钠血症。

（2）抗利尿激素（ADH）分泌异常：某些肿瘤（如胰腺癌、白血病、淋巴瘤等）、肺部疾病（如支气管肺癌、结核、肺炎、肺脓肿等）、中枢神经系统疾病（包括各种炎症、出血、栓塞及肿瘤等）以及某些药物可导致 ADH 分泌异常，心力衰竭可促进 ADH 分泌增多。由于抗利尿激素分泌增加，使远端肾小管和集合管重吸收水分增加，导致水潴留，而引起稀释性低钠血症。

（二）临床表现

1. 消化道症状　常出现食欲减退、恶心、呕吐、腹胀、呃逆等症状。

2. 循环系统症状　缺钠性低钠血症患者常同时伴有血容量减少，临床表现为脉搏增快而细弱、直立性低血压、体位性晕厥等循环系统症状。

3. 神经精神症状　临床上常见有疲乏、表情淡漠、嗜睡、神志恍惚等症状，亦可出现肌肉痛、肌阵挛、腱反射减弱或亢进，严重者可出神志不清、昏睡、甚至昏迷。

（三）治疗

除治疗原发疾病外，应采取积极措施提高血钠浓度。1g NaCl 含 Na^+、Cl^- 各 17mmol。临床常用的生理盐水含 Na^+、Cl^- 各 154mmol/L。5%葡萄糖盐水含葡萄糖 183mmol/L、Na^+ 和 Cl^- 各 51mmol/L。3%氯化钠液含 Na^+、Cl^- 各 513mmol/L。生理盐水主要用于细胞外液容量不足的低钠血症患者。5%葡萄糖盐水同时扩张细胞外容量和细胞内容量。3%氯化钠液可造成水从细胞内转移到细胞外，适用于低钠血症患者，但使用后可造成细胞外容量的快速扩张，应予注意。高渗盐水仅适用于较严重的低钠血症患者，大多采用 3%氯化钠液静脉滴注。由于 90% Na^+ 在细胞外液，细胞外液约占体重的 20%，并已知 1g NaCl 含 Na^+ 17mmol，因此低钠血症患者应补 NaCl 的量为：

$$NaCl(g)=(140-实测血\ Na^+)\times 体重(kg)\times 0.2\div 17$$

以上计算的补 Na^+ 量宜分次补给，因为血钠纠正幅度过大、速度过快可能会引起中枢性脑桥脱髓鞘病变，一般每次给予 3%NaCl 溶液约 200ml 静脉缓慢滴注，治疗 1 小时后血钠升高 5mmol/L，若症状改善则可停止高渗盐水的输注，改用等渗盐水维持血钠浓度稳定，并且开始病因治疗；若症状未改善，则继续 3%的高渗盐水补充，血钠浓度以 1mmol/(L·h)的速度升高为宜，当血钠升高幅度为 10mmol/L 或达 130mmol/L 时则需停止输注高渗盐水。补 Na^+ 同时应注意补钾，因大量补 Na^+ 时肾小管 K^+-Na^+ 交换增加，尿液中排 K^+ 增多，故应同时注意补 K^+。

对稀释性低钠血症的治疗通常采用限制入水量的方法，通过水的负平衡而使血钠浓度上升，对于血 Na^+<120mmol/L 且有症状者，应及时处理，在限制入水量的基础上可摄入 0.25～0.5g/d 的尿素、小剂量袢利尿剂、口服氯化钠胶囊，再合并高渗盐水静脉滴注。不推荐地环素、加压素受体拮抗剂的使用。

三、高钠血症

血清钠>145mmol/L 即为高钠血症。轻度高钠血症患者血钠为 145～160mmol/L，中度高钠血症患者血钠为 161～170mmol/L，重度高钠血症患者血钠>170mmol/L。

（一）病因和发病机制

高钠血症可为体内钠量增多或体内水量减少所致。但常见的原因是体内水量不足，而单纯由钠摄入过多者较少见。水量不足与失水过多有关，依据水丢失途径可分为肾外性及肾性两种，其血清钠均高于正常水平。

1. 肾外性高钠血症

(1)水的丢失：如皮肤、胃肠道失水(呕吐、腹泻)及呼吸道失水。

(2)水供应障碍：常发生于昏迷、危重患者或难以饮水者。失水的同时尿钠排泄减少，因肾脏的浓缩功能好而最大限度浓缩尿以减少尿钠的排泄。

2. 肾性高钠血症

(1)渗透性利尿：在应用浓缩葡萄糖、甘露醇等后，可由尿排出大量水分，即使在血容量已经显著减少的情况下，尿液水分的丢失仍可继续，继而引起高钠血症。多数重症患者的渗透性利尿是由血糖升高所致，故纠正高血糖有利于缓解渗透性利尿引起的高钠血症。

(2)中枢性尿崩症：由于脑垂体不分泌抗利尿激素（ADH）或分泌相对不足所引起。病因有颅脑外伤、脑部肿瘤或手术等。

(3)肾病性尿崩症：本病无 ADH 的缺乏或减少，而是由于病变的肾小管对 ADH 无反应或反应减弱。其原因有：严重慢性肾功能不全、原发性肾病、输尿管梗阻，全身疾病如多发性骨髓瘤、淀粉样变性等，药物效应如甲氧氟烷、两性霉素 B 及酒精等。

(二) 临床表现

快速发展的高钠血症当血钠达到 160mmol/L 时即有临床症状，而缓慢发展的高钠血症只有当血钠>175mmol/L 时才会出现临床症状。高钠血症患者的症状常被原发病的症状所掩盖，其症状的产生来自于血钠含量的升高和体内水量减少两方面。血钠的增高刺激下丘脑产生口渴感觉；水从细胞内转移到细胞外引起细胞脱水，受影响较重的是中枢神经系统，故临床表现也以中枢神经系统为主。症状的严重性与发生高钠血症的速度及程度有关，可以表现为疲乏、忧虑、烦躁、易激动、淡漠，甚至昏迷或抽搐。

(三) 治疗

积极治疗原发病，根据患者高钠血症的类型区别对待。在纠正高渗状态时不宜太快，否则在输注过多低渗盐水或不含电解质溶液后，可引起脑水肿、神经损伤、惊厥等，继而导致死亡。

纠正高钠血症的补液量可由以下公式计算：失水量＝(血清 Na^+ 浓度－140)/140×正常体液总量。正常体液总量在男性按体重的 50％计算，在女性按 40％计算较为安全。例如：一个 70kg 的男性血清 Na^+ 水平为 160mmol/L，那么估计其丧失水量为：(160－140)/140×(0.5×70)＝5L。

计算出失水量之后，在前 24 小时补液中血钠下降勿超过 12mmol/L。血钠纠正速度以 1～2mmol/h 为好，应在 48～72 小时之间使血钠水平恢复正常。补充水的方法应根据患者的临床状况而定，对病情稳定、无症状的患者，通过口服或鼻胃管补液较为安全有效。如果患者是由于失水多于失钠引起的高钠血症，可按 3∶1 的比例，予以 5％葡萄糖液加生理盐水静脉滴注。

第二节　钾代谢紊乱

一、钾的调节与生理功能

(一) 钾的分布与调节

K^+ 主要分布于细胞内液，浓度为 150～160mmol/L，约占体内钾总量的 98％。正常人血清 K^+ 含量为 3.5～5.5mmol/L，均值为 4.5mmol/L，细胞间液 K^+ 含量为 3.0～5.0mmol/L。细胞内高的 K^+ 浓度主要依靠 Na^+-K^+-ATP 泵的维持。成人每日需氯化钾 3.0～6.0g。85％～90％的 K^+ 由尿中排出(每日由尿排出 K^+ 约 40mmol)，其余由大便和汗液排出。由于人体保钾能力远低于保钠能力，K^+ 不断由尿中排出，因此临床上若患者进食少，发生低血钾的机会远比发生低血钠的机会多。肾脏对调节 K^+ 的吸收和分泌起重要作

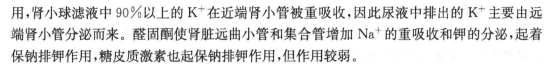

用，肾小球滤液中90%以上的K^+在近端肾小管被重吸收，因此尿液中排出的K^+主要由远端肾小管分泌而来。醛固酮使肾脏远曲小管和集合管增加Na^+的重吸收和钾的分泌，起着保钠排钾作用，糖皮质激素也起保钠排钾作用，但作用较弱。

（二）钾的生理功能

1. 维持细胞的新陈代谢　钾参与糖、蛋白质和能量代谢。细胞内许多酶的活动需要K^+的存在，尤其是在糖代谢中K^+具有重要作用，细胞内糖原合成时需要一定量的K^+进入细胞内；糖原分解时，K^+又被细胞释放。蛋白质合成时每克氮约需要K^+ 3mmol；蛋白质分解时可释放出K^+，致K^+的排出增多。ATP合成时也需要K^+。

2. 保持神经肌肉应激性　钾在维持神经肌肉的兴奋性方面起了重要的作用，神经、横纹肌和心肌细胞的兴奋性和细胞膜的静息电位有关。K^+浓度过高时，神经、肌肉兴奋性增高；低钾血症时，细胞膜过度极化，去极化减弱，神经、肌肉兴奋性降低，临床上可出现肠麻痹和肌无力。

3. 对心肌的作用　心肌细胞膜的电位变化主要动力之一是由于钾的细胞内外转移。K^+对心肌细胞有明显的抑制作用。高血钾时心肌细胞的自律性降低，传导性降低，兴奋性轻度时增高、重度时降低，收缩性降低。高钾血症对机体的主要危险在于可能引起严重的传导阻滞、心室颤动甚至心脏停搏，心肌停止在舒张状态。低钾血症时心肌细胞的自律性增高，传导性降低，兴奋性增高，心肌收缩性先增强后减弱。因此，临床上易于发生以心率增快、节律不齐为主要特征的心律失常，严重低血钾可引起室性心动过速与心室颤动。

4. 维持细胞内、外液的渗透压和酸碱平衡　钾是细胞内的主要阳离子，能维持细胞内、外液的渗透压。而对酸碱平衡的影响，一方面血钾变化可引起酸碱失衡，低血钾可引起代谢性碱中毒，高血钾可引起代谢性酸中毒；另一方面酸碱失衡时可引起血钾变化，酸中毒时血钾升高，碱中毒时血钾降低。因此，钾在维持机体酸碱平衡中起重要作用。

（三）钾浓度的影响因素

1. 儿茶酚胺　机体应激反应时，释放去甲肾上腺素和胰岛素，降低血清钾浓度，故临床上应用β_2-肾上腺素能受体激动剂时可以降低血清钾水平；而β_2-肾上腺素能受体阻断剂则可增加血清钾浓度。

2. 胰岛素、高血糖和高渗透压　胰岛素能促进钾离子进入细胞。如果胰岛素缺乏，则可以造成处理钾负荷的能力下降。高血糖或应用甘露醇可以导致高渗透压，诱发转移-依赖性高血钾，其原因是渗透压差，造成水从细胞内流向细胞外，从而将钾离子带到细胞外液中。

3. 酸碱度变化　细胞外液pH的变化可产生H^+和K^+在细胞内、外液之间的交换。碱中毒时，钾离子进入细胞内；而酸中毒时，钾离子则从细胞内转移到细胞外。细胞外液中pH每降低0.1，血清钾浓度可上升0.6mmol/L(0.2～1.7mmol/L)。但是乳酸性酸中毒或酮症酸中毒时，pH的降低对血清钾浓度的影响较小。

4. 细胞破坏和代谢　任何原因造成的细胞破坏，均可导致钾离子释放到细胞外液中，从而发生高钾血症，尤其当患者伴有某种程度的肾功能不全时。如创伤致横纹肌损伤时以及恶性肿瘤患者应用细胞毒药物或放射治疗导致细胞破坏时，均可出现血钾增高。

二、低钾血症

当血清钾浓度<3.5mmol/L时，即为低钾血症。

(一)病因和发病机制

1. 钾的摄入量不足 食欲缺乏、进食减少使钾摄入量不足。而肾脏保钾能力差，即使在钾摄入量明显减少的情况下，机体每日仍排 K^+ 15～20mmol，因此极易发生低钾血症。

2. 钾的排出量增多 常见原因有：

(1)使用排钾利尿剂如氢氯噻嗪、呋塞米等药物。

(2)使用肾上腺糖皮质激素，可促进肾小管 K^+-Na^+ 交换增加，致 K^+ 排出增多。

(3)呕吐、腹泻、胃肠减压及肠瘘等可引起大量 K^+ 丢失，因胃液和肠液中的含钾量均显著高于血钾，严重呕吐与腹泻可引起低钾血症。

(4)大量出汗可使 K^+ 丢失。

(5)原发或继发醛固酮增多症也是低钾的原因之一。

(6)某些肾脏疾病，如肾病性尿崩症及远端肾小管酸中毒等。

(7)镁缺失，可使肾小管上皮细胞的 Na^+-K^+-ATP 酶失活，钾的重吸收障碍，钾排出增加。

(8)小细胞性肺癌等肿瘤可以产生促甲状腺激素释放激素导致皮质醇增加使得肾排钾量增加从而造成低钾血症。

3. 钾在体内分布异常 常见原因有：

(1)呼吸性碱中毒与代谢性碱中毒时，一方面由于细胞内外离子交换，H^+ 逸出到细胞外，K^+ 进入细胞内，而致血钾降低；另一方面由于碱中毒时肾小管上皮细胞泌 H^+ 减少，使远端肾小管 H^+-Na^+ 交换减少，而 K^+-Na^+ 交换增多，使肾脏排 K^+ 增加而导致低钾血症。

(2)静脉滴注大量高渗葡萄糖液，尤其是葡萄糖与胰岛素联合应用时，因大量葡萄糖合成糖原而进入细胞内时，促使了血 K^+ 转入细胞内，可引起低钾血症。

(3)周期性瘫痪，如家族性周期性瘫痪、甲亢伴周期性瘫痪。可能是过度 β 期交感神经兴奋或遗传性突变导致钾离子通道活性异常，使钾离子浓度在细胞内外波动引起血清钾降低。

(4)急性应激状态时，如大脑受外伤、心肺复苏后、急性心肌缺血时可导致肾上腺素分泌增多，促进钾进入细胞内；使用叶酸、维生素 B_{12} 治疗贫血时，由于新生的红细胞增加导致钾的利用增多可形成低钾血症；反复输入冷存洗涤过的红细胞和低温疗法，由于红细胞在冷存过程中可丢失钾，输入人体后细胞外钾迅速进入细胞内会造成细胞外低钾。低温疗法可使钾进入细胞内。

4. 其他 假性低钾血症容易发生在急性白血病患者，因为在抽取血样后高的白血细胞数会导致 K^+ 转移进入白血病细胞内；过多、过快补液或水中毒，而未及时补钾可导致稀释性低钾血症。

(二)临床表现

1. 一般情况 软弱无力、口苦、食欲缺乏、烦躁不安或情绪波动，重者可有恶心、呕吐、嗜睡、定向力减退及神志不清。

2. 神经肌肉症状 由于低血钾使神经肌肉兴奋性降低，当血钾＜2.5mmol/L 时临床上可出现肌肉软弱无力，当血钾＜2.0mmol/L 则会出现软瘫，腱反射减弱或消失。严重者可出现呼吸肌麻痹，导致呼吸泵衰竭。

3. 胃肠道症状 常见有食欲缺乏、腹胀、恶心、呕吐等症状，严重者可出现肠麻痹。

4. 循环系统症状 低血钾可致心率增快，出现房性及室性期前收缩，严重者可出现室性心动过速，甚至心室颤动而致死亡。

5. 泌尿系统症状 长期或者严重的低钾血症可以导致肾小管上皮细胞变形坏死，使得尿液浓缩功能下降导致口渴、夜尿增加。进一步会导致失钾性肾病，出现蛋白尿和管型尿。

6. 代谢性碱中毒 低血钾可引起代谢性碱中毒，代谢性碱中毒又可致低血钾，两者互为因果关系，往往同时并存。

(三) 治疗

除治疗原发病外，应补充 K^+ 以提高血 K^+ 浓度。一般情况下，尿量超过 40ml/h 时可补给 KCl，但肾功能减退导致尿量＜40ml/h 时，应考虑停止补钾，以免引起高钾血症。故补钾的基本原则为：见尿补钾，多尿多补，少尿少补，无尿不补。在掌握补钾量方面，常用的 3－6－9克经验补钾法为：对尿量正常的低钾血症患者，每日除给予维持最低生理需要量的 KCl 3g(含 K^+ 40mmol)外，轻度低钾血症(血钾 3mmol/L 左右)，每日应补氯化钾 3g；中度低钾血症(血钾 2.5mmol/L 左右)，每日应补氯化钾 6g；重度低钾血症(血钾 2mmol/L 左右)，每日应补氯化钾 9g。以上补充量可部分口服，部分静脉滴注，静滴氯化钾时，每 500ml 输液中加氯化钾 1.5g 为宜。亦可根据实测血清 K^+ 浓度，按公式计算补钾量，由于大部分 K^+ 存在于细胞内，细胞内液约占体重的 40%，并已知 1g KCl 含 K^+ 13.3mmol，因此低钾血症患者应补充的 KCl 量为：

$$\text{KCl(g)} = (4.5 - \text{实测血 } K^+) \times \text{体重(kg)} \times 0.4/13.3$$

若按此公式计算，低钾血症轻、中、重度患者每日补 KCl 量约为 3g、5g、7g，较经验补钾法剂量偏低。我们认为 3－5－7 克补钾法较为妥当，既能有效纠正低血钾，又可避免补钾过多所导致的高钾血症。由于 K^+ 透过细胞膜的速度较慢，一般需补 K^+ 5～7 天，才能使细胞内缺 K^+ 得到纠正。对补钾效果不佳的顽固性低钾血症，应注意低镁血症同时存在的可能性，此时适当补镁，低钾血症常可得到纠正。一般可用硫酸镁每日 2～3g，加于 500～1000ml 葡萄糖液中缓慢静脉滴注。

三、高钾血症

当血清钾浓度＞5.5mmol/L，即为高钾血症。

(一) 病因和发病机制

1. 钾摄入过多 大剂量青霉素钾盐静脉滴注以及口服含钾药物，大量输库存血均可引起高钾血症。

2. 钾排出减少 肾功能不全患者出现少尿或无尿时，肾脏排钾减少。此时若不适当补钾(甚至少量补钾)，或使用保钾利尿剂，均可引起严重高钾血症。此外，肾上腺皮质功能减退和某些肾小管疾病导致盐皮质激素缺乏也会使钾排出减少。

3. 细胞内钾的移出 呼吸性酸中毒和代谢性酸中毒时，因细胞内外离子交换，H^+ 进入细胞内，K^+ 逸出到细胞外，可致血 K^+ 增高，pH 每下降 0.1 个单位，K^+ 浓度会升高约

0.6mmol/L；同时因酸中毒时肾小管泌 H^+ 增加，H^+-Na^+ 交换增多，K^+-Na^+ 交换减少，致 K^+ 排出减少而使血 K^+ 增高。严重缺氧时，ATP 生成减少，导致细胞膜 Na^+-K^+ 泵功能失调，K^+ 从细胞内逸出而引起血 K^+ 升高。若同时伴有酸中毒和肾功能减退，更易引起高钾血症。溶血、组织损伤、肿瘤溶解综合征、横纹肌溶解使得细胞破裂，细胞内钾移到细胞外，血钾升高。

引起血钾增高的药物盐酸精氨酸可直接补充 H^+，若过量使用致血浆 H^+ 浓度增高后，H^+ 可进入细胞内，K^+ 逸出到细胞外而致血 K^+ 增高。高血糖合并胰岛素不足常见于糖尿病患者，其原因为胰岛素不足可以阻碍钾离子进入细胞内，高血糖使得血浆渗透压升高，细胞脱水，则细胞内钾离子浓度相对增加移到细胞外。见于高钾性周期性瘫痪，一种常染色体显性遗传病，发病时细胞内的钾离子会移到细胞外从而引起血钾升高。

4. 其他　可能是假性的高钾血症，由于抽血时造成红细胞的损伤而导致测量值显示是高血钾而真实的血钾是正常的。

（二）临床表现

1. 心血管系统症状　常出现心率减慢与各种心律失常，血钾在 6.6～8.0mmol/L 时，可见 T 波呈帐篷状。当血钾快速增高时易引起室性心动过速，甚至心室颤动；而血钾缓慢增高时易产生传导阻滞，严重者可致心脏停搏。严重高钾血症猝死的主要原因是心室颤动和心脏停搏。

2. 神经肌肉症状　因细胞外液 K^+ 浓度上升，使静息电位下降，出现肌肉无力甚至瘫痪。通常以下肢出现较多，以后沿躯干向上延伸。个别严重患者可出现吞咽困难、呼吸困难。中枢神经症状有烦躁不安、神志不清、昏厥等表现。

（三）治疗

1. 纠正高钾血症的原因　停止一切钾盐及含钾药物的应用，包括库存血和青霉素钾盐等。

2. 葡萄糖酸钙　钙盐具有增强心肌兴奋性和收缩性的作用，可直接对抗血钾过高对心肌细胞的抑制作用。可用 10%葡萄糖酸钙溶液 10～20ml 稀释后缓慢静脉注射，数分钟见效，可维持 30～60 分钟。首次静注后可用 10%葡萄糖酸钙 20～40ml 加在 10%葡萄糖液中静脉滴注。

3. 碳酸氢钠　补碱可促使 K^+ 进入细胞内，并促使肾脏排 K^+ 增加，尤适用于酸中毒所致高钾血症的治疗，应用 $NaHCO_3$ 后使细胞外液 H^+ 浓度降低，从而使肾小管 H^+-Na^+ 交换减少，K^+-Na^+ 交换增加，以促进 K^+ 的排出。而且因细胞外液 H^+ 浓度降低，有利于细胞外 K^+ 进入细胞内，而使血 K^+ 降低。常用剂量为 5%碳酸氢钠 250～500ml 静脉滴注。

4. 葡萄糖-胰岛素疗法　可促进细胞内糖原生成，而使 K^+ 进入细胞内，致血 K^+ 降低。一般使用 12 单位胰岛素加 10%葡萄糖液 500ml 静脉滴注（或按 4g 葡萄糖给 1U 胰岛素的比例给予），1 小时左右滴完。必要时 6 小时后再重复应用一次。

5. 呋塞米　可促进 K^+ 从肾脏排出，一般可静脉注射 40～80mg。其效果较慢，不是严重高钾血症抢救的首选措施。

第三节　氯代谢紊乱

一、氯的分布与生理功能

（一）氯在体内的分布

Cl^-主要分布于细胞外液，血浆Cl^-浓度为96～108mmol/L，均值为102mmol/L。因Cl^-不易渗入细胞内，故细胞内液Cl^-浓度仅约1mmol/L。正常人每日Cl^-的需要量相当于氯化钠3.5～5g，其绝大多数经胃肠道吸收，主要经过肾脏排泄，少量也可经粪便及汗液排出。呕吐、胃肠减压等原因引起胃液大量丢失，则可有大量Cl^-丢失。

（二）氯的生理功能

氯的主要生理功能是参与调节酸碱平衡，调节和维持体液阴、阳离子的电荷平衡以及渗透压平衡。低氯性代谢性碱中毒和高氯性代谢性酸中毒均有Cl^-的失衡，呼吸性酸中毒时因HCO_3^-代偿性增高，常伴有Cl^-降低。细胞外液的阴离子主要为Cl^-和HCO_3^-，两者互为消长。一方面，Cl^-降低时必伴有HCO_3^-增高；Cl^-增高时必伴有HCO_3^-降低，即低Cl^-致代谢性碱中毒，高Cl^-致代谢性酸中毒。另一方面，HCO_3^-增高时（代谢性碱中毒或呼吸性酸中毒），Cl^-常降低；HCO_3^-降低时（代谢性酸中毒），可有Cl^-升高。此外，血Na^+水平对Cl^-和HCO_3^-亦有影响。根据电中和定律，当血Na^+降低时，血Cl^-或HCO_3^-亦相应减少；当血Na^+增高时，血Cl^-或HCO_3^-亦相应增高，以维持体液阴、阳离子电荷的平衡。

二、低氯血症

当血氯浓度＜96mmol/L时即低氯血症。

（一）病因和发病机制

通常来说，引起低钠血症和低氯血症的原因是并存的：

1. 代偿性（继发性）低氯血症　CO_2潴留所致高碳酸血症时，机体通过缓冲调节、离子交换和肾脏代偿调节作用，使HCO_3^-代偿性增高。根据电中和定律同时伴有血Cl^-降低。

2. 缺氯性（原发性）低氯血症　进食减少和长期低盐饮食，使机体Cl^-摄入减少，而致血Cl^-降低。剧烈呕吐时大量丢失胃液（胃液中含Cl^-约140mmol/L），可使血Cl^-降低。大量出汗时从汗液中丢失Cl^-，可致血Cl^-降低。使用排钾利尿药（氢氯噻嗪、呋塞米）亦同时排氯，增加Cl^-在尿液中的排出，而使血Cl^-降低。以上原因均导致缺氯性低氯血症。

（二）治疗

呼吸性酸中毒因HCO_3^-代偿性升高，而致血氯代偿性降低时，一般不必补Cl^-。因补Cl^-可使代偿性HCO_3^-升高的作用减弱（电中和定律），而加重pH降低。对呼吸性酸中毒所致的低血氯，只要改善通气功能，纠正CO_2潴留，血氯即可上升并恢复正常。但呼吸性酸中毒经治疗好转，$PaCO_2$恢复正常后，若HCO_3^-仍高，则应补充KCl，以防治高碳酸血症后碱中毒的发生。代谢性碱中毒时HCO_3^-原发性增高，必伴有血Cl^-降低，此时则应补Cl^-。因补

Cl^-后血Cl^-增高，远端肾小管液中Cl^-含量增加，可使皮质集合管上皮细胞分泌HCO_3^-增强，从而加速肾脏对HCO_3^-的排出，而改善碱中毒。对于缺氯性低氯血症患者，则应给予补Cl^-。纠正低氯血症可酌情使用氯化钠、氯化钾、氯化钙、盐酸精氨酸等。

第四节 钙代谢紊乱

一、钙的调节与生理功能

（一）钙在体内的分布与调节

钙是体内含量最多的矿物质，正常人血清钙含量为2.25～2.75mmol/L，均值为2.5mmol/L。其中约50%为血清离子钙（Ca^{2+}），是维持生理作用的主要部分，另外的40%和10%分别与白蛋白和血浆阴离子结合为结合钙。机体钙总量的99%沉积于骨骼与牙齿，仅1%存在于细胞外液中。血清钙离子水平与血清pH和血清白蛋白水平关系密切，钙离子水平随pH改变而改变，碱中毒时钙与白蛋白结合增多，因而离子钙水平下降，而酸中毒时离子钙水平升高。血清白蛋白与血清总钙水平呈正相关，但离子钙却与血清白蛋白的变化方向不一致。在低白蛋白血症时，血清总钙水平亦下降，但离子钙水平可以正常。影响机体钙吸收的因素有：①食物中的钙含量；②足量维生素D、正常胃液酸度能促进可溶性钙盐吸收；③钙与磷的比例；④甲状旁腺激素的含量；⑤降血钙素的含量。

（二）钙的生理功能

钙是维持骨骼和神经肌肉功能、影响心肌收缩功能的重要因素之一。在细胞膜上，钙可以拮抗钾和镁的效应，因此，钙剂是治疗高钾血症和高镁血症的有效方法。钙浓度受甲状旁腺激素和维生素D的严密调控，如果该调节系统出现障碍则会出现一系列的临床问题。

1. 对心肌的作用　钙对心肌的作用与钾相反，Ca^{2+}能提高心肌兴奋性，增加心肌收缩力。

2. 神经肌肉应激性　Ca^{2+}抑制骨骼肌的兴奋性，当血Ca^{2+}降低时患者可出现手足搐搦、肌肉颤动等神经肌肉应激性增高的症状。

3. 骨骼代谢　钙与磷共同作用，影响骨骼的生长与发育。

4. 血液凝固　凝血过程需要Ca^{2+}参加。

5. 调节酶的活性　Ca^{2+}是机体内许多酶的激活剂，而且还能抑制1-α羟化酶的活性，继而影响着代谢活动。

二、低钙血症

当机体内血清钙浓度＜2.0mmol/L，即为低钙血症。

（一）病因

低钙血症的常见病因有：①钙摄入不足；②维生素D缺乏；③甲状旁腺功能减退；④慢性肾衰竭；⑤低镁血症；⑥急性重症胰腺炎。此外，呼吸性碱中毒和代谢性碱中毒时由于Ca^{2+}与血浆蛋白结合生成结合钙，而致离子钙减少。

(二) 临床表现

1. 神经肌肉症状　血 Ca^{2+} 降低使神经肌肉应激性增高，临床上可出现感觉异常(四肢刺痛、发麻)、手足痉挛僵直、手足搐搦。严重病例出现全身骨骼肌及平滑肌痉挛，可发生喉痉挛、支气管痉挛、窒息等危象。

2. 心血管系统　血 Ca^{2+} 降低会导致心输出量的减少，从而引起低血压。

(三) 治疗

补钙为主要治疗措施。轻症口服葡萄糖酸钙或乳酸钙，常与维生素 D 同时使用。重度低钙血症致手足搐搦或出现全身骨骼肌及平滑肌痉挛者，应立即静脉注射 10％葡萄糖酸钙 10ml，一日 2～3 次。对碱中毒合并低钙者宜给予氯化钙，一日 2～3g，既可补钙，又可补氯，从而促使碱中毒的纠正。

三、高钙血症

高钙血症是指血清钙浓度＞2.80mmol/L。若血清钙过高＞3.75mmol/L，可发生高血钙危象，临床出现一系列神经、精神、胃肠和泌尿系统症状。90％以上病情危重的高钙血症是由原发性甲状旁腺功能亢进和其他恶性肿瘤所致，如骨转移性癌。少数由甲状腺功能亢进、维生素 D 中毒、锂盐治疗躁狂抑郁症、肉芽肿性疾病、家族性低尿钙高钙血症等原因引起。

(一) 临床表现

1. 神经系统症状　包括抑郁、疲软、乏力、意识模糊。血钙持续升高时可出现幻觉、定向力障碍和昏迷。

2. 泌尿系统症状　肾对高钙血症敏感，主要损伤肾小管，引起肾小管水肿、坏死、基底膜钙化，晚期可见肾小管纤维化、肾钙化、肾结石。临床上早期表现为肾脏浓缩功能障碍，晚期发展为肾衰竭。

3. 消化系统症状　包括吞咽困难、便秘、消化性溃疡和胰腺炎等。

4. 心血管系统症状　高钙血症会导致心脏自律性降低、心室收缩期缩短，由于不应期缩短而发生心律失常。此外，很多高钙血症患者同时伴发低钾血症，这时更易发生心律失常。

(二) 治疗

高钙血症的治疗取决于症状、高钙的严重程度和原发疾病。当症状轻，血清钙＜2.88mmol/L 时，以治疗原发疾病为主。当血清钙＞3.75mmol/L 或有严重高钙血症的临床症状时，通过增加尿钙排泄、抑制骨钙吸收、减少肠道钙摄取及血液透析等以降低血钙治疗的措施为主。而基础疾病的治疗也很重要，如甲状旁腺功能亢进的患者，必要时可进行手术切除治疗。

正常肾功能患者高钙血症治疗的关键是增加肾对钙排泄，通过补液及利尿，以 250ml/h 的速度输入生理盐水纠正脱水，细胞外液容量补足后给予呋塞米增加肾小球钙滤过率，抑制钠、钙重吸收，促进尿钙排泄使尿量至少达 3L/d，可缓解症状；肾功能不全的患者，没有安全的药物治疗高钙血症，用低钙或无钙透析液短期血液透析有助于控制症状。

一些药物可用于高钙血症的治疗，降钙素可以通过抑制破骨细胞活性而降低血钙；糖皮质激素可以通过抑制肠道钙吸收、增加尿钙排泄，降低血钙水平，如泼尼松 20～40mg/d 口服能有效控制大多数婴儿特发性高钙血症，以及维生素 D 中毒和结节病患者的高钙血症；磷酸二钠通过抑制破骨细胞以降低血钙。

治疗期间需要动态监测电解质的变化，并且适当补钾以防止电解质紊乱。

第五节　磷代谢紊乱

一、磷的调节与生理功能

（一）磷的分布与调节

机体内约 86％的磷以羟磷灰石的形式存在于骨骼和牙齿中，细胞外液中磷的含量仅仅有 2g。血液中的磷分为有机磷和无机磷，我们所说的血磷通常是指无机磷，正常人血磷含量为 1.1～1.3mmol/L，婴儿血磷的含量为 1.3～2.3mmol/L。血浆中钙磷的关系比较密切，正常情况下机体中[Ca]×[P]的值约 40。磷的代谢过程与钙相似，其在体内的平衡主要取决于体内与体外环境中磷的交换，正常人每天摄入的磷 80％都在空肠段吸收，磷主要经过肾脏排出，小量也可经过汗液排出，未经肠道吸收的磷随粪便排出。

（二）磷的生理功能

1. 参与成骨　钙与磷共同作用，影响骨骼的生长与发育。

2. 血液凝固　凝血过程中一些凝血因子的主要成分是磷脂。

3. 生命物质的重要组成部分　磷是核酸以及磷脂的基本成分、高能磷酸键与生物膜的成分之一，一些蛋白质等物质组成的必需元素。

4. 参与酸碱平衡　磷酸盐是机体内血液缓冲体系的主要组成部分。

5. 参与代谢过程　协助糖和脂肪代谢，通过 ATP 的高能磷酸键断裂给机体提供能量。

6. 调控生物大分子的活性　磷参与机体内蛋白质的磷酸化与去磷酸化。

二、低磷血症

当机体内血磷的含量＜0.8mmol/L 时即为低磷血症。血磷浓度在 0.6～0.8mmol/L 为轻度低磷血症，在 0.5～0.6mmol/L 为中度低磷血症，＜0.5mmol/L 为重度低磷血症。

（一）病因

1. 摄入减少　饥饿、营养不良以及长期肠外营养者未补充磷制剂等。

2. 丢失增加　严重呕吐、腹泻、烧伤患者，甲状旁腺功能亢进、代谢性酸中毒、酒精中毒等患者尿磷排出增加导致低磷血症。一些药物如利尿剂、茶碱等可影响肾脏对磷的排泄造成低磷血症。

3. 细胞外磷转移到细胞内　大量的葡萄糖和胰岛素输入体内、呼吸性碱中毒及应激状态等会导致磷由细胞外进入细胞内。

（二）临床表现

轻、中度低磷血症多无明显的临床表现，重度低磷血症临床表现如下：

1. 神经肌肉系统　磷与ATP的生成有着密切的关系，磷不足时，机体的能量也得不到足够的供给。严重时会出现肌无力、意识障碍甚至昏迷等。

2. 呼吸系统　低磷血症可以损害呼吸肌，膈肌收缩力下降，容易诱发呼吸衰竭，在机械通气的患者中是导致其脱机失败的主要原因。

3. 循环系统　磷的缺乏导致机体能量得不到足够的供给，进一步心肌收缩力下降，每搏输出量下降，心律失常，容易引起心力衰竭。

4. 血液系统　低磷血症可以引起红细胞、白细胞及血小板功能不全，导致发生溶血，易感染及皮肤、内脏出血。

5. 其他　恶心、呕吐及低磷血症性酸中毒等。

（三）治疗

1. 纠正病因　如长期静脉输液的患者应在溶液中常规加磷制剂；对于甲状旁腺功能亢进的患者应手术治疗。

2. 补充磷　口服磷酸钠或磷酸钾每天1500mg左右，约一周可以补充体内的储存量；若是重度的低磷血症则需静脉输入磷酸钾，超过12小时连续输入2.5mg/kg，静脉输注期间需密切监测电解质。

三、高磷血症

成人血磷浓度＞1.60mmol/L，儿童血磷浓度＞1.90mmol/L即为高磷血症。其会导致肾功能减退、继发性甲状旁腺功能亢进、血管钙化和矿物质、骨代谢紊乱等。

（一）病因

1. 排出减少　急、慢性肾功能不全，甲状旁腺功能低下等，磷的排出减少，血磷升高。

2. 摄入增加　如维生素D中毒时促进小肠和肾脏对磷的吸收。使用含磷缓泻剂及磷酸盐静注等。

3. 细胞内磷转移到细胞外　急性酸中毒、高热、恶性肿瘤化疗、骨骼肌损坏等都会使得细胞内的磷转移到细胞外，血磷升高。

（二）临床表现

高磷血症常常继发低钙血症，患者往往表现的是低钙血症的一系列症状：

1. 神经肌肉系统　出现感觉异常（四肢刺痛、发麻）、手足痉挛僵直、手足搐搦。

2. 心血管系统　会出现心律失常、低血压等。会导致肾功能进一步减退、继发性甲状旁腺功能亢进、血管钙化和矿物质、骨代谢紊乱。

（三）治疗

纠正病因，可针对低钙血症进行治疗；限制磷的摄入，减少消化道对磷的吸收，如烟酸及其代谢物烟酰胺可以减少肠道吸收磷；使用磷结合剂，如聚苯乙烯磺酸镧；急性肾衰竭伴明显的高磷血症，必要时可做透析治疗。

第六节　镁代谢紊乱

镁是人体内第四多的电解质，细胞外的镁有1/3是与血浆白蛋白结合，因此，血清镁水平并不是评价总体镁含量的可靠指标。镁是很多重要的酶和激素作用所必需的物质之一。钠、钾、钙离子进出细胞的活动必须有镁参加，如果存在低镁血症，就不可能纠正细胞内低钾。镁还有助于稳定细胞膜的兴奋性，对房性和室性心律失常有益。镁代谢紊乱包括镁缺乏和镁过剩，主要是指细胞外液中镁浓度的变化，包括低镁血症和高镁血症。

一、镁的调节与生理功能

（一）镁的分布与调节

镁离子（Mg^{2+}）是细胞内继钾之后的第2位阳离子，50%存于骨骼和牙齿，49%存于细胞内，仅1%存在于细胞外液中。细胞内游离 Mg^{2+} 发挥主要生理功能，与血浆 Mg^{2+} 缓慢达到平衡。血浆 Mg^{2+} 水平的高低取决于摄入量和肾排泄量。血浆镁总含量的1/3与白蛋白结合存在，正常血清 Mg^{2+} 浓度为0.75～1.20mmol/L。肾是调节体内镁平衡的主要器官，肾阈高低决定血清镁水平。Mg^{2+} 可从肾小球自由滤过，但大部分由肾小管重吸收，尿排泄量约为肾小球滤过量的3%～5%，当血镁浓度升高时，尿排泄量增加。

镁稳态的调控主要由消化道吸收和肾脏排泄来完成。食物含钙少、含蛋白质多以及活性维生素D等，可使肠道吸收镁增加；反之，则吸收减少。肾小管镁重吸收的主要部位是皮质髓袢升支粗段；顶膜的 Na^+-K^+-Cl^- 联合转运体和 K^+ 通道开放产生的腔内跨上皮细胞正电位，是镁吸收的主要驱动力。低镁血症时，刺激甲状旁腺激素，使肾小管对镁的重吸收增加；高镁血症时，重吸收明显减低。多肽激素如甲状旁腺激素（parathyroid hormone，PTH）、胰高血糖素、降钙素和血管加压素，可增强镁的重吸收；维生素D可加强肽类激素的作用。

（二）镁的生理功能

1. 维持酶的活性　镁是许多酶的辅助因子或激动剂，已知可启动体内300多种酶，包括己糖激酶，Na^+-K^+-ATP酶、羧化酶、丙酮酸脱氢酶、肽酶、胆碱酯酶等，参与体内许多重要代谢过程，包括蛋白质、脂肪和碳水化合物及核酸的代谢、氧化磷酸化、离子转运、神经冲动的产生和传递以及肌肉收缩等，几乎与生命活动的各个环节都有关。

2. 对可兴奋细胞兴奋性的影响　镁离子对中枢神经系统、神经肌肉和心肌等，均起抑制作用。对于神经肌肉应激性，Mg^{2+} 与 Ca^{2+} 是协同的，对于心肌应激性又是拮抗的。

神经肌肉应激性＝$[K^+]\cdot[Na^+]\cdot[OH^-]$（应激性离子）/$[Ca^{2+}]\cdot[Mg^{2+}]\cdot[H^+]$（瘫痪性离子）

心肌应激性＝$[Ca^{2+}]\cdot[Na^+]\cdot[OH^-]$（应激性离子）/$[K^+]\cdot[Mg^{2+}]\cdot[H^+]$（瘫痪性离子）

3. 维持细胞的遗传稳定性　镁是DNA相关酶系中的主要辅助因子，也是决定细胞周期和凋亡的细胞内调节者。在胞质中，它可维持膜完整性，增强细胞对氧化应激的耐受力，调节细胞增殖、分化和凋亡；在细胞核中，Mg^{2+} 则在维持DNA结构、DNA复制的保真度，启动DNA的修复过程，包括核苷切除修复、碱基切除修复和错配修复等过程中发挥重要作用。

二、低镁血症

在临床上，低镁血症较高镁血症更常见，是指血清镁浓度＜0.75mmol/L。低镁血症常

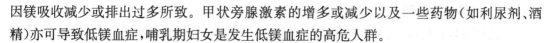

因镁吸收减少或排出过多所致。甲状旁腺激素的增多或减少以及一些药物(如利尿剂、酒精)亦可导致低镁血症,哺乳期妇女是发生低镁血症的高危人群。

(一) 低镁血症的原因

1. 经胃肠道丢失(如肠切除、胰腺炎、腹泻等)以及饥饿、长期输液中不含镁等因素所致的摄入不足。

2. 药物因素 如使用利尿剂、庆大霉素、地高辛等。

3. 某些代谢性疾病 如糖尿病酮症酸中毒、甲状腺功能亢进或低下等。

4. 长期嗜酒患者的低镁血症可能是由于镁摄入不足和镁通过肾脏排泄过多所致。

5. 钙的过多摄入也会影响镁的吸收,因为钙和镁几乎共用相同的转运位点。

6. 其他因素 如肾病、低体温、烧伤、败血症以及哺乳等。

(二) 临床表现

1. 神经系统 包括肌肉震颤、眼球震颤、手足抽搐、精神活动异常等。也可以出现共济失调、眩晕、癫痫发作和吞咽困难。

2. 内分泌系统 低镁血症可以干扰甲状旁腺激素的效应,导致低钙血症,亦可引起低钾血症。

3. 血管系统 低镁血症会导致心律失常,严重者可引起心室纤颤而导致死亡;也可引起高血压,其原因是血管平滑肌细胞内的钙含量增加使血管收缩,外周血管阻力增加,除此之外,低镁还可以增强儿茶酚胺等缩血管物质的收缩血管作用。

4. 其他 低镁血症会引起人格的改变等。

(三) 治疗

当镁缺乏出现临床症状或血清镁<0.5mmol/L者,即有镁盐治疗指征。此时,预计镁缺乏量达到12～24mg/kg。对肾功能正常的患者,应补给预计镁缺乏量的2倍,因为补给的镁,有50%经肾脏排泄。一般情况下,计算的镁缺乏量应该分次给予,前24小时给予总量的一半,其余的镁在以后4天补给。一般无胃肠道吸收障碍者,可每次给予氧化镁0.5g口服,每日3～4次。严重低镁血症或不能耐受口服的患者应选择肠道外补镁(静脉滴注或肌内注射)。在镁盐治疗期间,应监测血清镁,尤其是肠道外补镁或伴有肾功能不全的患者。

严重症状性低镁血症如全身性癫痫发作血清镁<0.5mmol/L者,可用2～4g硫酸镁静脉滴注。如癫痫持续存在,可重复应用上述剂量。如癫痫停止,可用硫酸镁2.5g,每日1～2次静脉滴注,以补充总镁贮备缺乏。静脉滴注或肌内注射硫酸镁时,应注意监测血清镁、血压、心脏和呼吸功能。切忌使用高浓度(25%～50%)硫酸镁直接静脉推注,以免引起血压骤降、心脏停搏和呼吸抑制。

完全纠正镁缺乏需要较长的时间,因此在解除了症状后仍然需每天补充25%的硫酸镁5ml,持续3周。

三、高镁血症

高镁血症是指血清镁浓度>1.20mmol/L。维持镁平衡的调节系统与钙离子基本相同。此外,某些影响血清钾的疾病也会影响镁的平衡。因此,镁平衡与钙、钾平衡有密切的联系。

（一）高镁血症原因

常见原因是肾衰竭，因为肾脏功能正常情况下，其对镁的排泄能力可以随机体的需求而增加。应用含有镁的缓泻药或抗酸药（老年人高镁血症的重要原因）也可导致高镁血症。过多地给予镁制剂是高镁血症的医源性因素，如用镁盐治疗子痫。严重的细胞外液量不足和严重的酸中毒也可引起血清镁增加。

（二）临床表现

1. 神经肌肉症状　包括肌肉无力、瘫痪、共济失调、嗜睡和意识混乱。

2. 胃肠道症状　最常表现为恶心、呕吐。

3. 心血管系统症状　高镁血症可引起血管扩张，严重高镁血症可致心动过缓、低血压，甚至于心脏停搏。

（三）治疗

1. 停止镁的摄入。

2. 应用钙剂治疗高镁血症通常能够防治致命性心律失常，可用10%氯化钙或葡萄糖酸钙10～20ml静脉滴注，必要时可重复使用。

3. 透析是治疗高镁血症的方法之一。透析前如果肾功能正常，心血管功能状态良好，静脉滴注生理盐水并给予利尿剂，可加速镁从体内排出。如果并存低钠血症，可加重高镁血症的临床表现，因而在治疗中应注意纠正低钠血症。

第七章

肺功能测定与呼吸功能障碍

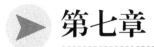

血气分析的异常改变通常是由于呼吸功能障碍与酸碱平衡失调所致。呼吸功能障碍有中枢性呼吸功能障碍、呼吸肌功能不全、阻塞性与限制性通气功能障碍、肺换气功能障碍、内呼吸障碍等类型。各种类型呼吸功能障碍的肺功能测定与血气分析有着不同变化。因而，呼吸功能障碍类型、肺功能测定、血气分析三者之间有着密切关系。

第一节　常用肺功能测定的临床意义

一、肺量计检查的临床意义

肺量计检查包括慢肺活量、用力肺活量和时间肺活量、最大自主通气量，是一系列肺功能检查的基础，也是临床上最为广泛采用的项目。

(一) 慢肺活量检查

慢肺活量检查是指受试者在放松状态下，尽最大努力吸气和完全呼气来测定肺容积的检查，如图 7-1 所示。

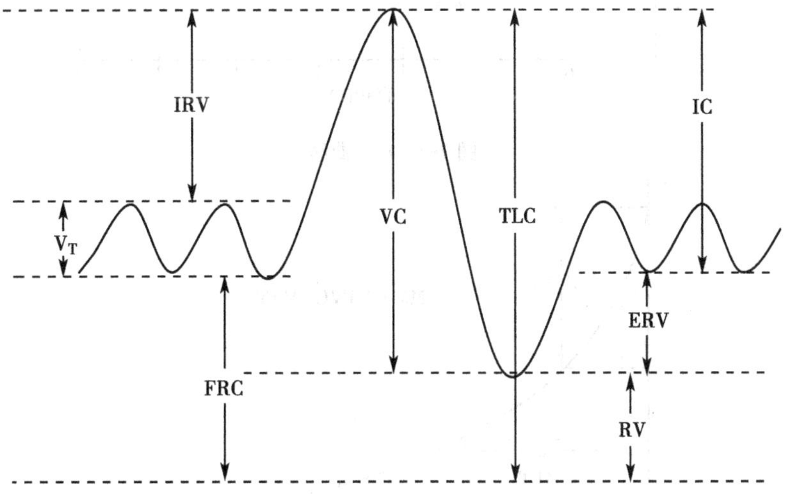

图 7-1　慢肺活量测定曲线

1. 慢肺活量测定指标　四个基础容积：潮气容积(V_T)、补吸气容积(IRV)、补呼气容积

(ERV)和残气容积(RV)。

由两个或者两个以上的基础容积可组合成四个容量:深吸气量(IC)、功能残气量(FRC)、肺活量(VC)和肺总量(TLC)。

2. 慢肺活量测定要求

(1)操作者指导受试者平静呼吸,平静呼气末基线平稳无漂移。

(2)呼气至 RV 位或吸气至 TLC 位时均应出现平台。

(3)重复检查,最少获得 3 次可接受的测试,VC 最佳值与次佳值之间的误差应<0.15L。两次测定之间,受试者需要休息 1 分钟以上。

(二)用力肺活量和时间肺活量检查

用力肺活量(FVC)是指最大吸气至 TLC 位后,作最大努力、最快速度的呼气,直至 RV 位所呼出的气量。单位时间(秒)内所呼出的气量称为时间肺活量。在测定过程中,可同时描绘出流量-容积曲线(F-V 曲线)(图 7-2)和时间-容积曲线(T-V 曲线)(图 7-3)。

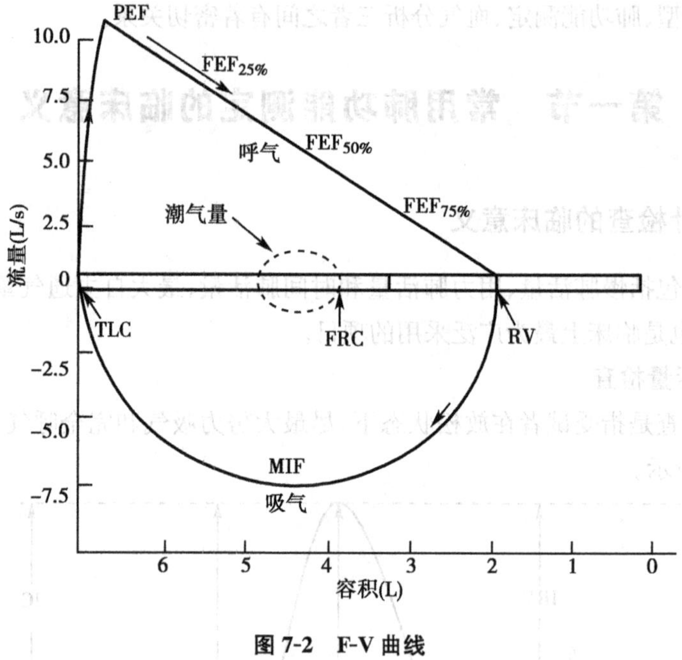

图 7-2　F-V 曲线

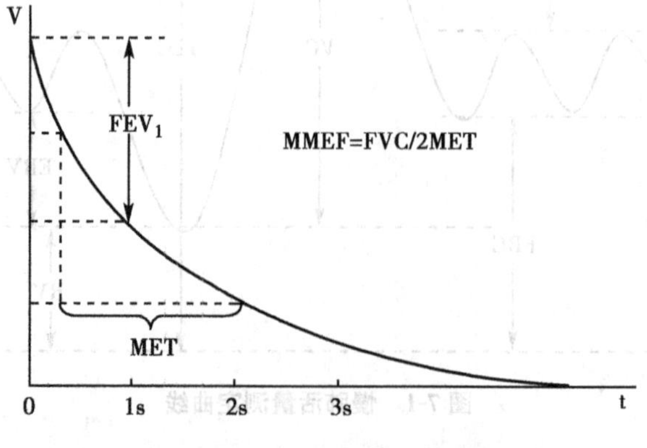

图 7-3　T-V 曲线(MET:用力呼气中段时间)

1. 用力肺活量和时间肺活量测定指标

(1)F-V 曲线：是用力呼吸时吸入或呼出的气体流量随肺容积变化的关系曲线，常用指标包括：呼气峰流量(PEF)、用力呼出 25%肺活量的呼气流量($FEF_{25\%}$)、用力呼出 50%肺活量的呼气流量($FEF_{50\%}$)、用力呼出 75%肺活量的呼气流量($FEF_{75\%}$)等。

(2)T-V 曲线：是在用力呼气过程中各呼气时间段内发生相应改变的肺容积的呼气时间与容积关系图，常用指标包括：用力肺活量(FVC)、第 1 秒用力呼气容积(FEV_1)、最大呼气中期流量(MMEF)等。

2. 用力肺活量和时间肺活量测定要求

(1)受试者呼气起始无犹豫，有爆发力，F-V 曲线显示 PEF 尖峰迅速出现。

(2)呼气相降支曲线平滑，呼气时间≥3 秒(10 岁以下儿童)或≥6 秒(10 岁以上受试者)，或 T-V 曲线显示呼气平台出现(容积变化<0.025L)持续 1 秒以上。

(3)呼气过程无中断、无咳嗽、无牙齿或舌头阻塞口器、无漏气、无影响测试的声门关闭等情况。

(4)重复测定至少 3 次，且 FVC 和 FEV_1 的最佳值与次佳值之间的误差应≤0.150L。如果 FVC≤1.0L，则这些值的误差应≤0.100L。

(三) 最大自主通气量检查

最大自主通气量(MVV)是指受试者 1 分钟内以尽可能快的速度和尽可能深的幅度重复最大自主努力呼吸所得到的通气量。通常是测定 12 秒或 15 秒的最大通气量，然后换算为 MVV。

操作者指导受试者先平静呼吸 4～5 次，待呼气容量基线平稳后，以最大呼吸幅度、最快呼吸速度持续重复呼吸 12 秒或 15 秒。呼吸频率宜在 60 次/分，每次呼吸的容量约为 60% VC。至少进行 2 次可接受的测试，误差应<8%。

(四) 肺量计检查的临床应用

肺量计检查，包括慢肺活量、用力肺活量和最大自主通气量检查，均是肺通气功能的测定内容。应结合受试者的病史、体征、影像学检查以及临床症状体征等资料，才能对肺通气功能障碍的类型、性质及程度等做出正确的评估。

1. 肺通气功能障碍的类型　依通气功能损害的性质可分为阻塞性通气功能障碍、限制性通气障碍及混合性通气障碍，其 F-V 曲线和 T-V 曲线见图 7-4。各类型通气功能障碍的判断及鉴别见表 7-1。

表 7-1　各类型通气功能障碍的判断及鉴别

障碍类型	FVC	FEV_1	FEV_1/FVC	RV	TLC
阻塞性	—/↓	↓	↓	↑	↑
限制性	↓	↓/—	—/↑	↓/—	↓
混合性	↓	↓↓	↓	?	?

注：—：正常；↓：下降；↑：上升；?：不定

2. 肺通气功能障碍的程度　肺通气功能障碍程度的划分有助于临床医师判断疾病的

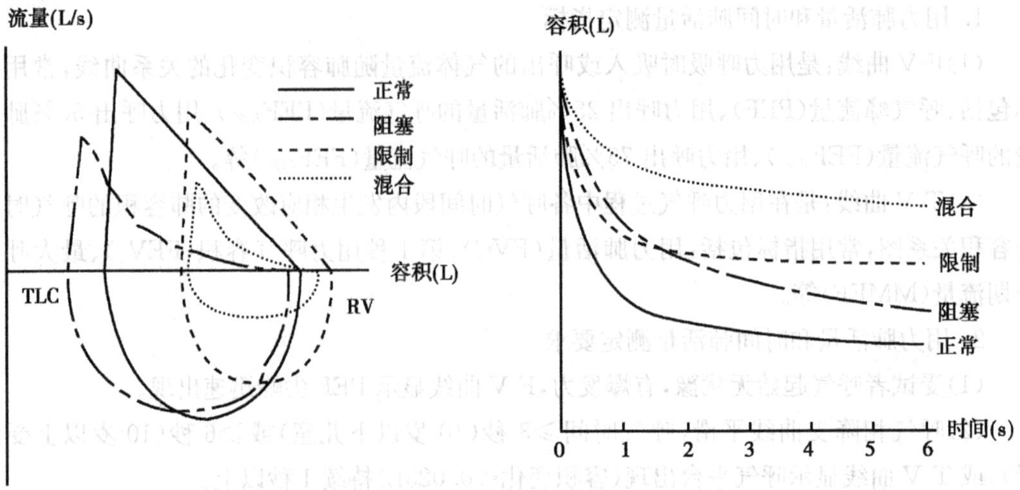

图 7-4 肺通气功能障碍不同类型的 F-V 曲线和 T-V 曲线

严重程度并指导其对患者进行合理的药物选择，但应强调的是，肺功能损害程度的判断应结合临床资料进行具体分析，综合判断。

不同的临床协会以及研究组织对肺功能损害的程度评估标准有所差异。参考 2005 年美国胸科协会（ATS）/欧洲呼吸协会（ERS）有关肺功能检查的联合指南，我国首部肺功能指南建议不论阻塞性、限制性或混合性通气功能障碍，均依照 FEV_1 占预计值的百分比对肺功能损害的程度做出判断，见表 7-2。

表 7-2 肺通气功能障碍的程度分级

严重程度	FEV_1 %预计值
轻度	≥70%，但<LLN 或 FEV_1/FVC 比值<LLN
中度	60%～69%
中重度	50%～59%
重度	35%～49%
极重度	<35%

注：LLN：正常值下限

二、肺换气功能检查的临床意义

气体从肺泡进入肺毛细血管血液的过程即 O_2 和 CO_2 在肺泡与肺毛细血管血液之间进行气体交换的过程即为肺换气功能，主要包括弥散功能和通气/血流（$\dot{V}/\dot{Q}$）比例。

任何能引起弥散障碍和通气/血流（$\dot{V}/\dot{Q}$）比例失调的因素，均可妨碍肺的气体交换。$\dot{V}/\dot{Q}$ 比例失调是肺部疾病产生缺氧的主要原因，但目前肺功能实验室无法直接测定，往往通过计算一些生理指标来间接判定。目前实验室能直接测定的反映肺换气功能的综合指标是弥散功能。

(一) 肺弥散功能

肺的弥散功能是指某种肺泡气通过肺泡膜从肺泡向毛细血管扩散到达血液内，并与红细胞中的血红蛋白结合的能力。目前多利用一氧化碳进行肺弥散功能的测定，包括一口气呼吸法、内呼吸法、恒定状态法以及重复呼吸法等，其中一口气呼吸法在临床上最为常用。

1. 测定指标

(1)肺一氧化碳弥散量(D_LCO)：是指 CO 在单位时间及单位压力差条件下所能转移的量，是反映弥散功能的主要指标。

(2)比弥散量(D_LCO/V_A)：是指 CO 弥散量与肺泡通气量(V_A)比值。由于弥散量受 V_A 影响，肺泡通气量减少可导致 D_LCO 减少，因此评价弥散功能时应该考虑受试者的肺容积。

2. 肺弥散功能测定要求

(1)操作者向受试者详细介绍测试动作，示范并指导依次练习呼气、深吸气、屏气、呼气等动作，包括呼吸动作的幅度和速度。

(2)受试者夹鼻夹、口含咬嘴后平静呼吸 4～5 个周期，待潮气末基线显示平稳后，指导其呼气至 RV 位，接着令受试者快速均匀吸气至 TLC 位，屏气 10 秒，最后均匀中速呼气至完全。

(3)整个测试过程中必须保证无漏气，特别注意口角和呼气阀。

(4)吸气容量不少于 85%VC；吸气时间不超过 2.5 秒(健康人)或不超过 4.0 秒(气道阻塞者)；对某些确实不能屏气 10 秒者，可依据病情需要缩短屏气时间但不低于 7 秒；呼气时间应控制在 2.0～4.0 秒内。

(5)重复测试间隔时间应≥4 分钟，且最佳 2 次 D_LCO 间的变异系数<10%。

3. 肺弥散功能测定的适应证

(1)累及肺间质的疾病：如间质性肺疾病、肺气肿、肺水肿、肺肿瘤等引起肺泡-毛细血管膜弥散障碍或 $\dot{V}/\dot{Q}$ 比失衡的疾病。

(2)呼吸困难或活动后气促查病因，不明原因低氧血症等疾病。

(3)怀疑有肺损伤或毁损肺的患者，尤其有 TLC 减少，限制性肺通气功能障碍的疾病需要进一步了解其弥散功能。

(4)胸外科手术患者及有呼吸系统相关疾病的其他部位手术的术前风险评估。

(5)高原或航天、潜水等特殊要求职业的常规体检以及流行病学调查中需要了解受试者的弥散功能。

4. 肺弥散功能测定的临床应用　凡能影响肺泡毛细血管膜面积与弥散能力、肺泡毛细血管床容积以及 CO 与血红蛋白结合能力者，均能影响 CO 弥散量，使 D_LCO 和 D_LCO/V_A 测值增高或降低。

(1)肺弥散量增高的病理生理状态或疾病：左向右分流的先天性心脏病、世居高原的居民、运动过程、左心衰竭、平卧体位以及红细胞增多症等。

(2)肺弥散量降低的病理生理状态或疾病：肺泡破坏引起的肺毛细血管床容积减少导致弥散面积减少如肺气肿、肺叶切除术后等；弥散距离增加如间质性肺疾病、肺水肿等；肺血管病如肺动脉高压；血红蛋白水平下降如贫血等。

(3)肺弥散功能障碍的程度分级：D_LCO 和 D_LCO/V_A 是反映弥散功能的主要指标，其异常的严重程度的判断见表 7-3。应强调的是，肺弥散功能受损的严重程度，需结合受试者的病史及临床资料进行综合分析。

表 7-3　肺弥散功能障碍的异常分级

级别	%预计值
正常	80%～120%
轻度	60%～79%
中度	40%～59%
重度	＜40%

5. 肺膜弥散功能　已知肺内 O_2 与 CO_2 弥散过程分为三个步骤：①肺泡内气体弥散；②气体通过肺泡毛细血管膜的弥散；③气体与血红蛋白的结合。其中以后两者较为重要，即 D_LCO 主要由肺泡毛细血管膜弥散量(Dm)和肺泡毛细血管血量(Vc)两种成分组成。D_LCO、Dm 和 Vc 之间的关系为：$1/D_LCO=1/Dm+1/\theta Vc$，式中 θ 表示 CO 与血红蛋白的反应速率。

D_LCO 是反映肺换气功能的一项敏感指标，但是 D_LCO 只能粗略地了解肺的弥散功能，不能全面反映弥散过程中主要是哪一环节异常。例如，在特发性肺纤维化患者中，其弥散功能障碍的主要原因是正常肺间质组织被纤维组织代替，使肺泡膜增厚，Dm 下降；其次是肺泡毛细血管床破坏，引起肺泡毛细血管面积减少，Vc 下降。因此，只有分别测定 Dm 和 Vc，才能确定弥散过程是哪一环节异常，导致 D_LCO 下降。

(二) 肺泡气-动脉血氧分压差

肺泡气-动脉血氧分压差[$P_{(A-a)}O_2$]是指肺泡气 O_2 分压与动脉血 O_2 分压之差。正常人肺泡气 O_2 分压平均约 100mmHg(13.3kPa)，桡动脉血 O_2 分压平均约 90mmHg(12kPa)，$P_{(A-a)}O_2$ 约 10mmHg(1.3kPa)。$P_{(A-a)}O_2$ 是评价肺脏摄取 O_2 的重要指标。

1. 影响 $P_{(A-a)}O_2$ 的因素

(1)解剖分流：是指心排血量中不经过肺毛细血管而直接进入体循环的那部分血流。正常人的解剖分流约占心排血量的 2%，包括心最小静脉、心前静脉及支气管静脉所引流的血液。在病理情况下，如右到左分流的先天性心脏病、肺动静脉瘘等，解剖分流量可增大，从而使 PaO_2 降低，$P_{(A-a)}O_2$ 增大。

(2)分流样效应：当肺内某一区域的 $\dot{V}/\dot{Q}$ 比例降低时，即肺血流正常而通气相对减少，使部分血液流经通气不良的肺泡，得不到充分的气体交换与氧合而部分地带有静脉血的性质，其生理意义与解剖分流相似，称为分流样效应。结果仍使 PaO_2 降低，$P_{(A-a)}O_2$ 增大。正常人肺下垂部分的血流相对较多，使 $\dot{V}/\dot{Q}$ 比例降低，直立位时 $\dot{V}/\dot{Q}$ 比例可自肺尖部的 3.3 递减至肺底部的 0.63。肺底部的 $\dot{V}/\dot{Q}$ 比例降低是造成正常人 $P_{(A-a)}O_2$ 增大的因素之一。当吸入气的 O_2 浓度降低时，分流样效应更为明显；而增加吸入气 O_2 浓度，可使因 $\dot{V}/\dot{Q}$ 比例降低所造成的分流样效应减小。此外，老年人因肺弹性回缩力减退，下肺区小气道提前闭合，使该区肺泡通气量减少，致 $\dot{V}/\dot{Q}$ 比例降低而产生分流样效应，因此老年人 PaO_2 较低，$P_{(A-a)}O_2$ 较大。

由右至左的解剖分流，以及由于 $\dot{V}/\dot{Q}$ 比例降低所造成的分流样效应，合称为生理分流。生理分流的存在是造成 $P_{(A-a)}O_2$ 增大的原因。

(3)弥散功能：肺间质纤维化使肺泡膜增厚，或肺毛血管床减损使肺弥散面积减少，或吸入气 O_2 分压(弥散的驱动压)降低，均可引起 O_2 的弥散障碍，而使 PaO_2 降低，$P_{(A-a)}O_2$ 增大。

2. 临床意义　临床上 $P_{(A-a)}O_2$ 增大常见于以下情况：

(1) $\dot{V}/\dot{Q}$ 比例降低：慢性阻塞性肺疾病(慢阻肺)患者因气道不同程度的阻塞，以及肺弹性回缩力减退，对支气管的环状牵引力下降，小气道提早闭合而使肺泡通气减少，导致 $\dot{V}/\dot{Q}$ 比例降低，$P_{(A-a)}O_2$ 增大。

(2)弥散功能障碍：间质性肺疾病患者由于肺局部顺应性降低，而致通气分布不匀，造成 $\dot{V}/\dot{Q}$ 比例失调；又由于肺泡膜增厚以及肺毛细血管床减少，导致弥散功能降低。这些因素均使 PaO_2 明显降低，$P_{(A-a)}O_2$ 增大。肺气肿患者因肺毛细血管受压和毁损，使肺泡壁毛细血管床减损，弥散面积减少，O_2 弥散量降低，亦为导致 $P_{(A-a)}O_2$ 增大的原因。

(3)右至左分流的先天性心血管病：如法洛四联症、法洛三联症、艾森曼格综合征等使解剖分流增大，$P_{(A-a)}O_2$ 增大。

三、支气管激发试验的临床意义

支气管激发试验是通过物理、化学、生物等人工刺激，诱发气道平滑肌收缩，然后借助肺功能指标的改变来判断支气管是否缩窄及其程度的方法，是测定气道高反应性(AHR)最常用、最准确的临床检查。支气管激发试验方法很多，吸入型激发试验是最常用的激发方法，组胺和乙酰甲胆碱是最常用的激发剂。

(一) 适应证及禁忌证

1. 适应证

(1)临床疑诊为支气管哮喘的患者。

(2)慢性咳嗽查原因、反复发作性胸闷及呼吸困难者。

(3)对哮喘治疗效果的评估。

(4)其他需要了解气道反应性的疾病，如变应性鼻炎等。

2. 绝对禁忌证

(1)曾有过致死性哮喘发作者。

(2)对吸入的激发剂有明确的超敏反应。

(3)基础肺通气功能损害严重($FEV_1<60\%$预计值或成人$<1L$)。

(4)未控制的高血压(收缩压$>200mmHg$，或舒张压$>100mmHg$)；在过去的 3 个月内有心肌梗死或脑卒中。

(5)有其他不适宜用力通气功能检查的禁忌证，如主动脉瘤患者、大咯血、巨大肺大疱等。

3. 相对禁忌证

(1)基础肺功能呈中度阻塞($FEV_1<70\%$预计值)，但如严格观察并做好充足的准备，则 $FEV_1>60\%$预计值者仍可考虑予以激发试验。

(2)肺通气功能检查已诱发气道阻塞发生，在未吸入激发剂的状态下 FEV_1 即下降>20%。

(3)近期呼吸道感染(<4 周)、哮喘发作或加重期、妊娠及哺乳妇女。

(二) 试验流程

1. 测定基础肺功能。

2. 吸入生理盐水再测定肺功能作为对照。

3. 从低浓度(剂量)开始，按不同方法吸入激发试剂，吸入后再测定肺功能，直至 FEV_1 较基础值下降≥20%，或出现明显的不适及临床症状，或吸入最高浓度(剂量)为止。

4. 吸入支气管舒张剂。

(三) 支气管激发试验的临床应用

1. 安全性　尽管检查中危急重症的发生率很低，但是仍应引起医护人员的重视，做好安全防范措施：

(1)检查前需详细了解病史，掌握检查的禁忌证，签署知情同意书。

(2)肺功能室应配备相关的监护设备、急救物品和吸氧装置。

(3)在激发试验过程中，操作者除观察肺功能指标的改变外，还应对受试者的反应，如有无出现咳嗽、喘息、呼吸困难等进行严密观察，对可能发生的危险备有应急预案。

(4)激发剂应从低浓度(剂量)开始，逐渐增加；当 FEV_1 较对照值下降≥20%即应及时终止激发试验；激发后应及时给予短效支气管舒张剂吸入，以便快速扩张已收缩的支气管。

2. 结果判断　尽管肺功能测试指标众多，但 FEV_1 仍是目前最主要和最常用的判断指标。

(1)定性判断：在试验过程中，当 FEV_1 较基础值下降≥20%可判断为激发试验阳性，即气道反应性增高；当吸入最大浓度激发剂后，FEV_1 仍未达上述标准，则为气道反应性正常，激发试验阴性。

(2)定量判断：累积激发剂量(PD)或累积激发浓度(PC)常可用于定量判断气道反应性。如 PD_{20}-FEV_1 是指使 FEV_1 较基线下降 20%时累积吸入刺激物的剂量，PC_{20}-FEV_1 是使 FEV_1 较基线下降 20%的累积激发浓度。而且，可以依据 PD_{20}-FEV_1 或 PC_{20}-FEV_1 对 AHR 的严重程度进行分级(表 7-4)。

表 7-4　气道高反应性分级

分级	组胺	乙酰甲胆碱	
	PD_{20}-FEV_1 [mg(μmol)]	PD_{20}-FEV_1 [mg(μmol)]	PC_{20}-FEV_1 (g/L)
重度	<0.031(0.1)	<0.035(0.18)	<1.0
中度	0.031～0.275 (0.1～0.8)	0.035～0.293 (0.18～1.4)	<1.0
轻度	0.276～1.012 (0.9～3.2)	0.294～1.075 (1.5～5.4)	1.0～4.0
可疑或极轻度	1.013～2.400 (3.3～7.8)	1.076～2.500 (5.5～12.8)	4.0～16
正常	>2.400(>7.8)	>2.500(>12.8)	>16

3. 临床应用　支气管激发试验主要适用于协助临床判断AHR，尤其是对支气管哮喘的诊断及鉴别诊断有重要意义。此外，亦用于对支气管哮喘患者病情严重度的判断和治疗效果的分析；并可用于对气道疾病发病机制的研究。

(1)协助哮喘的诊断及鉴别诊断：典型的支气管哮喘在排除可能相关的其他肺部疾病后，根据病史、体征比较容易得出诊断。但对于轻度支气管哮喘、咳嗽变异型哮喘或患有变应性鼻炎而哮喘处于潜伏期的患者，AHR可能是唯一的临床特征和诊断依据。AHR的早期发现对于支气管哮喘的预防和早期治疗具有重要的指导作用。

支气管激发试验阴性者可考虑排除哮喘，但阳性者并不一定就是哮喘。许多其他疾病，如变应性鼻炎、慢性支气管炎、病毒性上呼吸道感染、过敏性肺泡炎、结节病、支气管扩张症、左心衰竭以及长期吸烟等也可能出现AHR，表现为支气管激发试验阳性，但阳性时PD_{20}-FEV_1或PC_{20}-FEV_1较高，而哮喘患者则较低。

(2)评估哮喘严重程度及预后。

(3)判断疗效。

四、支气管舒张试验的临床意义

气道受到外界因素的刺激可引起痉挛收缩反应；与之相反，痉挛收缩的气道可自然或经支气管舒张药物治疗后舒缓。通过给予支气管舒张药物的治疗，观察阻塞气道舒缓反应的方法，称为支气管舒张试验。支气管舒张剂很多，其中吸入型β_2肾上腺素受体激动剂使用最为广泛。

(一) 适应证及禁忌证

1. 适应证

(1)有合并气道痉挛的疾病，如支气管哮喘、慢阻肺等；但肺通气功能检查已证实无气道阻塞者，一般无须进行本试验。

(2)有气道阻塞征象，需排除非可逆性气道阻塞的疾病，如上气道阻塞。

2. 禁忌证

(1)对已知支气管舒张剂过敏者，禁用该舒张剂。

(2)有严重心功能不全者慎用β_2肾上腺素受体激动剂；有青光眼、前列腺肥大排尿困难者慎用胆碱能(M)受体拮抗剂。

(二) 试验流程

受试者先测定基础肺功能，然后吸支气管舒张剂。若吸入的是速效β_2肾上腺素受体激动剂如硫酸沙丁胺醇，应在吸入药物15～30分钟内重复肺功能检查；若吸入的是速效M受体阻滞剂如异丙托溴铵，则在吸入30～60分钟内重复检查。

(三) 支气管舒张试验的临床应用

1. 结果判断　目前最主要和常用的判断指标为FEV_1及FVC。若FEV_1和(或)FVC用药后较用药前增加≥12%，且绝对值增加≥200ml，则为支气管舒张试验阳性。FVC作为舒张试验的判断指标多用于慢阻肺患者，气流受限越重者，其舒张后FEV_1改变越少，FVC改善越大，反映患者肺的过度充气、气体陷闭得到改善。因而舒张试验结果需综合FEV_1及

FVC进行判断。

2. 临床应用

(1)支气管哮喘的诊断:气道阻塞具有可逆性是支气管哮喘患者气道的病理生理特征之一。对疑似哮喘患者,若其基础肺功能呈中度以上的阻塞($FEV_1<70\%$预计值),不宜做支气管激发试验时,可采用支气管舒张试验。舒张试验阳性支持哮喘的诊断。

(2)慢阻肺的诊断及严重程度分级:在慢阻肺的诊疗指南中,将吸入支气管舒张剂后$FEV_1/FVC<0.7$作为诊断慢阻肺持续气流受限的金标准。而且,可以依据吸入支气管舒张剂后FEV_1占预计值%对慢阻肺的严重程度进行分级。

(3)指导用药:支气管舒张剂是支气管哮喘和慢阻肺的主要治疗药物。通过支气管舒张试验,可了解或比较各种支气管舒张剂的疗效,以指导患者正确选择药物。

五、呼吸动力机制测定的临床意义

(一) 肺顺应性(C_L)

1. 概念　顺应性(C)是指单位压力改变(△P)时所引起的容积变化(△V),即$C=\triangle V/\triangle P$。肺顺应性($C_L$)则为单位经肺压(Ptp)所引起的肺容积变化,即$C_L=\triangle V/Ptp$。

由于Ptp=肺泡压(Palv)-胸内压(Ppl)

因此$C_L=\triangle V/Ptp=\triangle V/(Palv-Ppl)$

肺顺应性又分为静态肺顺应性(C_{Lst})与动态肺顺应性(C_{Ldyn})两种。C_{Lst}是指在呼吸周期中气流暂时阻断时所测得的C_L。由于气流阻断时Palv=0,此时的Ppl即代表经肺压,即$C_{Lst}=\triangle V/\triangle Ppl$。由于气流阻断时气道阻力为零,此时Ppl完全用于克服肺弹性阻力,故C_{Lst}反映肺组织的弹力。C_{Ldyn}则指在呼吸周期中气流未阻断时所测得的C_L,受肺组织弹力和气道阻力的影响。

2. 临床意义　肺顺应性除与肺弹性组织有关外,还受肺容积、呼吸的不同阶段、肺泡表面张力等因素的影响。

肺顺应性降低见于:①限制性肺疾病:包括各种肺纤维化、肺不张、胸膜增厚、肺实变、肺水肿使肺容积减少,C_L降低;②急性呼吸窘迫综合征患者由于肺泡表面活性物质减少,而致表面张力增大,肺泡易于萎陷,C_L降低。

肺顺应性增大常见于肺气肿,由于患者肺泡壁破坏,肺泡气腔体积增大,以及弹性纤维被破坏,肺组织弹性降低,故C_{Lst}增大。但是由于肺气肿患者肺弹性减弱,对支气管环状牵引力也减弱,病变部位支气管易塌陷闭合,而致肺单位充气不均,使C_{Ldyn}降低。此外,小气道疾病时,肺顺应性受呼吸频率的影响。在呼吸频率较低时,气体有足够的时间进出于有病变的肺单位(慢肺泡),因此慢肺泡的C_{Lst}正常;但在呼吸频率增加时,由于吸气时间缩短,气体进出于慢肺泡的量逐渐减少,最终只能进出于快肺泡,因此吸入气体的分布范围逐渐减小,肺泡扩张受限,致C_{Ldyn}降低。呼吸频率增快时,顺应性降低,称为C_{Ldyn}的频率依赖性(frequency dependence of dynamic compliance,FDC)。随着病情加重,FDC更加明显。由于慢肺泡通气量小于快肺泡,慢肺泡为低$\dot{V}/\dot{Q}$肺单位,容易导致低氧血症。

此外,肺顺应性的检测更常用于机械通气,习惯测定总顺应性。通过呼吸机测定呼吸系

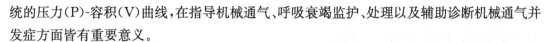

统的压力(P)-容积(V)曲线，在指导机械通气、呼吸衰竭监护、处理以及辅助诊断机械通气并发症方面皆有重要意义。

(二) 气道阻力(Raw)

1. 概念　按阻力的物理特性不同可分为弹性阻力、黏性阻力和惯性阻力。在呼吸力学上，弹性阻力用其倒数即顺应性的形式来表示。惯性阻力较小，平静呼吸时接近于零。因此气道阻力是指气流产生的黏性阻力，是在呼吸过程中空气流经呼吸道时，由气流与气道壁之间以及气流本身相互摩擦而造成的。气道阻力为产生单位流量所需要的压力差，通常以每秒通过 1L 空气量($\dot{V}$=1L/s)在肺泡和气道开口处(口腔)所造成的压力差(△P)来表示，即 Raw=△P/$\dot{V}$。气道阻力的大小与气流方式、气体性质、气道口径和长度、肺容积大小等有关。

在人体，因周围气道支气管数目增多，总横截面积不断增大，故周围气道气流多为层流，而中心气道则易形成湍流。影响气道阻力的主要因素是气道半径。当气流为层流时，气道阻力与气道半径的 4 次方成反比，即气道半径缩小 1/2，气流阻力即增大 16 倍。当气流为湍流时，气道阻力与气道半径的 5 次方成反比，即气道半径缩小 1/2，气流阻力增大 32 倍。

为排除肺容积对气道阻力的影响，通常以 FRC 位时的气道阻力为标准。气道阻力的倒数为气道传导率(Gaw)，即 Gaw=1/Raw=$\dot{V}$/△P，表示每单位驱动压所引起的流量。Gaw 与 FRC 之比称为比气道传导率(sGaw)，即 sGaw=Gaw/FRC，表示每单位肺容积的气道传导率，更适宜进行不同肺容积个体之间的比较。

2. 临床意义　气道阻力增加见于以下疾病：

(1)支气管哮喘：哮喘患者的气道阻力增加，特别是发作期，即使在缓解期，气道阻力也较正常增高 2～3 倍。其吸气相和呼气相的阻力皆明显增加，呼气相更显著。这是因为哮喘患者主要病理改变是支气管黏膜充血、水肿和平滑肌痉挛，气道的基本结构仍完整，肺组织的结构正常，因此吸气相和呼气相的气道阻力皆增加，但由于呼气时气道内径缩小，所以呼气时气道阻力增加更明显。我们研究亦发现，哮喘缓解期患者气道阻力仍明显高于正常，而呼气流量($\dot{V}$)FEV_1与 MMEF 正常或轻度降低，出现了 Raw-$\dot{V}$ 分离现象。而慢阻肺缓解期患者 Raw 明显增高，FEV_1与 MMEF 亦相应呈现明显降低。由此可见，Raw-$\dot{V}$ 分离现象是早期哮喘或缓解期哮喘患者肺功能变化的特点之一。支气管哮喘气道阻力的增加可被支气管舒张药所逆转。

(2)慢阻肺：不论急性加重期或缓解期患者 Raw 均增高，其中呼气相阻力显著高于吸气相阻力的增加，同时呼气流量亦呈相应降低。这是因为慢阻肺的主要病理特点是肺组织弹性减弱，气道管壁破坏，肺组织对支气管的环状牵引力减弱，致使气道口径缩小，在呼气相容易出现塌陷，甚至完全陷闭，而吸气时在胸腔和间质负压的作用下仍能保持开放，因此呼气相气道阻力显著增加，而吸气相增加有限，甚至基本正常。此外，慢阻肺患者小气道黏膜充血、水肿、痰栓等使气道狭窄，也是造成气道阻力增加的重要原因。同时由于肺组织各部位“时间常数”不一致，“慢速充盈”肺泡充气和排空的速度较慢，对周围的肺泡管造成压迫，引起阻塞。

(3)气道阻塞:气管内有黏液、渗出物、气道肿瘤、异物、瘢痕或管外病变压迫等原因引起的气道阻塞均会导致气道阻力增加。

六、呼吸肌功能测定的临床意义

呼吸肌是肺通气功能的原动力。呼吸肌的功能减退或疲劳将引起或加重呼吸功能不全。测定呼吸肌强度、耐力的指标很多,但最常用的指标主要有最大吸气口腔压(MIP)、最大呼气口腔压(MEP)、跨膈压(Pdi)和最大跨膈压(Pdi_{max})。

(一) 最大吸气口腔压(MIP)和最大呼气口腔压(MEP)

1. 概念 最大吸气口腔压(MIP)指在 RV 位或 FRC 位,气道阻断时,最大用力吸气所能产生的最大吸气口腔负压。最大呼气口腔压(MEP)指在 TLC 位,气道阻断时,最大用力呼气所能产生的最大呼气口腔压。

2. 临床意义 MIP 反映全部吸气肌的肌力,呼吸肌疲劳主要表现为吸气肌疲劳,最多见为膈肌疲劳。FRC 位测定的 MIP 完全反映吸气肌收缩力的大小,RV 位测定的 MIP 不仅包括吸气肌强度,而且还有胸肺弹性回缩力的作用,故 RV 位测定的 MIP 较 FRC 位测定的 MIP 偏高。MIP 可对吸气肌(最主要为膈肌)收缩力作出评价,并为疾病的诊断和严重程度提供参考。MIP 降低,表明吸气肌功能减弱或衰竭。当 MIP<正常预计值的 30%时易出现呼吸衰竭。此外,MIP 常作为判断何时需要辅助呼吸及能否脱离人工通气的参考指标。当 MIP 绝对值<20cmH_2O 时,则脱机常难成功。

MEP 反映呼气肌的综合呼气力量,由于呼气是被动运动,单纯呼气肌疲劳的情况较少,MEP 受气道阻力影响较大。MEP 可用于评估神经肌肉疾病患者的呼气肌功能。因为 MEP 是有效咳嗽的重要因素,所以也用于评估患者的咳嗽及排痰能力,MEP<100cmH_2O 提示咳嗽及排痰可能困难。

(二) 跨膈压(Pdi)和最大跨膈压(Pdi_{max})

1. 概念 Pdi 是指胸膜腔内压与腹内压之差,通常取潮气呼吸吸气末的数值。Pdi_{max}是指在 FRC 位,气道阻断后受试者做最大用力吸气所产生的最大 Pdi。

2. 临床意义 Pdi 的测定是判断膈肌功能的最常用指标。Pdi_{max}是膈肌做最大收缩时所能产生的压力,是反映膈肌力量的可靠指标。当膈肌疲劳时,Pdi 和 Pdi_{max}均明显下降,其中后者降低更明显(Pdi/Pdi_{max}升高),多见于重度慢阻肺及神经肌肉疾病患者。

第二节 各种呼吸功能障碍的肺功能和血气变化

一、中枢性呼吸功能障碍

(一) 概念

重症颅脑疾病如颅脑外伤、脑出血、脑炎、脑膜炎、脑脓肿、脑肿瘤等,因颅内压增高和脑供血减少而致呼吸中枢功能障碍。临床上出现呼吸变慢、变深,常伴有呼吸节律异常而出现潮式、间歇或抽泣样呼吸。癔症患者由于精神或心理因素的影响,可有发作性呼吸困难,表现为呼吸浅快，并常因通气过度而发生呼吸性碱中毒。

(二) 肺功能和血气变化

中枢性呼吸功能障碍可影响肺的通气功能，其影响取决于呼吸频率和深度。若呼吸加快或加深，则使每分通气量($\dot{V}_E$)增加，由于过度通气而致 $PaCO_2$ 降低，甚至出现呼吸性碱中毒。若呼吸变慢、变浅，则使 $\dot{V}_E$ 降低，严重者出现 $PaCO_2$ 增高、PaO_2 降低。颅内压严重增高者可导致脑疝。若颞叶内侧的钩回、海马回疝入天幕裂孔时，可压迫动眼神经和中脑而引起同侧瞳孔扩大，对光反射消失，对侧偏瘫和昏迷，称为颞叶疝(天幕裂孔疝)。若小脑扁桃体疝入枕骨大孔，可压迫延髓而导致突然昏迷和呼吸停止，称为小脑扁桃体疝(枕骨大孔疝)。

二、呼吸肌功能不全

(一) 概念

呼吸肌功能不全是指由于呼吸肌负荷过重(如慢阻肺患者因气道阻力增加使呼吸肌负荷和做功增加)、膈肌位置和形态改变(如肺气肿患者因膈肌低平而致收缩力下降)、营养不良、代谢障碍、缺 O_2 和 CO_2 潴留、神经肌肉病变等原因所致的呼吸肌力、耐力减退或呼吸肌储备功能降低。当呼吸肌功能不全发展到不能继续产生维持足够肺泡通气所需的驱动压时，临床上可出现呼吸困难、辅助呼吸肌明显收缩、胸腹运动不同步、胸腹交替呼吸、腹式反常呼吸等临床表现。

(二) 肺功能和血气变化

1. VC 和 MVV　在排除气道阻塞等因素后，VC 与 MVV 的降低可分别反映呼吸肌肌力和耐力减退。

2. 用力吸气容积-时间曲线(FIV-t 曲线)　研究表明，由该曲线所测定的用力吸气容积(FIV)和最大吸气中段流量(MMIF)主要受吸气肌用力的影响。在排除了上气道阻塞的情况下，FIV 和 MMIF 的降低表明吸气肌力减弱。

3. MIP 和 MEP　能更直接地反映呼吸肌力。MIP 用于评价吸气肌功能，当呼吸肌功能不全导致 MIP 降低到正常预计值的 30%时，易出现呼吸衰竭。MEP 用于评价呼气肌功能，由于 MEP 是有效咳嗽的重要因素，因此可用于评价患者的咳嗽和排痰能力，通常 MEP $>100cmH_2O$(9.8kPa)即表示能有效咳痰。慢阻肺患者 MIP、MEP 明显低于正常人，肺过度膨胀和气道阻塞是影响慢阻肺患者吸气肌力的重要因素。气道阻塞，呼吸负荷加重，引起呼吸效率降低和呼吸功增加，导致呼吸肌力下降，加之慢阻肺患者大多营养不良更使呼吸肌力降低。

4. Pdi 和 Pdi_{max}　Pdi 反映膈肌对吸气的作用力，是判断膈肌功能的最常用指标，Pdi_{max} 是反映膈肌力量的定量指标。Pdi/Pdi_{max} 的比值在正常人约为 0.1，当其比值明显增大时表明膈肌功能不全。慢阻肺患者当发生呼吸道感染时，气道阻力增大，膈肌负荷亦增加，Pdi 可代偿性增大，而 Pdi_{max} 则降低，致 Pdi/Pdi_{max} 增大，当此比值 >0.4 时易于发生膈肌疲劳。

5. 血气分析　呼吸肌功能不全时由于肺泡通气量明显降低，而引起 PaO_2 降低，$PaCO_2$ 增高，甚至发生Ⅱ型呼吸衰竭。

三、阻塞性通气功能障碍

（一）概念

由于呼吸道气流阻塞(或气流受限)引起的通气障碍称为阻塞性通气功能障碍。气流受限的原因有：①气道阻塞：慢性气道疾病常因支气管黏膜充血水肿、黏液分泌增加、支气管痉挛、管壁纤维化等病变而致气道阻塞或管腔狭窄，导致气流受限；②肺泡压降低：肺泡压＝胸膜腔内压＋肺弹性回缩压。单纯肺气肿时，气道并无明显器质性阻塞病变，但由于肺组织弹性降低，呼气时肺弹性回缩压降低，而使肺泡压降低。肺泡压是推动呼吸道内气体流动的总动力，故肺气肿患者因肺泡压降低而导致气流受限，呼气流量降低。

（二）病因

引起阻塞性通气功能障碍的常见原因为气道阻塞与肺气肿。引起上气道(隆突以上的呼吸道)阻塞常见的原因有咽喉部肿瘤、水肿、炎症和气管异物；大气道(隆突以下至 2mm 直径的气道)阻塞常见的原因有呼吸道感染、支气管肺癌；小气道(管径<2mm 的气道)阻塞常由慢阻肺所引起。

（三）肺功能和血气变化

1. 肺通气功能测定　主要表现为不同肺容积位的最大呼气流量降低。由 F-V 曲线与 T-V 曲线所测定的不同肺容积位的最大呼气流量 $FEF_{25\%}$、$FEF_{50\%}$、$FEF_{75\%}$、PEF、FEV_1、MMEF 等参数是评价肺通气功能的常用指标。过去传统认为以上肺功能参数测值的降低，表明气道阻塞所致气道阻力增高。但这种认识不完全正确，因为呼气流量与肺泡压成正比，与气道阻力成反比，故慢性气道疾病所致气道阻塞或狭窄时，气道阻力增高并导致呼气流量降低；单纯肺气肿时因肺泡压降低，气道阻力虽无明显增高，亦可致呼气流量降低。因此各项呼气流量参数测值的降低，既可表明气道阻力增高，亦可为肺泡压降低所致。当高肺容积呼气流量 $FEF_{25\%}$、PEF 降低时，表明大气道气流受限；中低肺容积呼气流量 $FEF_{50\%}$、$FEF_{75\%}$、MMEF 降低时，表明小气道气流受限；FEV_1 降低则既可为大气道亦可为小气道气流受限。

2. 血气分析　阻塞性通气功能障碍时，因肺泡通气量降低而致 $PaCO_2$ 升高，PaO_2 降低。且两者升降的数值大致相等(±5mmHg)，即 $\triangle PaCO_2\uparrow \approx \triangle PaO_2\downarrow$。$\triangle PaCO_2\uparrow$(mmHg)＝$PaCO_2-40$，$\triangle PaO_2\downarrow$(mmHg)＝$90-PaO_2$。当吸氧治疗后 PaO_2 可上升甚至恢复正常，若 $PaCO_2$ 仍大于 45mmHg(6.0kPa)，为氧疗后的通气功能障碍。

四、限制性通气功能障碍

（一）概念

由于肺扩张受限制而引起的通气障碍称为限制性通气功能障碍。常见原因为：①间质性肺疾病、肺尘埃沉着症(尘肺)等，使肺容积降低和肺弹性回缩压增高，因而肺的扩张受限；②胸膜疾病如结核性胸膜炎或化脓性胸膜炎所致的广泛胸膜增厚与粘连，以及胸腔积液和气胸等，限制了肺的扩张；③胸壁疾病如胸廓和脊柱畸形、外伤等，使胸廓和肺的呼吸活动受限；④胸腔外因素如过度肥胖伴膈肌上移、妊娠、大量腹水、腹膜炎等使膈肌活动受限；⑤肺切除术使肺容量减少，通常 VC 的降低与具有功能肺组织的切除量成比例。

（二）肺功能和血气变化

特征性的肺功能改变为：肺容积参数 TLC、VC、FRC、RV 等均降低，而用力呼气流量一般正常。间质性肺疾病患者因肺弹性回缩压增高，可致 FEV_1/FVC 升高。TLC 实测值/预计值（%）可用于评价限制性通气功能障碍的程度，当该比值 60%～79%时为轻度，40%～59%为中度，<40%为重度限制性通气障碍。限制性通气功能障碍若导致肺泡通气量明显减少时，可出现 PaO_2 降低，$PaCO_2$ 升高。

五、混合性通气功能障碍

（一）概念

当阻塞性和限制性通气功能障碍同时存在时，称为混合性通气功能障碍。

（二）肺功能和血气变化

主要表现为不同肺容积位的最大呼气流量降低，同时肺容积降低。混合性通气功能障碍发生时，可出现 PaO_2 降低，$PaCO_2$ 升高。

通气功能障碍的类型和肺功能变化的总结如表 7-1 所示。

六、肺换气功能障碍

由于肺弥散障碍或通气/血流比例失调所引起的肺泡与肺毛细血管血液之间气体的交换发生障碍，称为换气功能障碍。

（一）发生机制

1. 弥散功能障碍　由于广泛肺实质病变、肺气肿、肺不张等引起肺泡呼吸面积减少（即弥散面积减少），以及间质性肺疾病、尘肺、结节病等使肺泡膜增厚，均可导致肺弥散功能障碍。若 D_LCO 下降不严重，在安静状况下患者 PaO_2 仍可维持正常，但运动后可出现低氧血症。弥散障碍所致的低氧血症，一般通过氧疗后可得到改善。

2. 通气/血流比值增大（生理无效腔增大、无效腔效应）　当肺泡通气量大于肺毛细血管血流量，即 $\dot{V}/\dot{Q}>0.8$ 时，这就意味着通气过剩而血流不足，使部分肺泡气未能与血液气体充分进行交换，导致肺泡生理无效腔（无效腔）增大，称为无效腔效应。肺泡通气量正常或代偿性增加，而肺毛细血管毁损使血流量减少和气体交换面积减少，因而氧的摄取量减少，可致 PaO_2 降低，尤以运动时显著。由此导致的低氧血症，通过提高吸氧浓度一般可得到改善。

3. 通气/血流比值降低（肺动-静脉样分流、分流样效应）　通常是肺泡通气量减少，而血流量相对增加，因而 $\dot{V}/\dot{Q}<0.8$。结果使肺动脉的混合静脉血未经充分氧合而进入肺静脉，形成肺动-静脉样分流，称为分流样效应。肺不张、肺水肿、肺炎实变等病变使肺泡丧失通气，而血流灌注仍存在，可使 $\dot{V}/\dot{Q}$ 比值降低，引起肺动-静脉样分流增加。此时提高吸氧浓度并不能显著增加 PaO_2，若分流量<20%，吸入高浓度（>50%）的氧可纠正缺氧；若分流量>30%，高浓度吸氧亦难以纠正缺氧。

(二) 肺功能和血气变化

1. D_LCO降低 D_LCO是反映肺换气功能的综合指标，不论是肺泡膜弥散障碍，还是$\dot{V}/\dot{Q}$比值失调(增大与降低)均可使D_LCO降低。根据D_LCO可以判断换气功能障碍的程度，同时可以对疗效进行评价。对间质性肺疾病患者经激素治疗后，TLC或VC增加≥10%或增加≥200ml，D_LCO增加≥15%或增加≥3ml/(min·mmHg)，提示疗效良好或病情改善；TLC或VC下降≥10%或下降≥200ml，D_LCO下降≥15%或下降≥3ml/(min·mmHg)，提示疗效差或治疗失败。

2. $P_{(A-a)}O_2$增大 $P_{(A-a)}O_2$是评价肺摄取氧的重要指标，肺弥散障碍和$\dot{V}/\dot{Q}$比例失调均可使$P(A-a)O_2$增大。

3. 肺泡无效腔(V_{Dal})增大 V_{Dal}是指吸入气中到达肺泡腔并与肺泡内的气体相混合，但不参与气体交换的那部分气体量，也就是通气良好但缺少有效血液灌注的那部分肺泡的容量。V_{Dal}的增大反映了$\dot{V}/\dot{Q}$比值增大。测定肺泡气与动脉血PCO_2即可计算出肺泡无效腔与潮气量的比值，$V_{Dal}/V_T=(PaCO_2-P_ACO_2)/PaCO_2$。

4. 血气分析 肺换气功能障碍时PaO_2降低，$PaCO_2$正常或降低。由于CO_2弥散力强，为O_2的20倍，故不引起$PaCO_2$升高。而且由于低氧血症对主动脉体和颈动脉体等外周化学感受器的驱动作用，可致呼吸加深、加快，而使CO_2排出增加，故$PaCO_2$还可能降低。

七、内呼吸障碍

由于组织细胞利用氧障碍而引起的组织性缺氧称为内呼吸障碍。

(一) 原因

1. 组织中毒 如氰化物、硫化物、砷化物等中毒，可引起组织利用氧障碍，导致组织中毒性缺氧。各种氰化物可由消化道、呼吸道、皮肤进入体内，迅速与氧化型细胞色素氧化酶的三价铁结合，形成氰化高铁细胞色素氧化酶，使之不能还原成还原型细胞色素氧化酶，而导致呼吸链中断，组织不能利用氧。0.06g HCN即可致人死亡。硫化物、砷化物和甲醇等中毒也主要是由于抑制细胞色素氧化酶，因而影响了组织细胞的氧化过程，而导致组织细胞缺氧。

2. 细胞线粒体损伤 如严重感染时细菌毒素的作用，以及大量放射线照射等，可损伤线粒体，引起氧的利用障碍。吸入高压氧($PO_2>0.5$个大气压)可能通过氧自由基生成过多而损伤线粒体，引起氧的利用障碍。此外，当组织供氧严重不足，而使线粒体氧分压<1mmHg时，也可抑制线粒体的呼吸功能，甚至使其结构破坏，从而导致氧的利用障碍。

3. 呼吸酶合成障碍 维生素B_1、B_2、烟酰胺等严重缺乏，可致某些氧化还原酶的辅酶合成障碍，而导致氧的利用障碍。

(二) 血气分析

血气分析表现为动脉血PO_2、SO_2、血氧含量(正常为19～21ml/dl)一般均正常。由于内呼吸障碍使组织不能充分利用氧，故静脉血PO_2、SO_2、血氧含量(混合静脉血正常为14～15ml/dl)较高。因而，动-静脉血氧含量差小于正常。由于组织利用氧障碍，毛细血管中氧合Hb的量高于正常，患者皮肤、黏膜常呈鲜红色或玫瑰红色。

第八章

呼吸系统疾病与危重症的肺功能和血气变化

呼吸系统常见疾病中的慢性气道疾病（慢性支气管炎、支气管哮喘等）主要引起阻塞性通气功能障碍，血气分析变化为 PaO_2 降低、$PaCO_2$ 增高；肺实质或间质病变（肺气肿、肺炎、肺水肿、间质性肺疾病等）主要引起通气/血流（$\dot{V}/\dot{Q}$）比例失调和肺弥散功能障碍，血气分析变化为 PaO_2 降低，$PaCO_2$ 正常或降低；呼吸衰竭可由于通气功能障碍、$\dot{V}/\dot{Q}$ 比例失调和肺弥散功能障碍所致，血气分析变化为 PaO_2 降低，或伴有 $PaCO_2$ 增高。

第一节　慢性支气管炎

一、概念

慢性支气管炎（简称慢支）是由于长期吸烟、反复呼吸道感染等原因，所致的气管、支气管黏膜及其周围组织的慢性非特异性炎症。临床上根据反复咳嗽、咳痰或伴喘息，每年发病至少 3 个月，连续两年或以上，并除外其他原因所致的慢性咳嗽者，即可作出慢支的诊断。如每年发病持续不足 3 个月，而有明确的客观检查（如 X 线、呼吸功能等）依据者亦可诊断。本病缓慢进展，常并发阻塞性肺气肿，甚至肺动脉高压和肺源性心脏病。

二、病理变化

慢性支气管炎早期主要是纤毛上皮细胞的损害，以后逐渐出现管壁纤维化与管腔狭窄，当病变蔓延至细支气管和肺泡壁时，可形成肺组织结构的破坏或纤维组织增生，进而发生阻塞性肺气肿和肺间质纤维化。

三、肺功能和血气变化

慢性支气管炎可因管壁炎症与纤维化致支气管壁增厚，以及管腔内分泌物积聚，支气管痉挛等因素而致气道狭窄，引起阻塞性通气功能障碍。在疾病早期肺功能可正常，随着病情加重而出现通气功能障碍。临床上常以 FEV_1（第一秒用力呼气容积）的降低作为衡量气道阻塞严重程度的简单而可靠的指标。由于慢支早期或缓解期常仅有小气道阻塞，故 $FEF_{50\%}$、$FEF_{75\%}$（用力呼出 50%、75%肺活量的呼气流量）和 MMEF（最大呼气中段流量）的降低，为更敏感的检测指标。慢支急性发作期因大小气道均有阻塞，故 PEF（呼气峰流量）、$FEF_{25\%}$（用力呼出 25％肺活量的呼气流量）亦可降低。慢性支气管炎急性发作且病情严重者，因阻塞性通气功能障碍可出现血气变化，引起 PaO_2 降低、$PaCO_2$ 升高。

第二节 阻塞性肺气肿

一、概念

阻塞性肺气肿是由长期吸烟、慢性支气管炎等原因引起的细支气管狭窄，终末细支气管远端气腔过度充气、气腔壁膨胀、破裂而产生，临床上以逐渐加重的呼吸困难和肺气肿体征为主要表现。本病缓慢发展，常并发肺动脉高压、肺源性心脏病，甚至慢性呼吸衰竭。

二、病理生理

肺过度充气、膨胀，肺组织弹性降低，常有肺大疱形成。呼吸功能变化主要表现为残气容积（RV）增加；大、小气道气流阻塞；以及因肺毛细血管损害、弥散面积减少与 $\dot{V}/\dot{Q}$ 比例失调所致的肺换气功能障碍。由于通气与换气功能障碍，可引起缺 O_2 和 CO_2 潴留，而出现呼吸衰竭。

三、肺功能和血气变化

（一）通气功能障碍

阻塞性肺气肿多由慢性支气管炎所致，故通气功能障碍与慢支相似而程度较重。慢支之气流阻塞是由于支气管本身器质性病变所致，其气流阻塞见于吸气相和呼气相；而肺气肿引起的气流阻塞是由于肺弹性减退，肺组织对支气管的环状牵曳力减弱，致呼气时支气管易于陷闭，故气流阻塞见于呼气相。

（二）肺容积改变

RV 和 RV/肺总量（TLC）增加对肺气肿的诊断具有重要价值，通常认为 RV/TLC＞40％提示肺气肿。为避免可逆性支气管痉挛对 RV 增加的影响，应在测定 RV 前吸入支气管舒张剂如沙丁胺醇等。

（三）肺顺应性增大

由于肺弹性减退，故静态肺顺应性增大。

（四）弥散功能降低

随着肺气肿日益加重，出现 $\dot{V}/\dot{Q}$ 比例失调，并因肺泡壁损害致肺毛细血管床减少，使肺弥散面积减少而致 D_LCO 降低。但此种改变多出现在中、重度肺气肿患者。

（五）$\dot{V}/\dot{Q}$ 比例失调

肺气肿患者因肺毛细血管受压和毁损，致肺泡壁血流量减少，若该肺区通气正常则导致 $\dot{V}/\dot{Q}$ 比值增大，即肺泡无效腔增大，肺泡无效腔/潮气量（V_D/V_T）比值增大。但亦有部分肺区虽有血液灌流，而肺泡通气不良，则导致 $\dot{V}/\dot{Q}$ 比值降低。$\dot{V}/\dot{Q}$ 比值增大或降低均影响肺内气体交换。

（六）动脉血气分析

休息时 PaO_2 一般正常，而运动后降低，这是因为在肺气肿弥散功能障碍情况下，由运动引起通气量的增加不足以补偿机体氧需要量的增加，因而 PaO_2 降低。这种改变与慢性支气管炎不同，慢性支气管炎患者运动时由于通气量增加，$\dot{V}/\dot{Q}$ 比例失调得到改善，因而 PaO_2 可增高。严重肺气肿患者常有 PaO_2 降低，其原因为：①由于 RV 增加，对吸入到肺泡气体中的氧加以稀释，使肺泡气氧分压下降，致 PaO_2 降低；②由于 $\dot{V}/\dot{Q}$ 比例失调与肺弥散面积减少，导致换气功能障碍，而致 PaO_2 降低。合并呼吸道感染时，因气道阻塞而出现 $PaCO_2$ 升高。

第三节　慢性阻塞性肺疾病

一、概念

慢性阻塞性肺疾病（COPD）的定义为：COPD 是一种常见的以持续性气流受限为特征的可以预防和治疗的疾病，气流受限进行性发展，与气道和肺脏对有毒颗粒或气体的慢性炎性反应增强有关，急性加重和并发症影响着疾病的严重程度和对个体的预后。该定义表明 COPD 的特征是具有气流受限，其定义并非慢性支气管炎和肺气肿的结合，需排除以可逆性气流受限为特征的哮喘。根据 2015 年《慢性阻塞性肺疾病全球倡议》COPD 的诊断主要依据为：①危险因素暴露史（吸烟、职业性粉尘和化学物质、来源于烹调和燃料的烟雾）；②不完全可逆的气流受限（吸入支气管舒张药后 $FEV_1/FVC<70\%$）；③慢性咳嗽、咳痰、呼吸困难症状。

二、肺功能和血气变化

COPD 的气流受限根据 FEV_1 确定，吸入支气管舒张药后，$FEV_1/FVC(\%)<70\%$，可判断为具有不可逆的气流受限。FEV_1 实测值/预计值 ≥80%（$FEV_1/FVC<70\%$）为轻度 COPD，FEV_1 实测值/预计值在 50%～79% 之间为中度 COPD，30%～49% 之间为重度 COPD，<30% 为极重度 COPD。

COPD 分为气肿型（A 型）和支气管炎型（B 型），其肺功能和血气变化的特点为：

1. 气肿型　肺气肿的症状和体征明显，而气道感染和炎症较轻。呼吸功能和血气变化为：① FEV_1 显著降低；②因肺气肿较重，故 RV/TLC 显著增加；③肺气肿导致静态肺顺应性增大；④肺气肿导致 D_LCO 明显降低；⑤ PaO_2 轻度降低，$PaCO_2$ 一般正常或降低。因 COPD 气肿型患者 $\dot{V}/\dot{Q}$ 比例失调和肺弥散面积减少，而致换气功能障碍，PaO_2 降低。由于患者呼吸增快，气道阻塞较轻，故 CO_2 排出增加，$PaCO_2$ 正常或降低。

2. 支气管炎型　气道感染和炎症明显，而肺气肿较轻。肺功能和血气变化为：① FEV_1 降低；②因肺气肿较轻，故 RV/TLC 正常或增加；③静态肺顺应性接近正常；④因肺气肿较轻，故 D_LCO 正常或降低；⑤PaO_2 显著降低，$PaCO_2$ 常明显增高。因 COPD 支气管炎型患者气道阻塞较重，故 PaO_2 降低和 $PaCO_2$ 升高均较显著。

静息状态下，轻中度 COPD 患者肺功能主要表现气道阻塞（FEV_1/FVC 和 $FEV_1\%$ 降低），但 PaO_2 及 $PaCO_2$ 尚可维持正常水平。此时行心肺功能运动试验，可发现运动时 COPD 患者最大摄氧量降低，出现运动时低氧血症。运动性低氧血症一方面与 $\dot{V}/\dot{Q}$ 比分布不均及肺内分流有关；另一方面则因气体交换单位受损，弥散面积减少；同时因运动时肺血管阻力增加，肺动脉压上升，右心室后负荷增加，心搏出量受限，导致肌肉组织缺氧，静脉血氧分压降低，进而引起动脉血氧分压降低。

第四节 慢性肺源性心脏病

一、概念

慢性肺源性心脏病（简称肺心病）是指由于肺、胸廓或肺动脉的慢性病变，导致肺循环阻力增加和肺动脉高压，致使右心室肥大、扩大，伴或不伴右心衰竭的心脏病。引起肺心病最常见的原因是慢性支气管炎并发阻塞性肺气肿。长期缺 O_2 与 CO_2 潴留致肺血管收缩，肺毛细血管毁损与肺血管重建，以及血容量增多与血液黏稠度增加等因素，导致肺动脉高压形成。继而引起右心室肥大、扩大、甚至右心衰竭。本病急性加重期的主要临床表现是呼吸道和肺部感染、呼吸衰竭、右心衰竭等。

二、肺功能变化

（一）通气功能障碍

肺心病最常见的病因是慢支和肺气肿，由此而引起阻塞性通气障碍。确定肺气肿与肺心病之间肺通气功能界限的指标确有困难，多数认为最大自主通气量（MVV）低于预计值的 40%，$FEV_1/FVC<40\%$，$RV/TLC>65\%$ 时，应考虑肺心病的存在。

（二）肺容积改变

由于慢性支气管炎和肺气肿，导致 VC 减少、RV/TLC 增大。由于残气量增加，对吸入肺泡气体中的氧加以稀释，使肺泡气氧分压下降，可引起低氧血症。

（三）肺换气功能障碍

1. 弥散功能障碍　由于肺小动脉炎症，使其管腔狭窄甚至闭塞，以及肺泡破裂致毛细血管毁损，均使肺毛细血管床减少，而导致弥散面积减少；此外，肺小动脉炎症或肺纤维化使血管壁增厚，肺泡-毛细血管膜增厚，均使弥散量降低。

2. $\dot{V}/\dot{Q}$ 比例失调　肺心病患者一方面由于支气管周围炎累及邻近肺小动脉，引起血管壁炎症、管壁增厚、管腔狭窄与闭塞而致肺血流量减少，以及肺泡壁毛细血管网毁损而致该肺区血流量减少，若该肺区肺泡通气量正常，则使 $\dot{V}/\dot{Q}$ 比值增大；另一方面由于细支气管阻塞又可使肺泡通气量减少，若该区肺血流仍正常，则使 $\dot{V}/\dot{Q}$ 比值降低。以上两种情况均影响肺的换气功能。

三、血气变化与酸碱失衡

(一) 呼吸功能

1. PaO_2降低、$PaCO_2$升高　肺心病急性加重期常因呼吸道和肺部感染而使通气障碍与换气功能障碍进一步恶化。由于呼吸道感染与炎症、气道分泌物增加、支气管平滑肌痉挛等因素,使气道阻塞加重,导致严重缺 O_2和 CO_2潴留。由于肺部感染和炎症,使 $\dot{V}/\dot{Q}$ 比例失调和肺弥散功能障碍加重,导致严重缺 O_2。肺心病急性加重期患者血气分析表现为 PaO_2降低,$PaCO_2$增高,而且常表现为$\triangle PaO_2\downarrow > \triangle PaCO_2\uparrow$,即通气与换气功能障碍并存。若 $PaO_2<60mmHg(8.0kPa)$、$PaCO_2>50mmHg(6.67kPa)$,即为Ⅱ型呼吸衰竭。肺心病患者经氧疗或通气治疗后,PaO_2可上升($>60mmHg$)甚至达到正常,此时若 $PaCO_2$仍$>50mmHg$,可判定为氧疗后的Ⅱ型呼吸衰竭。

2. 氧离曲线偏移　肺心病急性加重期常有氧离曲线右移,其原因为:①CO_2潴留所致呼吸性酸中毒,使氧离曲线右移;②严重缺 O_2所致代谢性酸中毒,使氧离曲线右移;③组织缺O_2致糖酵解增强,红细胞内 2,3-二磷酸甘油酸(2,3-DPG)生成增多,使氧离曲线右移;④肺部感染致体温升高时,体内 H^+活度增加,亦使氧离曲线右移。我们研究报道了应用氧离曲线方程与 SaO_2偏移度判定氧离曲线偏移的方法。我们的研究表明:肺心病呼吸性酸中毒失代偿患者 SaO_2偏移度为$-7.1\%\pm2.6\%$,肺心病呼酸合并代酸者 SaO_2偏移度达$-10.2\%\pm6.1\%$。氧离曲线右移虽使 HbO_2在组织中释放 O_2增加,有助于增加组织供 O_2;但氧离曲线过度右移又使肺毛细血管血的氧合不足,SaO_2降低,动脉血 O_2含量减少,亦不利于组织供 O_2。

此外,部分肺心病患者可出现氧离曲线左移,其原因为:①机械通气过度,$PaCO_2$急剧下降,原已代偿性增加的 HCO_3^-仍维持在高水平,而导致代谢性碱中毒;若 $PaCO_2$低于正常,又可致呼吸性碱中毒。pH 升高和 $PaCO_2$降低,均导致氧离曲线左移。②肺心病患者在治疗中若使用利尿剂、皮质激素治疗,可发生低钾低氯性代谢性碱中毒,亦可导致氧离曲线左移。氧离曲线左移虽可使肺毛细血管血的氧合作用增强,SaO_2升高;但不利于 HbO_2在组织中释放 O_2,因而导致组织缺 O_2加重。

3. 红细胞内的血气变化　肺心病Ⅱ型呼吸衰竭患者存在红细胞内相对偏碱,胞内HCO_3^-相对增高。并且随其病情加重,此趋势更为明显。红细胞内 pH 并未随动脉血 pH 降低而降低。HCO_3^-相对增高是由于红细胞内 HCO_3^-与细胞外 Cl^-的交换受限,血红蛋白浓度增高,缓冲容量加大以及还原血红蛋白增加等因素所致。此种变化的益处在于,缓解患者体内高碳酸血症引起的氧离曲线过度右移,使患者红细胞内氧离曲线左移,增加红细胞携氧能力。

4. 脑脊液(CSF)内的血气变化　肺心病患者呼吸性酸中毒时,CSF $PaCO_2$也迅速升高,同时 CSF HCO_3^-升高,最终 CSF pH 变化小于动脉血,使得 CSF 酸碱度维持在一个较为稳定的范围。CSF HCO_3^-代偿性升高与碳酸酐酶(CA)活性升高、CSF 内 HCO_3^-与 Cl^-的交换受抑,Na^+/H^+交换增强等有关。经治疗后血中 $PaCO_2$下降,可引起碱血症,且由于血脑屏障的存在，CSF 调节时间更长，CSF 碱中毒较血液更为明显，维持时间更长。临床上可见碱血症被纠正后碱中毒的神经精神症状仍持续 48 小时左右。肺心病患者呼吸性碱中毒时，CSF $PaCO_2$下降，同时 CSF HCO_3^- 代偿性下降，HCO_3^- 下降与 CA 活性降低、CSF 内 HCO_3^- 与 Cl^- 的交换增强及 CSF 中乳酸浓度增加有关。

（二）酸碱失衡与电解质紊乱

肺心病急性加重期酸碱失衡和电解质紊乱发生率高。酸碱失衡类型复杂，其中以呼吸性酸中毒为最常见，其次为呼酸合并代碱、呼吸性碱中毒、呼酸合并代酸等。患者病情变化迅速，可因呼吸功能恶化和肾功能障碍，或因治疗措施的不当，而使酸碱失衡和电解质紊乱在短期内发生明显变化。机体在酸碱失衡调节中，肺脏对 CO_2可以急骤潴留也可较快地排出，而肾脏对于 HCO_3^- 调节较慢，其代偿调节作用的充分发挥常需 3～5 天。肺心病患者临终前血气总趋势为：pH 趋于酸性，三重酸碱失衡和双重酸中毒的比例明显增加。

1. 呼吸性酸中毒　肺心病急性加重期由于呼吸道和肺部感染致使通气与换气功能障碍加重，或不适当使用镇静剂等医源性因素引起缺 O_2和 CO_2潴留。当 $PaCO_2>45mmHg$（6.0kPa）并伴有 pH 降低时，即为呼吸性酸中毒。呼吸性酸中毒时因 HCO_3^- 代偿性增高，常伴有血 Cl^- 代偿性降低；若 pH 显著降低，尚可出现高钾血症。

2. 呼酸合并代酸　肺心病严重缺 O_2患者，或伴有休克者，因组织缺氧使细胞内糖的无氧酵解增强，而产生乳酸增加，或因肾功能障碍使体内固定酸排出减少，均可引起代谢性酸中毒，或出现呼酸合并代酸。呼酸合并代酸时血 K^+ 增高显著，血 Cl^- 降低、正常或增高。

3. 呼酸合并代碱　在肺心病治疗过程中，若不适当使用利尿剂、糖皮质激素而致低钾、低氯，或不适当补充碱性药物，又可出现呼酸合并代碱。此类酸碱失衡发生率由于近年血气分析的普及和医师临床水平的进步已有所下降。此时血电解质改变主要为血 Cl^- 降低显著，血 K^+ 降低或正常，若 pH 偏碱可有血 Ca^{2+} 降低。

4. 呼吸性碱中毒　肺心病急性加重期尤其是伴肺部炎症患者，若气道阻塞较轻，可表现为Ⅰ型呼吸衰竭。此时 PaO_2降低，由于低氧血症对颈动脉体和主动脉体化学感受器的兴奋作用而引起通气过度，导致 CO_2 排出过多而引起呼吸性碱中毒。此时血电解质改变为血 K^+ 降低、血 Ca^{2+} 降低。

5. 呼碱合并代碱　在肺心病治疗过程中，若通气过度、不适当地使用利尿剂、糖皮质激素、碱性药物等，可引起呼碱合并代碱。此时血电解质改变为血 K^+ 显著降低，血 Cl^- 降低，血 Ca^{2+} 明显降低。严重碱中毒患者可出现谵妄、精神错乱、手足搐搦、惊厥、心律失常、上消化道出血等症状，危害甚大。

6. 三重酸碱失衡（TABD）　常发生于肺心病终末期。肺心病严重呼吸衰竭患者，可在原有呼酸合并代碱的基础上，因组织严重缺氧或肾功能障碍又合并代酸；或在原有呼酸合并代酸的基础上，因低氯、低钾又合并代碱。以上两种情况均引起呼酸型 TABD（呼酸＋代酸＋代碱）。此时 AG 升高，血 K^+ 正常或升高，血 Cl^- 降低或正常；另外，肺心病患者治疗过程中可出现呼碱合并代碱，若在此基础上由于组织严重缺氧又可合并代酸，于是引起呼碱型 TABD（呼碱＋代酸＋代碱）。此时 AG 升高，血 K^+ 正常或下降，血 Cl^- 升高、降低、正常均可。

第五节 支气管哮喘

一、概念

支气管哮喘(简称哮喘)是由嗜酸性粒细胞、肥大细胞和T淋巴细胞等多种炎性细胞参与的气道慢性炎症。这种炎症使易感者对各种激发因子具有气道高反应性,并可引起气道缩窄。临床上表现为反复发作性的喘息、呼吸困难、胸闷或咳嗽等症状,常在夜间或清晨发作、加剧,常常出现广泛多变的可逆性气流受限,多数患者可自行缓解或经治疗而缓解。

二、病理生理

(一) 气道高反应性

气道高反应性(airway hyperresponsiveness,AHR)是指气道对于各种物理、化学、药物或生物刺激因子,出现过强或过早的收缩反应。气道高反应性是哮喘的重要特征之一。目前认为气道炎症是导致AHR的重要机制之一,当气道受到变应原或其他刺激后,由于多种炎症细胞、炎症介质和细胞因子的参与,气道上皮和上皮内神经的损害等因素而导致气道高反应性。

(二) 可逆性气道阻塞

哮喘患者支气管平滑肌痉挛为气道狭窄的重要因素,故气道阻塞多为可逆性。使用支气管舒张药后可解除支气管平滑肌痉挛而平喘,并使 FEV_1、PEF 等肺通气功能指标得到改善。但长期反复发作的哮喘患者,由于支气管平滑肌肥厚或合并慢性阻塞性肺疾病,气道阻塞可逆性较小。

(三) 呼吸驱动

测定口腔闭合压可知,急性发作哮喘患者呼吸中枢的驱动是增强的。这种呼吸驱动的增强可能是通过迷走神经反射实现的代偿机制,在轻至中度的气道阻塞(FEV_1 占预计值的60%~80%)时,出现过度通气,维持血液的正常氧分压。

三、肺功能变化

(一) 通气功能障碍

本病的主要病理生理改变是可逆性支气管痉挛所致的气道阻力增高。近年来病理研究发现哮喘患者的支气管壁有明显的炎性细胞浸润,管壁黏膜水肿,管腔有黏液栓塞等炎症病变,这些因素均导致气道阻塞。支气管哮喘发作时大小气道均有阻塞,而哮喘缓解后小气道阻塞仍可持续存在一段时间。本病通气功能障碍的特点是:

1. 哮喘发作时气道阻力的增高比慢性支气管炎和肺气肿明显,各肺容积位最大呼气流量均显著降低,如PEF、$FEF_{25\%}$、$FEF_{50\%}$、$FEF_{75\%}$、FEV_1、MMEF等均下降。2015年《哮喘管理和预防的全球策略》(GINA指南)建议将 FEV_1%预计值作为哮喘恶化的独立预测因素,尤其在 FEV_1<60%的情况下。有人用容积二氧化碳图技术显示支气管哮喘患者气道阻塞

情况。该技术是以 CO_2 分压或浓度为纵轴，呼出气容积为横轴，描记呼气过程，展示呼气过程中 CO_2 水平随呼出气容积增加而变化的过程。结果发现，容积二氧化碳图参数Ⅱ期斜率(dC2/DV)支气管哮喘组较正常下降，反映了哮喘患者因气道痉挛而延长了呼出气道无效腔气体所需时间；Ⅲ期斜率(dC3/DV)及Ⅱ期斜率与Ⅲ期斜率之比(SR23)支气管哮喘组较正常显著增大，其病理生理基础在于，哮喘患者部分终末细支气管因气道炎症等因素而出现收缩、狭窄，导致局部肺泡通气不足，相应肺泡气 CO_2 浓度亦增高，与无狭窄细支气管相连通的肺泡则相对地过度通气，其肺泡气 CO_2 浓度降低，而在呼气过程中，与无狭窄细支气管相连通的肺泡优先排空，出现肺泡气的不同步排空。dC2/DV、dC3/DV 及 SR23 与 FEV_1、FEV_1/FVC、PEF、MMEF 有显著的相关性。该技术操作简便快捷，受试者无须用力配合，只需潮气量呼吸即可，是检测哮喘患者气道阻塞情况较好而有前景的方法。

2. 本病的气道阻塞呈可逆性，尤其是使用支气管舒张药后，以上呼气流量指标均明显改善。如吸入沙丁胺醇后 15 分钟即可见 FEV_1 增加 12%以上，且用药后各肺容积位最大呼气流量均增加，而 COPD 则不如哮喘用药后变化显著。这一特点对支气管哮喘的诊断很有价值。

3. 24 小时动态观察通气功能，其变动幅度较大，各通气功能指标变异率[2(最高值－最低值)/(最高值＋最低值)]×100%常＞20%。通气最高值多出现在中午，最低值多在凌晨(0～5 时)。此种节律变化可能与血浆 cAMP 和肾上腺素水平在凌晨降到最低，而组胺含量增到最高有关。哮喘患者小气道阻力昼夜波动较大气道显著，$FEF_{75\%}$ 波动率不论在发作期或缓解期的哮喘患者均明显大于 FEV_1 和 PEF 的波动率。在哮喘缓解期主要表现为小气道阻力的昼夜异常波动。PEF 波动率的监测常用于评估治疗反应及病情恶化的诱发因素；PEF 值还用于评估哮喘严重程度，通常轻中度哮喘发作 PEF≥50%，重度哮喘发作 PEF＜50%。

4. 如患者罹患哮喘与 COPD 并存的重叠综合征，则既存在永久的气流受限，此种受限程度又存在波动，患者通常 FEV_1/FVC＜70%；使用支气管扩张剂后常见 FEV_1 增加率≥12%或绝对值增加 200～400ml，尤其是 FEV_1 较低时；PEF 值变异程度可以较大。

(二) 气道阻力(Raw)增高

哮喘发作期气道阻力明显增高，各肺容积位最大呼气流量降低。我们发现哮喘缓解期虽然呼气流量恢复接近正常，而 Raw 仍常增高，出现了 Raw-呼气流量分离现象。对此现象目前尚无明确的解释，我们认为呼气流量与肺弹性回缩压成正比，与 Raw 成反比，哮喘缓解期患者虽然 Raw 仍增高，但肺弹性回缩压一般正常(合并肺气肿者例外)，故呼气流量降低不明显。而 COPD 患者不仅 Raw 增高，而且肺弹性回缩压常有降低，因而呼气流量明显降低。

(三) 肺容积改变

哮喘发作时 RV、FRC(功能残气量)和 TLC 均可增加，缓解期逐渐恢复正常。

(四) 通气/血流($\dot{V}/\dot{Q}$)比例失调

哮喘发作时气道狭窄是弥漫性和不均匀的，因气流受限而使肺部出现通气不匀。气流受限严重的部位肺泡通气量不足，黏液栓阻塞的部位并发肺小叶不张而缺乏通气，因而导致

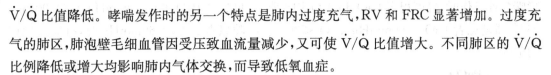

$\dot{V}/\dot{Q}$ 比值降低。哮喘发作时的另一个特点是肺内过度充气，RV 和 FRC 显著增加。过度充气的肺区，肺泡壁毛细血管因受压致血流量减少，又可使 $\dot{V}/\dot{Q}$ 比值增大。不同肺区的 $\dot{V}/\dot{Q}$ 比例降低或增大均影响肺内气体交换，而导致低氧血症。

（五）支气管激发试验阳性

支气管激发试验可用于测定气道反应性。通常用不同浓度的组胺（浓度 3.125～50g/L，2 倍递增或 4 倍递增）或乙酰甲胆碱（浓度 3.125～50g/L，2 倍递增或 4 倍递增）作雾化吸入。由于此二药可引起支气管平滑肌收缩，使 FEV_1 降低，或使比气道传导率（sGaw）降低，因此测定吸药前后的 FEV_1 或 sGaw 变化可判断气道的高反应性。试验时从最低浓度开始顺次吸入，按不同方法（手捏式雾化吸入法、定量雾化吸入法、2 分钟潮气吸入法、5 次呼吸法）测定 FEV_1 或 sGaw，直至 FEV_1 较基础值降低≥20%时，或出现不适，或吸入最高浓度终止试验。吸入过程中如 FEV_1 或 PEF 较基础值降低≥20%，或 sGaw 降低≥35%称为支气管试验阳性，提示气道高反应性。但应注意，气道高反应性并非哮喘独有，变应性鼻炎、慢性支气管炎、长期吸烟等都可出现。还可利用组胺累积吸入剂量抑或乙酰甲胆碱累积吸入剂量或浓度评估气道高反应严重程度。例如，FEV_1 下降 20%时所需的激发乙酰甲胆碱浓度称为 PC_{20}-FEV_1，PC_{20}-FEV_1（g/L）＞16 为正常，4.0～16 为可疑或极轻度，1.0～4.0 为轻度，＜1.0 为中到重度。支气管激发试验可用于哮喘的诊断及鉴别诊断，并有助于评定哮喘的严重程度和疗效。

临床上也有用其他支气管激发试验方法和流程。如采用 Astograph 气道反应检测仪，连续潮气法吸入乙酰甲胆碱，乙酰甲胆碱 10 个浓度从 0.049～25g/L 倍倍递增，每个浓度吸入时间为 1 分钟自动转入下一个浓度吸入，采用强迫振荡技术连续测呼吸阻抗，直至呼吸阻力升高 2 倍以上或吸至最高浓度为止。此法不受吸气动作干扰，可快速检测剂量-反应曲线，但吸入浓度连续递增，累积剂量概念不易与其他方法相比较，阳性判断标准也有异。

（六）支气管舒张试验阳性

试验时先测定 FEV_1，然后给患者吸入沙丁胺醇 200～400μg，吸后 15 分钟重复测定 FEV_1。当其 FEV_1 增加率≥12%且绝对值增加≥200ml 时称为支气管舒张试验阳性，表明气道阻塞具有可逆性，有助于哮喘的诊断。有学者探讨了脉冲震荡（IOS）参数在支气管舒张试验中的灵敏度、特异度及阳性标准，发现哮喘患者 FEV_1、PEF 及 IOS 各参数舒张后值和基础值之间均有统计学差异，FEV_1 均与 PEF、IOS 各参数呈显著直线相关，故认为 IOS 可作为支气管舒张试验选择的肺功能试验方法之一，以呼吸总阻抗（Z_5）下降 37.7%、总气道阻力（R_5）下降 37.9%作为支气管舒张试验的阳性判定标准较合理。

四、血气分析与酸碱失衡

（一）PaO_2

随着哮喘发作程度的加重，动脉血氧分压会直线下降。中、重度哮喘患者常有低氧血症，这主要是由于气道阻塞和 $\dot{V}/\dot{Q}$ 比例失调所致。一方面哮喘发作时通气减少的情况在全肺是不一致的；另一方面肺的某些部位也有短暂的血流减少区，因而导致 $\dot{V}/\dot{Q}$ 比例失调。

哮喘急性发作时，轻度患者 PaO_2 和 SaO_2 均正常，中度患者 PaO_2 60～80mmHg，SaO_2 90%～95%，重度患者 $PaO_2<60mmHg$，$SaO_2<90\%$。哮喘患者 $PaO_2<60mmHg$ 时，有突然死亡的危险。

（二）$PaCO_2$

在评估哮喘急性发作患者的病情严重性中，$PaCO_2$ 的重要程度甚至超过 PaO_2。哮喘发作早期由于过度通气，$PaCO_2$ 常偏低或正常，严重哮喘患者因气道阻塞加重而致 $PaCO_2$ 增高。哮喘急性发作轻、中度患者 $PaCO_2\leqslant 45mmHg$，重度发作患者 $PaCO_2>45mmHg$。

（三）酸碱失衡

哮喘急性发作早期由于过度通气，$PaCO_2$ 降低，可引起呼吸性碱中毒。重度发作患者因气道阻塞严重，$PaCO_2$ 升高，引起呼吸性酸中毒；又因严重缺氧可致代谢性酸中毒，或呼酸合并代酸；使用激素等药物造成低钾血症等电解质紊乱则可造成代谢性碱中毒。有作者测定 329 例哮喘急性发作的血气分析类型，发现酸碱失衡类型中碱中毒最为常见，轻症患者时多为呼碱或呼碱并代碱，血气结果正常说明病情已逐渐加重，如出现呼酸、呼酸并代酸，则提示病情危重。各型构成比依次为：呼碱 35.3%，正常 24.0%，呼碱并代碱 17.6%，呼酸 9.4%，呼酸并代酸 5.5%，代碱 4.0%，代酸 2.7%，呼酸并代碱 1.5%。

第六节 慢性呼吸衰竭

一、概念

呼吸衰竭是由各种原因引起的肺通气和（或）换气功能严重障碍，以致不能进行有效的气体交换，导致缺氧伴（或不伴）CO_2 潴留，从而引起一系列生理功能和代谢紊乱的临床综合征，临床主要表现为呼吸困难和发绀。慢性呼吸衰竭多为支气管-肺疾病所引起，其中最常见的原因为 COPD，其次有重症肺结核、间质性肺疾病、尘肺等。按动脉血气分析呼吸衰竭有两种类型：①Ⅰ型呼吸衰竭：海平面平静呼吸空气的情况下 $PaO_2<60mmHg(8kPa)$，$PaCO_2$ 正常或降低，见于换气功能障碍的疾病；②Ⅱ型呼吸衰竭：海平面平静呼吸空气的情况下 $PaO_2<60mmHg$，$PaCO_2>50mmHg(6.67kPa)$，系肺泡通气不足所致。单纯肺泡通气不足时，缺 O_2 和 CO_2 潴留的程度是平行的；若伴换气功能障碍，则缺 O_2 更为严重。

二、肺功能变化

（一）肺通气功能障碍

在静息呼吸空气时，正常人肺泡通气量约为 4L/min。当肺泡通气量减少时，则肺泡气 O_2 分压下降，CO_2 分压上升。PaO_2 亦随之下降。$PaCO_2$ 与 CO_2 产生量（VCO_2，ml/min）成正比，而与肺泡通气量（$\dot{V}_A$、L/min）成反比，即 $PaCO_2(mmHg)=0.863\times VCO_2/\dot{V}_A$。当肺泡通气量降低时，$PaCO_2$ 升高。由 COPD 等疾病所致阻塞性通气功能障碍者，FEV_1、MMEF、$FEF_{25\%}$、$FEF_{50\%}$、$FEF_{75\%}$ 等呼气流量参数降低，间质性肺疾病所致限制性通气功能障碍者，

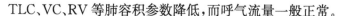

TLC、VC、RV 等肺容积参数降低，而呼气流量一般正常。

（二）肺换气功能障碍

可由通气/血流（$\dot{V}/\dot{Q}$）比例失调所致，正常人每分钟肺泡通气量为 4L，肺毛细血管血流量为 5L，$\dot{V}/\dot{Q}$ 比值为 0.8。若 $\dot{V}/\dot{Q}$ 比值增大，吸入气体不能与血液进行有效的气体交换，导致生理无效腔增加（无效腔效应）；若 $\dot{V}/\dot{Q}$ 比值降低，使静脉血未能充分氧合，导致肺动-静脉样分流（分流样效应）。肺换气障碍亦可由于肺弥散面积减少、肺泡膜增厚、肺毛细血管床容积减少、气体与血红蛋白结合异常导致的弥散功能障碍所致。弥散功能障碍常与 $\dot{V}/\dot{Q}$ 比例失调共存。肺换气功能障碍时 D_LCO 降低，$P_{(A-a)}O_2$ 增大。肺换气功能障碍时，通常仅产生缺 O_2，而无 CO_2 潴留。

三、血气分析

（一）判定呼吸功能障碍的类型

1. 通气功能障碍　PaO_2 降低，$PaCO_2$ 升高，且两者升降的数值大致相等（±5mmHg）即 $\triangle PaO_2\downarrow \approx \triangle PaCO_2\uparrow$。

2. 换气功能障碍　PaO_2 降低，$PaCO_2$ 正常或降低。这是由于 CO_2 弥散力强，故不引起 $PaCO_2$ 增高。而且由于低氧血症对主动脉体和颈动脉体等外周化学感受器的驱动作用，可使呼吸加深、加快，致 CO_2 排出增加，$PaCO_2$ 还可降低。

3. 通气与换气功能障碍并存　临床上呼吸衰竭患者常同时兼有通气与换气功能障碍，此时 PaO_2 降低尤其明显，即 $\triangle PaO_2\downarrow > \triangle PaCO_2\uparrow$（+5mmHg）。

（二）判定呼吸衰竭的类型

1. Ⅰ型呼吸衰竭　PaO_2＜60mmHg，$PaCO_2$ 正常或降低。氧疗对大多数Ⅰ型呼吸衰竭患者有效。但对完全肺实变和肺不张引起的 $\dot{V}/\dot{Q}$ 比值降低所致肺动-静脉样分流性缺氧，氧疗效果较差，因氧疗不能增加分流静脉血的氧合。若肺内动-静脉样分流＞30%，吸入高浓度氧（＞50%）亦难纠正缺氧。

2. Ⅱ型呼吸衰竭　PaO_2＜60mmHg，$PaCO_2$＞50mmHg。

3. 氧疗后呼吸衰竭　吸氧后 PaO_2 可上升到 60mmHg 以上，若 $PaCO_2$ 仍＞50mmHg，则为氧疗后的Ⅱ型呼吸衰竭。吸氧后若 PaO_2＞60mmHg，$PaCO_2$＜50mmHg，则计算氧合指数，氧合指数＝PaO_2（mmHg）/FiO_2，正常人为 400～500。如＜300，可判定为氧疗后Ⅰ型呼吸衰竭。

（三）酸碱失衡和电解质紊乱

呼吸衰竭时由于严重缺 O_2，致细胞内糖的无氧酵解增强，产生乳酸增加，而引起代谢性酸中毒，代酸时常伴有血钾增高。CO_2 潴留导致呼吸性酸中毒，呼酸时常伴有血氯降低，血钾亦可升高。在治疗过程中若通气过度或不当使用碱性药物、利尿剂、皮质激素，又可导致呼吸性碱中毒，或代谢性碱中毒，或双重碱中毒，此时电解质改变为血 K^+ 降低、Cl^- 降低、Ca^{2+} 降低。终末期可出现三重酸碱失衡。

第七节 急性呼吸窘迫综合征

一、概念

急性呼吸窘迫综合征(ARDS)是一种急性、弥漫性炎症性损伤,是临床常见的呼吸危重症之一。临床表现为急性呼吸窘迫、发绀与难治性低氧血症。

二、病理生理

1. 由于肺毛细血管内皮细胞损伤,使肺血管通透性增加,引起肺间质水肿和肺泡水肿,导致氧弥散障碍和肺内分流增加,而致低氧血症。

2. 由于肺泡Ⅱ型细胞受损,使肺表面活性物质减少,导致肺泡群萎陷和肺泡水肿,肺顺应性降低,肺内分流增加,结果仍导致低氧血症。

三、肺功能和血气变化

(一) 肺顺应性降低

当肺顺应性正常时,若应用机械通气,一般需 0.75L 潮气量才能把肺吹胀至 2.8～11.0mmHg 的压力,此时顺应性 $C_E=\triangle V/\triangle P=0.75L/2.8\sim11.0mmHg=0.07\sim0.27L/mmHg$。以这种方法测得的顺应性称为有效顺应性($C_E$)。ARDS 患者由于肺组织血管外水分增加而肺变硬,故肺顺应性下降,可降至 0.012～0.025L/mmHg。

(二) 功能残气量(FRC)减少

由于肺组织含水量增加,使 FRC 减少,当 FRC 减到正常关闭容积以下时,在呼气末就发生大量肺泡陷闭。此时每次吸气必须增大胸腔内压才能使关闭了的肺泡重新张开,因而使呼吸功大大增加。

(三) 肺内分流量($\dot{Q}s/\dot{Q}t$,即静脉分流量/心排血量)

ARDS 患者因弥散性肺泡和气道关闭,不能参与气体交换的血量增加,使肺内分流量显著增高,这是诊断 ARDS 的主要指标之一。$\dot{Q}s/\dot{Q}t$ 可在吸纯氧 30 分钟后测定 $P_{(A-a)}O_2$,并由以下分流公式计算:$\dot{Q}s/\dot{Q}t=0.0031\times P(A\text{-}a)O_2(1.0)/[5+0.0031\times P(A\text{-}a)O_2(1.0)]$。$\dot{Q}s/\dot{Q}t$ 的正常值为 3%～5%,ARDS 患者常>10%,当≥20%时应考虑采用机械通气。

(四) 血气分析

低氧血症是本病的重要表现,且鼻导管吸氧不能使 PaO_2 超过 50～60mmHg(6.67～8.0kPa)。根据 PaO_2 和吸入气 O_2 浓度(FiO_2)可计算氧合指数,即氧合指数$=PaO_2$(mmHg)/FiO_2。依照 2011 年柏林诊断标准,轻度 ARDS 患者存在轻度缺氧,定义为氧合指数介于 201～300mmHg($PaO_2/FiO_2=201\sim300mmHg$);中度缺氧者($PaO_2/FiO_2=101\sim200mmHg$)则为中度 ARDS 患者,重度缺氧者($PaO_2/FiO_2\leqslant100mmHg$)为重度 ARDS 患者。若吸氧后氧合指数<300,表明吸氧的疗效差,提示为顽固性低氧血症。$PaCO_2$ 早期正

常或降低，后期增高。酸碱失衡多为呼吸性碱中毒、代谢性碱中毒或双重碱中毒，后期可发生呼吸性酸中毒、代谢性酸中毒，原发病为严重创伤者可出现呼吸性碱中毒三重酸碱平衡失调（TABD）。一旦ARDS出现TABD、双重酸中毒或呼吸性酸中毒，提示预后不良。

由于基层医院大多数不具备血气分析仪器，探讨一种可替代氧合指数的指标来作为评价ARDS的诊疗指标势在必行。指脉氧（SpO_2）与 PaO_2 之间的相关性有明确的理论依据，并已部分得到临床验证。SpO_2 的监测是利用光电比色的原理（即通过血红蛋白对不同光线频谱的吸收差异）而完成的。SpO_2 与 SaO_2 有显著的相关性，相关系数约为0.90～0.98。国外有作者精选了 SpO_2＜97％并低潮气量机械通气的672名成人患者获得了2613组数据研究结果示：SpO_2/FiO_2 与 PaO_2/FiO_2 有很好的线性关系，$SpO_2/FiO_2=64+0.84\times PaO_2/FiO_2$（$P<0.0001$，$r=0.89$），并得出与氧合指数为300及200时ARDS相对应，诊断标准数值为315（91％敏感度，56％特异性）及235（85％敏感度及特异性）。我国也有研究者对140例早期ARDS患者研究得出两者的线性方程关系为 $SpO_2/FiO_2=73+0.946\times PaO_2/FiO_2$（$r=0.878$）。因此，$SpO_2/FiO_2$ 是一个有前途的氧合指数替代指标。

第八节 肺 炎

一、概念

肺炎是由细菌、支原体、病毒、原虫等多种病原体，以及放射线、化学物质、过敏因素等引起的肺急性渗出性炎症。其主要病变是肺泡内大量炎性细胞、浆液、纤维蛋白原渗出，引起肺实变。若实变范围广泛，则实变区肺泡通气减少，导致 $\dot{V}/\dot{Q}$ 比例失调，使流经该肺区的静脉血未得到充分的氧合作用，形成肺动-静脉样分流，导致低氧血症。

二、肺功能和血气变化

肺炎实变范围广泛者，肺实变区肺泡通气量减少，而肺毛细血管血流量改变不大，导致 $\dot{V}/\dot{Q}$ 比值降低，肺毛细血管血氧合不足；同时肺炎实变区 O_2 的弥散功能障碍，均致 PaO_2、SaO_2 降低。由于呼吸增快，肺通气量增加，$PaCO_2$ 一般正常或降低。免疫功能低下所致的肺孢子菌肺炎近年来颇受重视，其主要病变为双肺弥漫性肺泡性和间质性炎症，肺功能变化则为限制性通气障碍和弥散功能障碍，早期即可出现 D_LCO 降低，血气分析显示 PaO_2 降低，$PaCO_2$ 正常或降低。巨细胞病毒性肺炎的主要病变为双肺弥漫性间质性肺炎，并可发展为肺间质纤维化，亦导致弥散功能障碍和低氧血症。有作者分析了15例H7N9重症禽流感肺炎的血气分析结果，发现尽管大多数患者存在Ⅰ型呼吸衰竭，但 PaO_2 的高低与预后无关；血液pH低提示不良预后，pH低原因考虑一方面因基础疾病如慢性阻塞性肺疾病或感染（细菌或真菌）分泌物堵塞气道所致呼吸道气流受阻引起呼吸性酸中毒；另一方面因并发感染性休克造成代谢性酸中毒。

第九节 间质性肺疾病

一、概念

间质性肺疾病(ILD)是以弥漫性肺泡炎症(肺实质)和间质纤维化为基本病理变化,以活动性呼吸困难、弥漫性肺浸润、限制性通气障碍、弥散(D_LCO)功能降低和低氧血症为临床表现的不同种类疾病群构成的临床-病理实体的总称。目前,采用2002年及2013年由ATS和ERS推荐的弥漫性肺实质疾病(DPLD)和特发性间质性肺炎(IIP)的分类,可分为四大类,即:①已知原因的DPLD:如与药物、结缔组织病、职业环境相关的间质性肺病等;②肉芽肿性DPLD:如结节病、外源性过敏性肺泡炎等;③罕见的但具有临床病理特征的DPLD:如淋巴管平滑肌瘤病(LAM)、朗格罕细胞肉芽肿病(LCG)、肺泡蛋白沉着症(PAP)等;④特发性间质性肺炎(IIPs):IIP再进一步分为三类:第一类:主要特发性间质性肺炎,包括特发性肺纤维化(IPF)、非特异性间质性肺炎(NSIP)、呼吸性细支气管炎-间质性肺疾病、脱屑性间质性肺炎、隐源性机化性肺炎、急性间质性肺炎;第二类:罕见特发性间质性肺炎,包括特发性淋巴细胞间质性肺炎、特发性胸膜肺实质弹力纤维增生症;第三类:不能分类的特发性间质性肺炎。

二、肺功能和血气变化

(一) 通气障碍

一般表现为限制性通气障碍:由于纤维组织增生、肺泡皱缩以及扩张受限,致肺容积VC和TLC明显降低,RV减少,但RV/TLC可正常。呼气流量FEV_1、MMEF一般正常。吸烟者可能合并气道疾病,但典型的限制性通气功能障碍不常见。结节病患者也可能因支气管受累,而表现为阻塞性通气障碍模式。

(二) 弥散功能障碍

由于$\dot{V}/\dot{Q}$比例失调,肺泡膜增厚,以及肺毛细血管床减少所致。D_LCO可降到正常预计值的20%～50%。特发性肺纤维化患者基线时较低的气体交换指标,提示其预后较差。有学者提出,肺泡毛细血管膜弥散能力(D_M)和肺毛细血管床容量(V_C)测定可确定弥散气体与血红蛋白结合速率(θ)的异常或弥散气体跨越肺泡毛细血管膜能力的异常,不失为早期发现弥散功能异常的敏感指标;并观察到IPF、NSIP患者该两项指标均下降。

(三) 肺顺应性降低

肺顺应性降低致呼吸功明显增加,这是患者自觉呼吸困难和呼吸频率增快的主要原因。

(四) 血气分析

由于$\dot{V}/\dot{Q}$比例失调和弥散功能障碍,而使PaO_2降低,早期病例仅运动时PaO_2降低。由于缺O_2可兴奋主动脉体和颈动脉体等外周化学感受器,反射性地引起呼吸加深、加快,而使肺泡通气量增加，故 $PaCO_2$ 早期降低或正常，病程晚期严重呼吸衰竭时方出现 $PaCO_2$ 增高。$P_{(A-a)}O_2$ 增加。

第十节　肺　水　肿

一、概念

由于各种原因引起的肺毛细血管内压力增高或通透性增加从而导致肺血管外液体量过度增多，甚至渗入肺泡，引起的生理功能紊乱称为肺水肿。临床表现为呼吸困难、发绀、咳嗽、咳白色或血性泡沫痰，两肺湿啰音。X 线胸片呈现为以肺门为中心的蝶状或片状模糊阴影。早期常呈间质性肺水肿，液体局限在肺泡外血管和气道周围的疏松结缔组织中。液体进一步潴积使肺泡壁增厚。当发展到肺泡性肺水肿时，肺泡内充满液体。

二、肺功能和血气变化

肺水肿影响肺顺应性、弥散功能、$\dot{V}/\dot{Q}$ 比值失调。肺含水量增加和肺表面活性物质破坏，可降低肺顺应性，增加呼吸功。间质和肺泡壁液体潴留，可增大弥散距离，减少 O_2 的弥散；肺泡内充满液体可导致弥散面积减少，以及 $\dot{V}/\dot{Q}$ 比值降低，结果均引起低氧血症。同时由于肺间质积液刺激 J 感受器，引起呼吸浅快，增加呼吸功耗。当呼吸肌疲劳不能代偿性增加通气时，致使肺泡通气量降低，即出现 CO_2 潴留和呼吸性酸中毒。

第十一节　肺　结　核

一、概念

肺结核是结核杆菌引起的一种慢性肺部传染性疾病，是我国目前常见、多发的慢性传染病之一。常见症状为咳嗽、咯血、潮热、盗汗等。主要病变为炎性渗出、干酪样坏死、增生等病变混杂的多形性改变。轻症肺结核往往无肺功能及血气异常，唯重症肺结核有呼吸功能异常存在。

二、肺功能和血气变化

重症肺结核导致肺实质的广泛破坏并致纤维增生改变，引起限制性通气障碍为主的肺功能改变，表现为 FVC、VC 降低，$FEV_1/FVC\%$ 正常或升高；并致肺血管结构改变，造成 $\dot{V}/\dot{Q}$ 比例失调或弥散功能障碍，因此发生低氧血症；亦可因缺氧导致代偿性通气增加，使二氧化碳过度排出。发生阻塞性通气功能障碍者少见，主要因为肺结核合并感染、支气管内膜结核、肺气肿等，使气道阻力增加与气流受限所致。合并肺气肿时肺弹性回缩力下降，小气道在高肺容量位闭合，气道狭窄部位肺泡排空迟缓。表现为 $FEV_1/FVC\%$、MMEF、MVV 降低。MMEF 最早出现异常,说明肺结核患者的通气障碍首先发生在小气道,原因是小气道周围炎性浸润、结缔组织增生、小气道管腔狭窄引起阻塞性改变。早期改变呈部分可逆性,应用支气管舒张药可以改善,晚期通气功能则不能恢复正常。重症肺结核如出现呼吸衰竭,常为Ⅰ型呼吸衰竭,但严重病例由于肺组织实质性破坏和肺广泛纤维化造成支气管狭窄、扭曲等气道结构改变,以及呼吸道炎症水肿,或合并 COPD,也可以导致通气换气功能双重障碍,发生Ⅱ型呼吸衰竭。重症肺结核患者可发生呼酸合并代碱、代酸合并呼酸、代碱合并呼碱、呼碱合并代碱及高 AG 型代酸、呼酸合并代碱及高 AG 型代酸等各种酸碱平衡失调。

第十二节 肺 栓 塞

一、概念

肺栓塞是由内源性或外源性栓子阻塞肺动脉引起肺循环障碍所致的临床或病理生理综合征。其发病率、死亡率及临床误诊率均较高。常见症状包括:不明原因的呼吸困难、胸膜性胸痛、咳嗽、胸骨后胸痛、发热、咯血等。CT 肺动脉造影的直接征象为肺动脉内低密度充盈缺损,部分或完全包围在不透光的血流之内的“轨道征”,或者呈完全充盈缺损,远端血管不显影;间接征象包括肺野楔形条带状的高密度区或盘状肺不张,中心肺动脉扩张及远端血管分布减少或消失等。

二、病理生理

本病多源于深静脉血栓形成,可引起以循环功能障碍和 $\dot{V}/\dot{Q}$ 比例失调为主要病理生理特征的一系列改变。肺动脉管腔阻塞,血流减少或中断,重者因肺血管阻力突然增加,肺动脉压升高,压力超负荷导致右心室衰竭;栓塞部位肺血流量减少,肺泡无效腔增大,$\dot{V}/\dot{Q}$ 比例失调;神经体液因素可引起支气管痉挛;栓塞部位肺泡表面活性物质分泌减少;毛细血管通透性增加,间质和肺泡内液体增多或出血;肺泡萎陷,呼吸面积减小;肺顺应性下降,肺体积缩小并可出现肺不张;如累及胸膜可出现胸腔积液。其严重程度取决于栓塞的面积和部位。

三、肺功能和血气变化

不同病例因其病理生理特点的差异肺功能变化有所差异,可表现为限制性通气功能障碍或阻塞性通气功能障碍,或两者兼而有之。肺栓塞时由于 $\dot{V}/\dot{Q}$ 比例失调常有肺换气功能障碍,可有 D_LCO 降低,无效腔与潮气容积之比值(V_D/V_T)增加。潮气末二氧化碳分压($P_{ET}CO_2$)是与无效腔具有高度相关的另一参数,肺栓塞时 $P_{ET}CO_2$ 可降低。如行核素肺通气/灌注扫描,在肺栓塞早期(发病 3、4 天之内)即可见到典型的血流灌注与通气量像的不匹配,即局部出现灌注缺损区而通气影像正常,或者该处通气受损程度明显小于灌注低下的程度。

动脉血气分析是诊断肺栓塞的筛选方法之一,可呈现低氧血症、低碳酸血症及肺泡气-

动脉血氧分压差[$P_{(A-a)}O_2$]增大。有学者报道肺血管床阻塞15%～20%即可出现动脉血氧分压下降，PaO_2＜80mmHg者发生率为88%，93%有低碳酸血症，80%$P_{(A-a)}O_2$增大，60%动脉血氧饱和度下降。

第十三节　肺　　癌

一、概念

肺癌是起源于支气管黏膜上皮的恶性肿瘤，在男女患者恶性肿瘤发病率中占到首位与第二位。主要症状包括刺激性咳嗽、咯血、喘鸣、胸痛及消瘦等。早期肺癌患者常无血气异常，但终末期患者血气异常多见。各种治疗，如手术、化疗、放疗也是患者肺功能和血气异常的诱因。

二、肺功能和血气变化

晚期肺癌由于长期摄入不足、化疗导致的食欲缺乏、呕吐、腹泻，或应用利尿药物致电解质大量丢失，引起代谢性酸碱失衡。合并心力衰竭、肺部感染可因低氧血症导致代酸，呼吸衰竭时CO_2潴留可引起呼酸，机械通气过度可引起代碱和呼碱。有作者报道31例终末期肺癌中血气分析正常6例，单纯酸碱失衡2例(包括代碱、呼酸两种类型)，二重酸碱失衡20例(代酸＋代碱、代酸＋呼酸、呼碱＋代酸、代碱＋呼酸、代碱＋呼碱五种类型)，三重酸碱失衡3例(代酸＋代碱＋呼酸、代酸＋代碱＋呼碱两种类型)，以二重酸碱失衡最多，占64.5%。

手术对肺癌患者的肺功能和血气也有影响。传统开胸术和电视胸腔镜辅助肺叶切除术均可造成低氧血症和表现为FVC、FEV_1、D_LCO下降的肺功能损害，但接受电视胸腔镜辅助肺叶切除术者远期肺通气功能恢复更快。

有学者报道45例肺癌患者行支气管动脉栓塞术和灌注化疗术前后的血气变化，发现术后PaO_2从(5.82±0.57)kPa降至(5.46±0.99)kPa，$PaCO_2$从(4.12±1.45)kPa升至(4.83±1.46)kPa，均有显著差异，是导致其中少数患者发生呼吸衰竭的原因。其病理基础与以下因素有关：①大部分肺癌患者长期大量吸烟损伤气道上皮细胞、纤毛，破坏肺弹力纤维和肺癌组织压迫阻塞气道造成气流受限，感染、肿瘤坏死组织及其释放的炎症介质损害肺功能；②非离子造影剂碘海醇可致支气管痉挛、喉部水肿、肺血管痉挛及神经性水肿、红细胞变形和黏度增加、造成肺微循环动力和血液流变学异常改变，导致组织缺氧；③化疗药物的不良反应尤其是毒性反应可直接或间接引起肺组织损伤、水肿，X线对正常肺组织有损害。

有作者对36例肺癌患者放疗前、后的肺功能改变研究后认为放疗前轻、中度肺功能不全的患者能较好地耐受胸部的放射治疗，胸部放射治疗后D_LCO可以作为放疗患者预后、耐受程度的预测指标。关于肺功能和血气分析检查能否作为肺癌放疗疗效和放射性肺炎发生率的预测指标，尚存在争议。有作者认可并认为放疗前肺功能异常作为放射性肺炎危险因素比血气异常影响更大。其研究发现，68例肺癌患者中，肺功能正常者放疗后病灶均有缩小，而大致正常至重度障碍的则出现不变，甚至肿块增大的情况；肺功能正常及动脉PaO_2≥

11.33kPa者，急性放射性肺损伤的发生率为25.0%；动脉 $SaO_2 \geq 95\%$者，急性放射性肺损伤的发生率为32%；肺功能异常者及动脉 $PaO_2 < 11.33kPa$、动脉 $SaO_2 < 95\%$者，急性放射性肺损伤发生率为31.25%～66.6%，明显高于肺功能正常、动脉 $PaO_2 \geq 11.33kPa$、动脉 $SaO_2 \geq 95\%$者。然而，也有作者的研究认为放疗前肺功能和血气分析的结果不能反映肿瘤的乏氧程度和作为放射治疗敏感性的参考指标。

有作者认为血气结果可预测预后。该作者对414例进行过肺叶或袖状肺叶切除术的Ⅰ期非小细胞肺癌患者进行长期随访，发现血气结果（PaO_2、$PaCO_2$及pH）正常组3年、5年、10年生存率明显高于血气异常组（两组分别为87%与78%、77%与63%、56%与42%），血气异常是预后的独立预测因素。

第十四节 阻塞性睡眠呼吸暂停综合征

一、概念

阻塞性睡眠呼吸暂停综合征（obstructive sleep apnea syndrome，OSAS）是一种病因不明的睡眠呼吸疾病，临床表现有夜间睡眠打鼾伴呼吸暂停和白天嗜睡。睡眠呼吸暂停是指睡眠过程中口鼻呼吸气流均停止10秒以上。低通气是指睡眠过程中呼吸气流强度（幅度）较基础水平降低50%以上并伴有 SaO_2 较基础水平下降≥4%。OSAS是指每夜7小时睡眠过程中呼吸暂停及低通气反复发作在30次以上，或睡眠呼吸暂停低通气指数（apnea hypopnea index，AHI，即平均每小时睡眠中的呼吸暂停加上低通气次数）≥5次/小时。由于呼吸暂停引起反复发作的夜间低氧和高碳酸血症是其病理生理基础，可导致高血压、冠心病、糖尿病和脑血管疾病等并发症及交通事故，甚至出现夜间猝死。

二、肺功能和血气改变

SpO_2 监测对诊断OSAS有一定价值，可单独或结合多导生理记录仪睡眠呼吸监测其他指标进行评估。评估OSAS夜间低氧血症的指标包括最低血氧饱和度（$LSaO_2$）、氧减饱和指数（ODI）、血氧饱和度低于0.90占总监测时间的百分比（percent of the total recorded time spent below 0.90 oxygen saturation level，TS90），也有研究者提出血氧饱和度近似熵（SpO_2 ApEn）和血氧受损时间指数（SITi）可作为评价指标。$LSaO_2$ 通常标准85%～89%为轻度缺氧，80%～84%为中度缺氧，<80%为重度缺氧，对评价OSAS病情的严重性有一定的局限性。ODI定义为每小时氧饱和度下降≥4%的次数，能够较好地反映OSAS患者睡眠时呼吸紊乱的频度。ODI>10次/小时可辅助诊断。TS90能够较好地反映不同AHI患者睡眠时缺氧的严重程度，估计患者的病情。根据不同程度OSAS患者的TS90中位数，将TS90值5～10划为轻度缺氧，10～25为中度缺氧，>25为重度缺氧。SpO_2 ApEn为将整夜睡眠监测所得的 SpO_2 数值应用Metlab软件行近似熵分析而得，SITi为整夜睡眠监测过程中睡眠时血氧饱和度曲线上面积/基础血氧饱和度水平为上限的曲线下总面积的比值。随OSAS病情加重 SpO_2 ApEn、SITi明显增高。SpO_2 ApEn值为16.70、17.81、20.03可作为判断 OSAS 患者轻度、中度、重度低氧的界值，SITi 界值则分别为 3.685、4.055、4.445。

有作者对 34 例 OSAS 患者夜间坐位和仰卧位肺功能及血气结果进行观察，发现坐位与仰卧位时 PaO_2 分别为(11.3±1.5)kPa 与(10.2±1.3)kPa，仰卧位时明显下降；$PaCO_2$ 则分别为 5.8±0.6 与 5.9±0.6，在不同体位无明显差异。仰卧位时肺功能指标 VC%、补呼气容积(ERV%)、FRC%、RV%、TLC%均较坐位明显下降，提示体位影响血气和肺功能指标，另外，还发现肥胖也加重 OSAS 的肺功能损害，造成坐、仰卧位 VC 和 ERV、坐位 FRC 下降。

另有研究发现，38 例重度 OSAS 患者日间动脉 PaO_2 测值为(76.10±0.36)mmHg，较 29 例轻、中度 OSAS 组测值(82.13±7.19)mmHg 和 12 例单纯鼾症组测值(82.08±5.45)mmHg 均明显降低，且随 AHI 增加动脉 PaO_2 降低更加明显，但轻中度 OSAS 组与单纯鼾症组间无明显差异。说明重度 OSAS 患者日间清醒状态下存在不同程度的缺氧，且排除其他引起日间缺氧的原因后，日间清醒状态下 PaO_2 越低，提示夜间低氧血症越严重，对机体的危害越大，应引起临床医师的足够重视。

第十五节 危 重 患 者

危重患者常因心、肺、肝、肾等重要脏器功能的损害出现严重缺氧、CO_2 潴留及酸碱平衡紊乱。严重的内环境紊乱又进一步导致脏器功能损害的加重，是这类患者死亡的重要原因。危重患者常见的动脉血气变化和酸碱平衡紊乱包括以下几种类型。

一、严重缺氧伴呼吸性碱中毒

(一) 既往呼吸功能正常的肺外疾病患者

肝性脑病、各种原因的失血性休克、严重心衰、严重感染、严重创伤患者常表现为严重缺氧的同时伴有呼吸性碱中毒。不适当应用利尿剂和肾上腺糖皮质激素可并发代谢性碱中毒。上述患者大多存在多器官功能障碍，常发生呼碱型三重酸碱紊乱，即呼碱＋代碱＋高 AG 型代酸。轻度呼吸性碱中毒对于危重患者并无严重的不良后果。但是严重的呼碱，特别是严重的呼碱合并代碱时，由于 pH 极度升高，常可引起氧离曲线左移，使组织供氧明显减少，导致病情进一步加重，是患者死亡的直接原因之一。

(二) 既往呼吸功能正常的肺部疾病患者

重症肺炎、大量胸腔积液、气胸、大咯血等急性呼吸系统危重症患者因通气/血流比例失调致严重缺氧，同时因呼吸增快出现呼吸性碱中毒。患者出现休克或并发肾功能受损时可出现代谢性酸中毒。

二、严重缺氧、二氧化碳潴留伴呼吸性酸中毒

(一) 严重阻塞性通气功能障碍的危重患者

临床上多见于严重慢性阻塞性肺疾病和慢性肺源性心脏病急性加重期的患者。由于Ⅱ型呼吸衰竭，出现严重缺氧、二氧化碳潴留伴呼吸性酸中毒。

（二）各类危重患者的终末期

均可出现Ⅱ型呼吸衰竭和呼吸性酸中毒。若严重缺氧持续存在或同时伴有严重肾脏功能损害时，常可发生Ⅱ型呼吸衰竭并呼酸＋代酸。严重的呼酸，特别是呼酸合并代酸时，由于pH极度降低，可影响机体代谢和重要脏器的功能。严重酸中毒可导致严重的高钾血症，患者可因严重的酸中毒或高钾血症出现心搏骤停。

三、严重代谢性酸碱失衡

（一）单纯性代谢性碱中毒而无缺氧和二氧化碳潴留

外科重症患者因幽门梗阻、肠梗阻等原因持续胃肠减压和胃肠引流失去大量K^+、Cl^-和H^+，导致严重的代谢性碱中毒。危重患者因应用强烈的脱水和利尿剂后也可出现严重低钾性碱中毒，严重低钾易诱发恶性心律失常，危及患者生命。

（二）单纯性代谢性酸中毒而无缺氧和二氧化碳潴留

此类紊乱最常见于糖尿病酮症酸中毒和尿毒症。

第九章

其他疾病的血气分析与酸碱失衡

机体各器官系统的疾病可因组织缺氧、CO_2排出异常、电解质丢失、代谢紊乱等原因而发生血气变化和酸碱失衡。休克时因微循环障碍可致低氧血症和代谢性酸中毒；心力衰竭时因肺淤血和肺水肿可致低氧血症；呕吐和腹泻因大量丢失电解质 H^+、Cl^-、HCO_3^- 等可致代谢性酸碱失衡；肝性脑病时因血氨增高、呼吸增快，可致代谢性和呼吸性碱中毒；肾衰竭时因体内酸性代谢产物排泄障碍可致代谢性酸中毒和高钾血症；糖尿病因代谢紊乱可发生酮症酸中毒；烧伤患者因大量液体丢失、补液治疗或感染出现代谢性酸中毒和混合型酸碱平衡紊乱；颅脑损伤时累及呼吸中枢早期出现过度通气可致呼吸性碱中毒，因意识障碍出现上气道梗阻可致低氧和高碳酸血症，导致酸中毒。麻醉和围术期患者因多种因素的影响，常出现血气和酸碱平衡紊乱。

第一节　感染性休克

一、定义

全身性感染是指机体对感染的宿主反应失调导致危及生命的器官功能障碍。器官功能障碍可以用序贯器官衰竭评估(sequential organ failure assessment，SOFA)评分进行评估，如果 SOFA 评分较基线水平上升≥2 分即表明患者存在器官功能障碍。感染性休克是全身性感染的一种类型，是指在全身性感染的基础上出现严重的循环障碍及细胞/代谢异常，临床表现为意识障碍、心动过速、皮肤湿冷、发绀、少尿，在充分进行液体复苏的基础上仍存在持续的低血压，患者收缩压＜80mmHg(或伴有脉压＜20mmHg)，其病死率＞40%。引起感染性休克的最常见疾病为败血症、肺炎，其次为腹腔感染和尿路感染。导致感染性休克的最常见的革兰阳性菌为金黄色葡萄球菌和肺炎链球菌；最常见的革兰阴性菌包括大肠埃希菌、肺炎克雷伯菌和铜绿假单胞菌。

休克的本质是组织器官的低灌注和缺氧，休克时的微循环障碍分为三期：

1. 缺血缺氧期　皮肤及内脏微血管收缩，微循环灌注减少，组织缺血缺氧。

2. 淤血缺氧期　无氧代谢产物乳酸增加，微动脉与毛细血管前括约肌舒张，微静脉仍持续收缩，致微循环内血流淤滞，缺氧和酸中毒更明显。

3. 微循环衰竭期　因血液浓缩、血细胞聚集、血管内皮损伤而引起弥散性血管内凝血

(DIC),导致多器官功能衰竭。

二、血气分析与酸碱失衡

休克初期,由于细菌毒素和细胞因子对呼吸中枢的直接刺激引起呼吸增快,过度通气导致呼吸性碱中毒。血气分析表现为:$PaCO_2$原发性降低(<35mmHg),HCO_3^-代偿性降低,pH增高。随着组织低灌注和缺氧的持续存在,无氧代谢产物乳酸增加,导致代谢性酸中毒。血气分析表现为:HCO_3^-原发性降低(<22mmol/L),$PaCO_2$代偿性降低,pH降低。休克晚期,因肺功能损害或呼吸衰竭而导致低氧血症和高碳酸血症,出现代酸合并呼酸。休克时,肺微血管收缩,A-V短路大量开放,肺动脉血未经充分气体交换而进入肺静脉,由于大量分流而导致PaO_2降低;休克时由于肺泡毛细血管通透性增加,血浆外渗而致肺间质水肿;在缺血缺氧情况下,肺泡表面活性物质分泌减少,肺顺应性降低,易引起肺不张。以上因素均可导致急性呼吸窘迫综合征(ARDS),而出现严重低氧血症。

第二节 心力衰竭

一、概念

心力衰竭是由各种心脏结构性或功能性疾病导致的一种临床综合征,各种原因引起初始的心肌损害导致的心室充盈和射血能力受损,使心排血量不能满足机体代谢的需要,器官和组织血液灌注不足,并出现肺循环和体循环淤血的表现。由于心力衰竭常伴有肺循环和体循环的被动性充血,故又称为充血性心力衰竭。左心衰竭以肺循环淤血为特征,临床上出现不同程度的呼吸困难,如劳力性呼吸困难、端坐呼吸、夜间阵发性呼吸困难。急性左心衰时可出现心源性哮喘、急性肺水肿,甚至出现心源性休克。右心衰竭以体循环淤血为主要表现,可有颈静脉怒张、肝大伴压痛、下肢水肿、胸腔积液、腹水、三尖瓣关闭不全所致收缩期杂音等征象。

二、呼吸功能变化与血气分析

左心衰竭时可有肺淤血和肺水肿,导致肺顺应性降低,呼吸浅快,呼吸功增加,并导致肺弥散功能降低、通气/血流比值降低,出现低氧血症。严重时因脑组织缺血和缺氧,使呼吸中枢兴奋性降低,肺通气量减少,可致CO_2潴留,$PaCO_2$升高。右心衰竭时体循环淤血,组织供血和供氧不足,由于血流缓慢,由单位容量血液弥散到组织的氧增加,导致组织摄取血氧相对增多,故静脉血氧分压和氧饱和度降低。但是单位时间内流过毛细血管的血量减少,故组织供氧减少。若因肺栓塞、心肌梗死等原因出现心源性休克时可合并代谢性酸中毒。

第三节 呕吐与腹泻

一、呕吐

呕吐是胃或部分小肠的内容物,经食管、口腔而排出体外的现象。常见病因为胃炎、幽门梗阻、肠梗阻、颅内压增高、颅内感染、尿毒症等。正常人每日胃液分泌量约 1.5～2.5L，胃液中所含电解质主要有：H^+ 30～100mmol/L，Na^+ 60mmol/L，K^+ 12mmol/L，Cl^- 140mmol/L。呕吐使胃液中大量的 H^+、Cl^-、K^+ 等电解质丢失，可引起代谢性碱中毒。

严重呕吐所致代谢性碱中毒的机制为：①胃黏膜壁细胞分泌盐酸，剧烈呕吐后丧失大量 H^+，致血中 HCO_3^- 浓度升高，pH 上升；②由于 Cl^- 丢失，细胞外液 Cl^- 降低，根据电中和定律，HCO_3^- 代偿性增多(主要由于肾小管对 HCO_3^- 的重吸收增加所致)，从而加重了代谢性碱中毒；③胃液中 K^+ 的含量高，约为血浆的 2～3 倍。剧烈呕吐丢失大量 K^+，血 K^+ 减少，致肾小管 K^+-Na^+ 交换减少，H^+-Na^+ 交换增多，使肾脏泌 H^+ 增加，重吸收 HCO_3^- 增加，进一步加重了代谢性碱中毒。若频繁大量呕吐，机体大量水盐丢失，可致有效循环量减少，甚至发生低血容量性休克，此时肾血流量减少，尿中 HPO_4^{2-}、SO_4^{2-}、有机酸等酸性代谢产物的排泄减少，加之组织缺氧所致乳酸生成增多，又可出现代谢性酸中毒。

二、腹泻

常见病因是肠道感染和炎症，以及食物和化学物质中毒。严重腹泻丢失大量肠液可致代谢性酸中毒，其机制为：①小肠液中含有 Na^+ 140mmol/L、K^+ 5mmol/L、Cl^- 70mmol/L、HCO_3^- 50mmol/L。腹泻时丢失大量 HCO_3^-，导致血浆 HCO_3^- 减少，pH 降低；②严重腹泻使水钠大量丢失，可致有效循环量减少，甚至发生低血容量性休克，致肾脏调节功能降低，远曲小管 Na^+ 与 H^+ 交换减少，H^+ 排出减少，加之组织缺氧所致乳酸生成增加，均使代谢性酸中毒加重；③由于进食减少，血糖降低，肝糖原不足，脂肪分解代谢增加，酮酸产生增多，亦加重了代谢性酸中毒。由于腹泻引起代酸的主要机制是 HCO_3^- 的丢失，根据电中和定律，细胞外液 HCO_3^- 降低，必伴有 Cl^- 升高，故为高氯型代谢性酸中毒。严重病例若伴乳酸和酮酸生成增加时，又可导致高 AG 型代谢性酸中毒，或出现高氯型代谢性酸中毒合并高 AG 型代谢性酸中毒。

第四节　肝 性 脑 病

一、概念

肝性脑病是各种原因导致的肝功能严重损害引起的以代谢紊乱为特征的中枢神经系统功能障碍综合征，其主要临床表现为意识障碍、行为失常、昏迷和其他神经系统体征。氨代谢紊乱引起的氨中毒是肝性脑病的重要发病机制。正常人胃肠道每日可产氨 4g，大部分是由尿素经肠菌的尿素酶分解产生，氨在肠道的吸收主要以非离子型氨(NH_3)弥散进入肠黏膜，在肝脏经鸟氨酸循环合成为尿素。肝衰竭时，肝将氨合成尿素的能力减退，多种因素导致氨的产生增加，肠道的氨未经肝解毒直接进入体循环，使血氨增高。

二、血气分析与酸碱失衡

(一) 呼吸性碱中毒

肝性脑病患者呼吸性碱中毒最为常见，表现为呼吸增快、呼吸深大、呈慢性通气过度。

呼碱的原因可能与腹水导致膈肌升高和血氨增高后氨对呼吸中枢的直接刺激有关，亦可能与肝性脑病时的低氧血症刺激通气有关。血气分析和血清电解质变化的特点为：$PaCO_2$原发性降低，HCO_3^-代偿性降低，pH 升高。由于 HCO_3^- 降低，Cl^-可增高。

（二）代谢性碱中毒

肝衰竭时，尿素合成障碍，血氨过高，NH_3与 H^+ 结合成为 $NH_4{}^+$，可致代谢性碱中毒；肝病患者因进食不足、呕吐、腹泻、放腹水、继发性醛固酮增多或使用利尿剂又可导致低钾、低氯，亦引起代谢性碱中毒。动脉血气和血清电解质变化的特点为：HCO_3^- 原发性升高，$PaCO_2$代偿性升高，pH 升高，K^+ 下降，AG 正常，PaO_2正常。

（三）代谢性酸中毒

肝性脑病患者若合并肾功能不全（肝肾综合征）时导致酸性代谢产物排泄减少；合并自发性细菌性腹膜炎或低氧血症又可致乳酸生成增加，均可导致代谢性酸中毒。

（四）混合型酸碱平衡紊乱

肝性脑病患者若出现严重的并发症或临床上不适当的治疗，在起初单纯的呼吸性碱中毒的基础上常合并代谢性碱中毒或代谢性酸中毒。其中呼吸性碱中毒合并代谢性碱中毒最为常见，动脉血气特点为：$PaCO_2$ 下降，HCO_3^- 升高，pH 明显升高，PaO_2 下降；其次是呼吸性碱中毒合并代谢性酸中毒，其动脉血气的特点为：$PaCO_2$原发下降，HCO_3^-下降低于呼吸性碱中毒代偿下限，pH 正常或升高。

（五）低氧血症

除以上酸碱失衡外，肝硬化和肝性脑病患者常有低氧血症，其原因可能是由于某些血管活性物质（组胺、缓激肽、铁蛋白等）不能被肝脏灭活而增多，使血管间正常不开放的交通支开放，而形成肺内或周围的动-静脉分流，导致 PaO_2降低。亦有认为血管活性物质增加使肺小动脉扩张，导致通气/血流比例失调而发生低氧血症。

第五节 肾 衰 竭

一、急性肾损伤

（一）概念

急性肾损伤（acute kidney injury，AKI），既往也称为急性肾衰竭，符合下列情形之一者即属于 AKI：①在 48 小时内血清肌酐（SCr）上升≥26.5μmol/L（0.3mg/dl）；②已知或假定肾功能损害发生在 7 天之内，SCr 上升至≥基础值的 1.5 倍；③持续 6 小时尿量＜0.5ml/h。肾前性、肾后性和肾性因素均可导致 AKI。肾前性因素包括血容量减少、心输出量降低、外周血管扩张、肾血管严重收缩等因素，导致肾血流量急剧下降。肾后性因素主要是各种原因引起的急性尿路梗阻，包括泌尿道的结石、肿瘤等，使梗阻以上部位压力上升，最终导致肾实质受压，肾功能急剧下降。肾性因素包括各种导致肾小球、肾小管或肾间质损害的肾性疾病。急性肾小管坏死是 AKI 最常见的病理类型，由各种原因所致的肾缺血或肾毒性损害（氨基糖苷类抗生素、磺胺类药物、化学毒物、有机磷、生物毒素等所致）引起，或由于血管内溶血及某些感染引起。主要表现为肾小球滤过率降低所致的进行性氮质血症，以及肾小管重吸收和排泌功能低下所致的水电解质和酸碱平衡失调。AKI的主要表现为尿量明显减少，氮质血症、水电解质及酸碱平衡紊乱、并可出现厌食、恶心、呕吐等消化系统症状，出现呼吸困难、肺部湿啰音等心力衰竭表现，出现意识障碍、抽搐等神经系统症状。

（二）酸碱失衡与电解质紊乱

AKI主要引起代谢性酸中毒和高钾血症。

1. 代谢性酸中毒　正常人每天代谢产生的固定酸所离解产生的H^+为50～100mmol，其中20%与HCO_3^-结合，80%由肾脏排泄。AKI时，酸性代谢产物排出减少，肾小管泌H^+和保存HCO_3^-能力下降，致使HCO_3^-降低，由于体液中磷酸根等阴离子增加，故为高AG型代谢性酸中毒。合并急性左心衰和肺水肿时可出现代谢性酸中毒合并呼吸性酸中毒；因恶心、呕吐丢失胃酸可出现代谢性酸中毒合并代谢性碱中毒。

2. 高钾血症　是AKI最严重的并发症之一。AKI时患者高钾的原因包括：①肾脏排钾减少；②酸中毒时氢钾交换增加，细胞内K^+转移到细胞外；③钾产生过多：并发感染、溶血及组织破坏导致的细胞内K^+释放入血；高分解代谢导致体内蛋白质分解而释放出K^+；④患者因贫血输入库存血、服用保钾利尿剂、摄入富含钾的食物等。严重高血钾可致室性心律失常，甚至心室颤动。

3. AKI患者尚可出现高磷血症、低钙血症、低钠血症、低氯血症、高镁血症等。

4. 合并肺炎、肺水肿或ARDS时，可出现PaO_2降低。

二、慢性肾衰竭

（一）概念

慢性肾衰竭是指各种原因导致的进行性肾功能损害所出现的一系列症状和代谢紊乱的临床综合征。其病因以慢性肾小球肾炎为最常见，其次为糖尿病、高血压和结缔组织病。慢性肾衰竭早期肾功能部分代偿，晚期为肾衰竭期，临床上称为尿毒症期，此期肾小球滤过率(GFR)＜15ml/(min・1.73m^2)。慢性肾功衰竭时全身各系统均可受累，主要临床表现有：①厌食、恶心、呕吐、消化道出血、腹痛、腹泻等胃肠症状；②头痛、头昏、嗜睡、谵妄、惊厥、周围神经炎等神经精神症状；③贫血、出血等血液系统症状；④高血压、心包炎、心力衰竭、心肌病等心血管系统症状；⑤气促、呼吸深大(Kussmaul呼吸)等呼吸系统症状；⑥代谢紊乱的表现：早期多尿、后期少尿、代谢性酸中毒、高钾血症、氮质血症等。

（二）酸碱失衡与电解质紊乱

1. 代谢性酸中毒　磷酸、硫酸等酸性代谢产物因肾脏排泄障碍而潴留，肾小管泌H^+功能降低，合成NH_4^+的能力差，因而HCO_3^-降低，AG增加，pH下降，出现高AG型代谢性酸中毒。当CO_2结合力＜15mmol/L或HCO_3^-＜14mmol/L时，常出现呼吸深大、食欲缺乏、呕吐、疲乏无力等症状。

2. 高钾血症　早期由于残余肾单位的远端小管排钾增加，同时肠道也增加钾的排泄，故患者血钾多正常，当GFR降至20～25ml/(min・1.73m^2)或更低时会发生高钾血症。酸中毒时细胞内钾转移至细胞外，可加重高钾血症。

3. 慢性肾衰竭时常有低钙血症、高磷血症、高镁血症。

4. 尿毒症肺　由于慢性肾衰竭时体液过多、低蛋白血症、心功能不全以及尿毒症毒素潴留引起的肺毛细血管通透性增加所致，病理上主要以肺水肿为主。X线胸片呈现以肺门为中心向周围放射的对称型蝴蝶状阴影。临床上常表现为咳嗽、血痰、呼吸困难。血气分析：由于肺水肿使通气/血流比例失调和肺弥散障碍，而导致 PaO_2 降低。

第六节　糖　尿　病

一、概念

糖尿病是由于胰岛素缺乏和胰岛素作用障碍单独或同时引起的一组以慢性高血糖为主要特征的临床综合征。1型糖尿病是由于胰岛β细胞破坏，引起胰岛素绝对不足，多见于青少年，常依赖胰岛素治疗。2型糖尿病的基本特征是胰岛素分泌不足和胰岛素抵抗，多见于中老年人，血浆胰岛素水平仅相对降低，应用口服抗糖尿病药物一般可以控制血糖。糖尿病的主要临床表现有多饮、多尿、多食、疲乏、消瘦等症状，并易于出现多种并发症，如皮肤感染、肺结核、尿路感染、心肌病、肾小球硬化症、视网膜病变、白内障、周围神经病变等。当空腹血浆葡萄糖≥7.0mmol/L，或口服葡萄糖耐量试验中2小时血浆葡萄糖≥11.1mmol/L，或糖化血红蛋白≥6.5%时可诊断为糖尿病。糖尿病的急性并发症有糖尿病酮症酸中毒(DKA)、高渗性昏迷和乳酸酸中毒。

二、血气分析与酸碱失衡

(一) 代谢性酸中毒

当肝脏产生的酮体超过肝外组织对酮体的利用能力，血酮体水平升高即可出现DKA。高AG型代谢性酸中毒是DKA酸碱平衡紊乱的主要类型。DKA时 H^+ 升高使 HCO_3^- 分解为 CO_2 和 H_2O，导致酮酸阴离子增加，导致AG升高。在疾病早期和恢复期亦可出现高氯性正常AG型酸中毒。合并休克、缺氧的患者，可出现乳酸酸中毒。当pH降至7.20以下时，呼吸中枢受刺激出现呼吸加深加快。

(二) 代谢性碱中毒

呕吐或服用袢利尿剂或噻嗪类利尿剂后导致血浆 HCO_3^- 浓度超过酮症酸中毒代偿预计值的上限时，表现为代谢性酸中毒合并代谢性碱中毒。

(三) 电解质紊乱

高血糖、DKA时大量酸性代谢产物累积引起渗透性利尿，使钠、钾、氯等离子大量丢失，恶心、呕吐、食欲下降导致电解质摄入减少，出现电解质紊乱。因失水大于失盐致血液浓缩，故治疗前以上电解质测定可正常，经补液和胰岛素等治疗后可出现低钠、低钾、低氯血症。

第七节 烧 伤

一、概念

烧伤泛指有热力、电流、化学物质、激光、放射线等所致的组织损害。其临床发展过程分为四期。

(一) 体液渗出期

伤后6～12小时最快,持续24～36小时。烧伤后立即释放出的多种血管活性物质引起微循环变化和血管通透性增加,当烧伤面积较大(成人＞15%,小儿＞5%)时体液大量渗出而出现休克。

(二) 急性感染期

烧伤后皮肤及黏膜屏障功能受损,免疫功能抑制,水肿回收期(伤后3～10天)细菌及其毒素回收入血均使患者易发生严重感染。

(三) 创面修复期

伤后不久即开始。Ⅲ度和发生严重感染的深Ⅱ度烧伤溶痂时,大量坏死组织液化,适宜细菌繁殖,感染机会增多;同时体液和营养物质大量丧失,机体抵抗力和创面修复能力显著降低。

(四) 康复期

肺炎是烧伤最常见的肺部并发症,其次为肺水肿和肺不张,合并吸入性损伤可因声带水肿出现呼吸道梗阻。烧伤时亦可合并心功能不全和肾功能不全。

二、血气分析与酸碱失衡

(一) 代谢性酸中毒

严重烧伤早期,一方面,患者因休克、血容量不足、组织缺氧及合并急性肾损害(AKI)等因素导致无氧代谢增加,乳酸生成增加,出现高AG型代谢性酸中毒。另一方面,补液时当大量输入生理盐水时,血 Cl^- 显著增加,HCO_3^- 浓度相应降低,易发生高 Cl^- 性代谢性酸中毒。

(二) 混合型酸碱失衡

烧伤后精神过度紧张,疼痛刺激,可出现过度通气,出现呼吸性碱中毒;发生吸入性损伤、严重头面部烧伤、胸部环形焦痂等患者因疼痛、气道梗阻、限制性通气障碍导致肺通气不足,CO_2潴留,导致呼吸性酸中毒。并发肺炎、肺水肿、肺不张时可出现低氧血症和代谢性酸中毒。在患者存在呼碱并代酸的基础上,盲目补碱纠正酸中毒可导致呼碱并代酸并代碱。

(三) 电解质紊乱

烧伤时,体液大量渗出,失水大于失钠,可发生高钠血症;液体复苏后或补充不足可出现稀释性低钠血症;代谢性酸中毒细胞内钾转移至细胞外或AKI致肾脏排钾减少时可有血钾升高;面部烧伤或出现消化道并发症致钾摄入减少,可导致低钾血症。

第八节 颅脑损伤

一、概念

颅脑损伤是指直接或间接的暴力作用于头部造成的损伤，其中最为严重的是脑损伤。中枢分布在大脑皮质、间脑、脑干和脊髓等部位，脑损伤累及呼吸中枢时，不同部位的呼吸中枢受损表现出不同形式的呼吸异常，导致血气改变和酸碱平衡紊乱，呼吸异常以过度通气最为常见。

二、血气分析与酸碱失衡

（一）酸中毒

颅脑损伤常伴有意识障碍，易出现舌根后坠阻塞上呼吸道；患者同样易发生胃内容物误吸入气道，造成声门堵塞导致窒息，或引起肺炎肺不张，均可导致通气与换气障碍，出现低氧血症和高碳酸血症。$PaCO_2$增加导致引起呼吸性酸中毒；严重缺氧时组织细胞无氧代谢增加，乳酸生成增加，引起代谢性酸中毒。酸中毒导致脑血管扩张，脑血流量增加，颅内压力进一步升高，使脑损害加重。

（二）呼吸性碱中毒

严重颅脑损伤出现中枢性过度通气时可出现呼吸性碱中毒，疾病早期多为呼吸性碱中毒合并代谢性酸中毒。

（三）水盐及其他代谢性酸碱平衡紊乱

颅脑损伤累及下丘脑、垂体及下丘脑-垂体束时常并发脑性耗盐综合征、尿崩症或抗利尿激素分泌异常综合征，出现严重水及电解质紊乱；并发神经源性肺水肿、感染或循环衰竭时可出现严重的代谢性酸碱平衡紊乱。

第九节 麻醉患者

一、概述

麻醉患者由于基础疾病、麻醉药物、不同麻醉方式或手术方式、手术时间长短以及术中出血和输血、输液的影响，非常容易出现血气变化和酸碱失衡，在麻醉中和麻醉后苏醒过程中的心搏骤停约有60%与低氧血症和高碳酸血症有关。血气分析有助于全面快速了解患者呼吸功能和酸碱平衡状态，发现麻醉期间的异常情况，为临床医师及时正确处理提供依据，避免发生麻醉意外。本节重点介绍不同麻醉方式、常见疾病或手术方式的血气及酸碱平衡变化特点。

二、不同麻醉方式的血气和酸碱平衡变化特点

麻醉方式包括神经阻滞、蛛网膜下腔阻滞（腰麻）、硬膜外阻滞和全身麻醉四种。全身麻

醉通常会建立人工气道，进行机械通气，影响呼吸功能的环节较多，包括气道的通畅情况、麻醉机通气参数的设置和通气管路的长度等。麻醉机分钟通气量设置过大，将导致患者过度通气，$PaCO_2$下降；反之，则出现通气不足，$PaCO_2$升高，严重时将出现呼吸性酸中毒。

颈部、上胸部的硬膜外麻醉或阻滞与其他部位相比对血气的影响较明显，特别是发生全脊髓麻醉时，导致大多数呼吸肌麻痹，若未及时发现处理，将导致严重的低氧血症和二氧化碳蓄积，出现严重的酸中毒，甚至呼吸、心搏骤停。

其他两种麻醉方式在正常情况下对呼吸影响均有限，当出现麻醉并发症时，可对呼吸功能造成严重影响。例如腰麻阻滞平面超过胸 8 节段或颈丛或臂丛神经阻滞出现全脊髓麻醉时将会影响通气功能，患者将出现 $PaCO_2$升高和（或）PaO_2下降，或因血流动力学紊乱产生代谢性酸中毒；臂神经阻滞刺破胸膜可能导致气胸，影响通气的同时还可能对循环产生严重影响。

三、常见疾病或手术患者的血气和酸碱平衡变化特点

（一）严重多发创伤患者

严重多发创伤患者通常合并出血、休克，患者在创伤和疼痛的刺激下，呼吸频率加快，存在不同程度的过度通气。患者可仅出现 $PaCO_2$降低或在 $PaCO_2$降低的同时合并代谢性酸中毒。若患者并发 ARDS，可出现严重的低氧血症，PaO_2明显下降并可能出现严重的酸中毒。当出现严重循环衰竭时，患者可出现“低体温、酸中毒、凝血功能障碍”三联征，动脉血呈现低 CO_2血症，静脉血呈现高 CO_2血症，由于 CO_2分压的差异，导致动、静脉血的 pH 差值增大。此时动脉血气已不能准确的反映机体主要的酸碱异常，常需结合混合静脉血或中心静脉血的血气值进行判断。因为这类患者可能同时合并严重的通气-血流比失调、组织氧利用障碍和氧供不足，常呈现混合型酸碱平衡紊乱。

（二）急腹症患者

急腹症患者若合并绞窄性肠梗阻、肠穿孔，起病时间短时对血气或酸碱平衡紊乱的影响较小，但可能因疼痛出现过度通气，使 $PaCO_2$降低。若发病时间较长，出现弥漫性腹膜炎、感染性休克或腹腔高压时，则可出现代谢性酸中毒，严重时出现混合型酸碱平衡紊乱。当肠梗阻、肠道积气影响通气功能时，可出现 PaO_2下降，伴或不伴 $PaCO_2$升高；幽门梗阻时，患者反复呕吐丢失大量胃酸可产生低氯性碱中毒；出现肠坏死和感染性休克时，患者可出现严重的代谢性酸中毒。当患者并发腹腔高压，甚至腹腔间隔室综合征时，影响通气功能的同时还将严重影响腹腔脏器的灌注，出现混合型酸碱平衡紊乱。

（三）婴幼儿

婴幼儿代谢率高，氧耗量及 CO_2产生也较多，所以肺泡通气量增加。婴幼儿每公斤体重的耗氧量是成人的 2 倍，但对应的有效肺泡面积仅为成人的 1/3，主要通过增加呼吸频率使肺泡通气量增加，加快 CO_2的排出，$PaCO_2$保持在正常范围内。但婴幼儿肺内氧储备减少，气道短暂阻塞（几秒之内）就会出现缺氧、发绀。因此小儿麻醉时应特别重视气道管理，注意保持气道通畅。

新生儿出生后前几天以碳水化合物及脂肪而不是氨基酸作为能量的主要来源，因此

小儿手术时应静脉输注10%葡萄糖液，以维持糖原储存。新生儿肾脏能够有效排钠，肾浓缩、稀释及排泄功能也正常，因此新生儿手术时也应补充水及电解质。新儿的正常血气值范围是：pH 7.35～7.45，PaO_2 8～12kPa，$PaCO_2$ 4～4.67kPa，HCO_3^- 20～22mmol/L，BE-6～+2mmol/L，SaO_2 90%～97%。

（四）老年患者

呼吸功能随年龄增长而减退，肺活量、时间肺活量、最大通气量、吸气储备量均减少。而残气量、肺泡气排出时间和气道阻力则明显增加。肺泡表面张力随年龄增长而下降，肺顺应性明显降低。相反，闭合容量和无效腔量均增加，肺弥散功能减退。老年人呼吸道对刺激的反应迟钝，气管内纤毛活动力减弱，呼吸肌张力降低，胸廓活动受限，以致咳嗽无力，不能有效排痰。因而老年患者术后易出现呼吸系统并发症。

此外，老年人药物代谢半衰期延长，麻醉中应用的镇痛药和肌松弛药，均可能残留于体内，引起不同程度的呼吸抑制；伤口疼痛、胸腹包扎过紧、腹胀、咳嗽无力及气道分泌物潴留，均可导致缺氧和二氧化碳蓄积，若处理不及时，常导致严重的心血管意外。

四、不同手术方式和麻醉管理的血气和酸碱平衡变化特点

（一）开胸手术及胸腔镜手术

胸部手术由于胸腔被打开后破坏了胸腔的负压状态，术中常规单肺通气导致动-静脉分流增加，灌注无通气侧肺的血液没有经过氧合回到左心，静脉血掺杂，使 $PaCO_2$ 升高，易发生低氧血症。体位、手术及吸入麻醉药等也会影响肺内分流，加重低氧血症。单肺通气时，若潮气量设置过低，引起通气不足，加重通气/血流比失调，导致低氧血症；潮气量设置过大，使肺泡内小血管受压，加大通气侧肺的血管阻力，使右心血液分流至未通气一侧肺，加重低氧血症。此外，潮气量设置过大，气道压力过高，也可导致气管支气管损伤，术后引起肺呼吸功能不全。因此单肺通气时应避免潮气量设置过大，控制 $PaCO_2$ 在允许范围内。当使用双腔气管导管时，要注意气管管径变化对通气功能的影响，处理不当可致 $PaCO_2$ 升高，产生呼吸性酸中毒。

（二）腹腔镜手术

腹腔镜手术时，需要向腹腔内注入 CO_2 建立人工气腹。气腹使腹腔内压升高，膈肌上抬，肺动态顺应性降低，吸气峰压增加，对通气和循环均可产生显著影响。腹膜对 CO_2 吸收后造成 $PaCO_2$ 显著升高。为保障足够的通气，防止 CO_2 蓄积及缺氧，腹腔镜手术通常选择全麻控制呼吸。此外，血浆肾上腺素、去甲肾上腺素、抗利尿激素增加，如果手术时间过长，除导致呼吸性酸中毒外，还可因尿量减少出现代谢性的酸碱失衡。腹腔镜手术 $PaCO_2$ 的变化有明显的个体差异，是麻醉药物、手术体位、体温、肺血流量以及通气等因素造成的肺通气/血流改变综合作用的结果。

第十节 心血管外科围术期患者

一、概念

心血管外科患者围术期期间，患者呼吸受呼吸机控制，体外循环期间心肺功能被人工心

肺机所取代，血气酸碱稳态受人为调控，为降低机体代谢应用低温也对血气和酸碱平衡有显著影响。低温时碳酸氢盐和磷酸氢盐系统的缓冲能力减弱，而蛋白质系统，尤其是组氨酸的咪唑基，其解离常数随温度下降增高，在低温时起重要的缓冲作用。组氨酸广泛存在于血浆蛋白和细胞内蛋白质中，解离出一个质子的咪唑基称为 α 咪唑，其比例反映蛋白质的解离状态，稳定的蛋白质解离状态也称为 α 咪唑稳态，即 α 稳态。温度下降时，H^+ 浓度（或 pH）不能准确的反映溶液的酸碱平衡程度，OH^-/H^+ 比值较 pH 能更准确地反映溶液在温度变化条件下的酸碱平衡程度。α 稳态理论实质上是采用 OH^-/H^+ 作为指标反映机体的酸碱平衡状况，血浆 OH^-/H^+ 比值是反映 α 稳态的直接指标，但其计算过程复杂，应用不便。正常情况下，细胞内的 OH^-/H^+ 接近 1，细胞外液则为 15～20，此值即为 α 稳态要求的正常值，不受温度的影响，维持 α 稳态可使细胞处于稳定的代谢环境。细胞外液 $OH^-/H^+ < 15$ 为酸中毒，$OH^-/H^+ > 20$ 为碱中毒。

二、低温体外循环中血气和酸碱稳态对脏器功能的影响

临床上，α 稳态理论主要用于指导低温体外循环和深低温停循环过程中酸碱平衡的管理。低温时维持患者 pH 稳态，患者实际处于酸中毒状态。在低温体外循环中维持 α 稳态，可以避免或减轻复温再灌注期间的乳酸性酸中毒，也有助于低温条件下心功能的稳定。研究表明在体外循环降温过程中采用 pH 稳态，降温后采用 α 稳态的患者恢复自主循环后脑代谢和生理的恢复明显优于始终采用 pH 稳态或 α 稳态的患者。但两者对脑保护的影响存在争议，α 稳态的具体临床应用仍存在争议。

三、心血管外科患者围术期常见的酸碱平衡紊乱

（一）代谢性酸中毒

代谢性酸中毒是心血管外科围术期最常见的酸碱平衡紊乱。循环功能障碍、缺氧、低灌注、组织缺血缺氧导致乳酸性酸中毒；有糖尿病基础及长时间饥饿的患者血液中酮体生成增多导致酮症酸中毒；体外循环时肾脏灌注不足导致长时间无尿，肾排 H^+ 或重吸收 HCO_3^- 减少导致肾性酸中毒；体外循环过程中葡萄糖注射液或生理盐水输入过多，造成体内 HCO_3^- 被稀释和（或）Cl^- 增多，产生高氯性酸中毒。

（二）代谢性碱中毒

心血管外科术后出现的代谢性碱中毒经常是纠正代谢性酸中毒的结果，特别是体外循环过程中为纠正乳酸酸中毒 $NaHCO_3$ 预充或使用过多，在患者血流动力学改善后乳酸被重新代谢利用，常引起继发性代谢性碱中毒。围术期输入大量库存血，其中的枸橼酸盐在体内代谢产生 HCO_3^-，导致血浆 HCO_3^- 浓度升高，出现代谢性碱中毒。需要注意的是，代谢性碱中毒患者常合并低钾血症，易导致房性或室性心律失常。

（三）呼吸性酸中毒

心血管外科患者在体外循环时氧合器氧流量偏低或向氧合器中吹入的 CO_2 浓度偏高，未对患者自体肺进行机械通气，撤离体外循环后麻醉机参数设置不合理及通气管路问题导致肺泡通气量不足，均可导致呼吸性酸中毒。

第十章

PO_2、PCO_2、pH改变对机体的影响

血气分析的各项参数中最重要的是动脉血 PO_2、PCO_2 和 pH。PaO_2 降低、$PaCO_2$ 升高或降低、pH 改变等均可导致机体各器官系统发生生理功能与代谢紊乱，导致酸碱平衡失调与电解质紊乱。临床上当 PaO_2、$PaCO_2$、pH 发生异常改变时，治疗上一般应尽量使 PaO_2 上升到>60mmHg（8kPa），$PaCO_2$ 控制到 30～50mmHg（4.0～6.67kPa），pH 调整到 7.30～7.50。

第一节 缺氧对机体的影响

缺氧（hypoxia）指当机体组织细胞得不到充足的氧供或氧利用障碍时，代谢、功能和形态结构发生异常变化的病理过程。缺氧是临床各种疾病中常见的一类病理过程，脑、心等重要生命器官缺氧也是导致机体死亡的重要原因。

一、缺氧的原因、病理生理和血气特点

根据缺氧的原因和血氧的变化特点，可把缺氧分为四种类型：低张性缺氧、血液性缺氧、循环性缺氧和组织性缺氧。各型缺氧的血氧变化见表 10-1。

表 10-1 各型缺氧的血氧变化

缺氧类型	动脉血氧分压	动脉血氧饱和度	血氧容量	动脉血氧含量	动-静脉血氧含量差
低张性缺氧	↓	↓	N	↓	↓和 N
血液性缺氧	N	N	↓或 N	↓或 N	↓
循环性缺氧	N	N	N	N	↑
组织性缺氧	N	N	N	N	↓

注：↓降低；↑升高；N 正常

（一）低张性缺氧（hypotonic hypoxia）

低张性缺氧的基本特征是动脉血 PaO_2 明显降低，使血氧含量减少并导致组织供氧不足。当 PaO_2<60mmHg（8kPa）时，可直接导致动脉血氧饱和度（SaO_2）和动脉血氧含量（CaO_2）明显降低，因此低张性缺氧也可以称为低张性低氧血症（hypotonic hypoxemia），是临床中最常见的类型。

1. 原因

(1)吸入气氧分压过低:多见于海拔 3000～4000m 以上的高原或高空,随着海拔的升高,大气压降低,吸入的 PO_2降低;也可发生于通风不良的矿井、坑道,以及吸入惰性气体,或吸入被麻醉药物(如乙醚)过度稀释的空气等。由于吸入气中的氧分压(PO_2 of inspired air,PiO_2)降低,使进入肺泡进行气体交换的氧不足,肺泡气氧分压(PO_2 of Alveolar,P_AO_2)降低,氧弥散入血减少,以致 PaO_2过低。因此,此型缺氧也被称为大气性缺氧(atmospheric hypoxia)。

(2)通气功能障碍:肺通气是指通过呼吸运动使肺泡内气体与外界环境的空气进行交换的过程。肺通气功能障碍可分为阻塞性通气不足和限制性通气不足,可引起肺泡气 PO_2降低,包括:

1)呼吸道梗阻:当喉、气管、各级支气管等气体通道发生狭窄、阻塞时,如喉头水肿、声带麻痹、急慢性支气管炎、支气管哮喘、气管支气管异物阻塞、气管支气管外肿瘤压迫等。

2)肺膨胀-回缩受限使进出肺泡气体减少:①呼吸肌麻痹:周期性瘫痪、重症肌无力等;②呼吸中枢受抑制:脑炎、脑外伤、药物中毒等使呼吸中枢受到抑制;③肺的呼吸受限制:COPD、胸廓畸形、气胸、血胸、严重胸膜肥厚者。

(3)肺换气功能障碍:肺换气是指肺泡与肺毛细血管之间的气体交换过程,即肺泡中的氧经呼吸膜扩散至肺毛细血管内,而肺毛细血管内的二氧化碳经呼吸膜进入到肺泡内。肺换气功能障碍可导致经肺泡扩散到血液中的氧减少,PO_2和血氧含量不足,又称为呼吸性缺氧(respiratory hypoxia),包括弥散障碍、肺泡通气与血流比例失调以及解剖分流增加。

1)弥散功能障碍:造成弥散障碍的原因有:切除部分肺叶或患肺气肿等疾病时部分肺泡连同毛细血管萎缩和消失使氧弥散面积减少;患肺水肿、病毒性肺炎、弥漫性肺间质病变等时肺泡上皮细胞和毛细血管内皮细胞之间的间质和基膜增厚,使气体的弥散距离加大,影响氧气的弥散造成缺氧。

2)通气/血流(ventilation/perfusion,$\dot{V}/\dot{Q}$)比例失调:正常肺泡每分钟通气量为 4L,每分钟肺毛细血管血流量为 5L,$\dot{V}/\dot{Q}$ 比值约为 0.8。适宜的 $\dot{V}/\dot{Q}$ 比值是维持正常的肺换气功能的主要因素之一。引起 $\dot{V}/\dot{Q}$ 比例失调的常见原因有:如肺炎、肺不张、气胸、胸水、肺萎陷、ARDS 等,这些病变致使通气减少,通气/血流比降低;或肺栓塞、肺血管床毁损使肺泡血流灌注减少,通气/血流比增高,均能导致氧合减少引起低氧血症。

3)解剖分流增加:肺血液循环有个特点就是绝大部分(97%)肺动脉血液(静脉血)从肺泡周围毛细血管经过,并与肺泡内气体进行交换,排出二氧化碳,吸收大量氧气成为新鲜动脉血,流入肺静脉,经肺静脉进入右心房,但还有约 3%的血液流过支气管周围时,未经过肺泡进行气体交换,仍是含氧少的静脉血,而流入肺静脉内,此种现象称为生理性分流。由于某些疾病使动-静脉血液分流加大造成缺氧,这种现象称病理性分流。常见于:①先天性心脏病:如心房间隔缺损、心室间隔缺损、动脉导管未闭等都会使静脉血未在肺内进行气体交换而直接流入动脉系统造成缺氧;②支气管扩张、肺癌等患者支气管循环扩张,肺栓塞、肺动脉高压引起肺动静脉吻合支开放,均可增加解剖分流量,导致缺氧。

2. 病理生理和血气特点

(1)动脉血氧分压、氧饱和度和氧含量都降低，静脉血氧分压、氧饱和度和氧含量亦随之降低。

(2)动脉血和静脉血氧容量(血红蛋白所能结合的最大氧量称为氧容量)正常，但如果存在慢性缺氧，使单位容积血液内红细胞数和血红蛋白量增多时，动脉血氧含量(血红蛋白实际结合的氧量称为氧含量)可能降低、正常或增加。

(3)动-静脉血氧含量差减小或接近正常。通常100ml血液流经组织时约有5ml氧被利用，即动-静脉血氧含量差约为2.23mmol/L(5ml/dl)。氧从血液向组织弥散的动力是两者之间的氧分压差，当低张性缺氧时，PaO_2明显降低和CaO_2明显减少，使氧的弥散速度减慢，同量血液弥散给组织的氧量减少，最终导致动-静脉血氧含量差减小或接近正常，并导致组织缺氧。如果是慢性缺氧，组织利用氧的能力代偿增加时，动-静脉血氧含量差变化可能不明显。

(4)除血氧变化外，根据肺泡通气量，$PaCO_2$有不同的变化：例如严重的肺通气功能障碍，CO_2排出少，$PaCO_2$升高；如果过度换气，CO_2排出多，则$PaCO_2$降低。

(二) 血液性缺氧(hemic hypoxia)

血液性缺氧是指由于血红蛋白数量减少或性质发生改变，使血液携带氧的能力降低或血红蛋白结合的氧不易释出所引起的组织缺氧。血液性缺氧时外呼吸功能正常，PaO_2及血氧饱和度正常而CaO_2减低，又称等张性缺氧(isotonic hypoxemia)。

1. 原因

(1)贫血(anemia)：各种原因引起的贫血，单位容积血液内红细胞数和血红蛋白量减少，虽然PaO_2和SaO_2正常，但氧容量降低，氧含量随之减少。在急性贫血期的主要代偿机制是增加心输出量，在慢性贫血期主要是通过增加2,3-二磷酸甘油酸(2,3-DPG)水平。轻度贫血通常不会出现缺氧。血中存储的大量氧气和机体的代偿机制可以保证足够的组织氧合。通常组织只摄取动脉血中25%的氧气，因此，轻度贫血不会影响组织的氧气供给。在中至重度贫血时，是否发生缺氧取决于心脏储备能力和贫血发生的速度。当血红蛋白<60g/L时，由于CaO_2明显减少，常常会出现缺氧。

(2)高铁血红蛋白血症(methemoglobinemia)：血红蛋白的二价铁，在氧化剂的作用下，可氧化成三价铁，形成高铁血红蛋白(methemoglobin，$HbFe^{3+}OH$)，也称变性血红蛋白或羟化血红蛋白。高铁血红蛋白的三价铁因与羟基牢固结合而丧失携带氧的能力，加上血红蛋白分子的四个二价铁中有一部分氧化为三价铁后还能使剩余的Fe^{2+}与氧的亲和力增加，导致氧离曲线左移，使组织缺氧。生理情况下，血液中不断形成极少量的高铁血红蛋白，又不断地被血液中的还原剂如还原型烟酰胺腺嘌呤二核苷酸、抗坏血酸、还原型谷胱甘肽等还原为二价铁的血红蛋白，使正常血液中高铁血红蛋白含量只占血红蛋白总量的1.7%以下。当亚硝酸盐、过氯酸盐、磺胺等氧化剂中毒时，如使血中高铁血红蛋白含量增加至20%～50%，就可出现头痛、虚弱、昏迷、呼吸困难和心动过速等症状。较常见的是食用大量含硝酸盐的腌菜或腐败的蔬菜后，经肠道细菌将硝酸盐还原为亚硝酸盐，吸收后形成高铁血红蛋白血症，称为“肠源性发绀”(enterogenous cyanosis)。

(3)一氧化碳中毒：一氧化碳(carbon monoxide,CO)是含碳物质未完全燃烧而产生的一种窒息性气体，血红蛋白与CO结合可生成碳氧血红蛋白(carboxyhemoglobin,HbCO)。CO与Hb结合的速度虽仅为O_2与Hb结合速率的1/10，但HbCO的解离速度却只有HbO_2解离速度的1/2100，因此，CO与Hb的亲和力比O_2与Hb的亲和力大210倍。当吸入气体中含有0.1% CO时，血液中可有50%的Hb转为HbCO，从而使大量Hb失去携氧功能；CO还能抑制红细胞内糖酵解，使2,3-DPG生成减少，氧离曲线左移，HbO_2不易释放出结合的氧；与HbCO结合的O_2也很难释放出来。由于HbCO失去携带O_2能力和妨碍O_2的解离，从而造成组织严重缺氧。在正常人血中大约有0.4% HbCO。当空气中含有0.5% CO时，血中HbCO仅在20～30分钟就可高达70%，发生极为严重的缺氧。CO中毒时，代谢旺盛、需氧量高以及血管吻合支较少的器官更易受到损害。

(4)Hb与氧的亲和力异常增加：见于输入大量库存血液或碱性液体，库存血液的红细胞内2,3-DPG含量低，使氧离曲线左移。患某些血红蛋白病时，基因的突变导致珠蛋白α链第92位精氨酸被亮氨酸取代时，Hb与O_2的亲和力比正常高几倍，而使组织缺氧。

2. 病理生理和血气特点

(1)PaO_2正常，因Hb数量减少或性质改变，使CaO_2减少，可致组织缺氧。

(2)血红蛋白氧饱和度，在贫血性缺氧正常，在高铁血红蛋白血症和碳氧血红蛋白血症降低。

(3)动-静脉血氧含量差低于正常：血液性缺氧时，血液流经毛细血管因血中HbO_2总量不足和PO_2下降较快，使氧的弥散动力和速度也很快降低，故动-静脉血氧含量差低于正常。Hb与O_2亲和力增加引起的血液性缺氧，由于Hb与O_2亲和力较大，故结合的氧不易释放导致组织缺氧，所以PvO_2升高；CvO_2和SvO_2升高，动-静脉血氧含量差也小于正常。

(4)由于PaO_2正常，一般不引起肺通气增加。严重贫血不出现发绀。高铁血红蛋白呈棕褐色，患者皮肤、黏膜呈咖啡色，碳氧血红蛋白增高使皮肤、黏膜呈樱桃红色。

(三)循环性缺氧(circulatory hypoxia)

循环性缺氧是指由于血液循环障碍，供给组织的血液量减少而引起组织供氧不足，又称低动力性缺氧(hypokinetic hypoxia)。循环性缺氧可以是局部的(如血管狭窄或阻塞)，也可以是全身性的(如心力衰竭、休克)。由于动脉狭窄或阻塞，致动脉血灌流不足而引起的缺氧，又称缺血性缺氧(ischemic hypoxia)；由于静脉血回流受阻，血流缓慢，微循环淤血，导致动脉血灌流减少而引起的缺氧，称淤血性缺氧(stagnant hypoxia)。

1. 原因

(1)血管的狭窄或阻塞：可见于血管的栓塞、受压、血管的病变如动脉粥样硬化或脉管炎与血栓形成等。

(2)心力衰竭：由于心输出量减少和静脉血回流受阻，而引起组织淤血和缺氧。

(3)休克：由于微循环缺血、淤血和微血栓的形成，动脉血灌流急剧减少，而引起缺氧。

2. 病理生理和血气特点

(1)单纯性循环障碍(如血管的狭窄或阻塞)时，动脉血氧分压、氧饱和度和氧含量正常，氧容量一般是正常的。局部性循环性缺氧时，动脉血氧指标可以基本正常。

(2)由于血流缓慢,血液流经毛细血管的时间延长,组织从单位容积血液内摄取的氧增多,静脉血氧分压、氧饱和度和氧含量降低,动静脉血氧差加大。休克时,如果微循环动静脉吻合支开放,或细胞利用氧的能力降低,动静脉血氧含量差也可以变小。

(3)由于血液循环障碍,不仅组织缺氧,组织内代谢产物也不能及时运出,所以低动力性缺氧比低张性缺氧对组织细胞损害更为严重。

(四) 组织性缺氧(histogenous hypoxia)

组织性缺氧是指在组织供氧正常的情况下,由于组织、细胞不能有效地利用氧而导致的缺氧,又称为氧利用障碍性缺氧(dysoxidative hypoxia)。

1. 原因

(1)组织中毒:如氰化物、硫化氢、磷等可引起组织中毒性缺氧(histotoxic anoxia)。最典型的是氰化物中毒。各种氰化物,如 HCN、KCN、NaCN、NH_4CN 等可由消化道、呼吸道或皮肤进入体内,CN^-可以迅速与细胞内氧化型细胞色素氧化酶的三价铁结合形成氰化高铁细胞色素氧化酶($CN^- + Cytaa\ 3Fe^{3+} \rightarrow Cytaa\ 3Fe^{3+}\text{-}CN^-$),使之不能还原成还原型细胞色素氧化酶,失去了接受电子能力,使呼吸链中断,导致组织细胞利用氧障碍。硫化氢、砷化物等中毒也主要由于抑制细胞色素氧化酶等而影响了细胞的氧化过程。细菌毒素、放射线等也可能损伤线粒体的呼吸功能而引起氧的利用障碍。

(2)组织水肿:组织间液和细胞内液的异常增多,使气体弥散距离增大,引起内呼吸障碍。

(3)维生素缺乏:维生素严重缺乏时可抑制细胞生物氧化,引起氧利用障碍。如维生素 B_2是黄素酶的辅酶成分,维生素 PP 是辅酶Ⅰ和辅酶Ⅱ的组成成分,均参与了氧化还原反应。

(4)线粒体损伤:严重缺氧、细菌毒素、钙超载、高压氧和大剂量的放射性照射等均可造成线粒体结构损伤或抑制线粒体呼吸功能,引起细胞生物氧化障碍。

2. 病理生理和血气特点

(1)动脉血氧分压、氧饱和度、血氧容量和氧含量一般均正常。

(2)由于组织细胞利用氧障碍(内呼吸障碍),所以静脉血氧分压、氧饱和度和氧含量高于正常,动-静脉血氧差变小。

根据缺氧发生的基本环节,虽然可以分为以上几种类型,但临床所见的缺氧往往是两种或两种以上类型的缺氧同时存在或者相继发生,即常为混合性缺氧。例如失血性休克,既有血红蛋白减少所致的血液性缺氧,又有微循环障碍所致的循环性缺氧。又如心力衰竭,既有循环障碍引起的循环性缺氧,又可继发肺淤血、肺水肿而引起低张性缺氧。因此,对具体患者,要作全面具体的分析。

二、缺氧对机体的影响

缺氧对组织器官的影响,取决于缺氧发生的程度、速度、持续时间和机体的功能代谢状态。慢性轻度缺氧主要引起器官代偿性反应;急性严重的缺氧,器官常出现代偿不全和功能障碍,甚至引起重要器官产生不可逆损伤,导致机体死亡。

（一）缺氧对呼吸系统的影响

1. 代偿性反应　氧分压的降低刺激主动脉体和颈动脉体化学感受器，反射性引起呼吸中枢的兴奋，使呼吸加深加快，呼吸运动增强，从而使：①肺泡通气量增加，肺泡气 PO_2增高，PCO_2降低；②使胸内负压增大，促进了静脉回流增加，增加心输出量和肺血流量，有利于氧的摄取和运输。临床上常表现为呼吸频率增加和肺通气量增加。需要注意的是，这种保护性反射作用有一定的限度，当 PO_2＜30mmHg(4.00kPa)时，缺氧对呼吸中枢有直接的抑制作用，此作用可大于代偿性反应，从而使呼吸抑制。

2. 呼吸功能障碍　急性缺氧如快速登上 4000m 以上的高原时，可在 1～4 天内发生肺水肿，表现为呼吸困难、咳嗽、咳血性泡沫痰、肺部有湿性啰音，皮肤黏膜发绀等。其发病机制与以下因素有关：①缺氧引起外周血管收缩，回心血量增加和肺血量增多，加上缺氧性肺血管收缩反应使肺血流阻力增加，导致肺动脉高压；②肺血管收缩强度不一使肺血流分布不均，在肺血管收缩较轻或不发生收缩的部位，肺泡毛细血管血流增加、流体静压增高，引起压力性肺水肿；③肺内血压高和流速快对微血管的切应力(流动血液作用于血管的力在管壁平行方向的分力)增高；④肺的微血管壁通透性增高，急性缺氧时，补体 C3a、LTB4 和 TXB2 等血管活性物质增加，可能导致微血管内皮细胞损伤和通透性增高。急性或慢性严重缺氧(PaO_2＜30mmHg)可直接抑制呼吸中枢，使肺通气量减少，甚至呼吸变慢、变浅。长期慢性缺氧因呼吸运动增强可使呼吸肌耗氧量剧增，另一方面又因呼吸肌供氧不足，因而导致呼吸肌功能不全，使呼吸肌收缩减弱，肺泡通气量减少，可加重呼吸衰竭。

（二）缺氧对循环系统的影响

1. 心输出量增加　导致心输出量增加的主要机制是：①心率加快：当吸入含 8%O_2的空气时，心率可增加一倍。目前认为，心率加快很可能是通气增加所至肺膨胀对肺牵张感受器的刺激，反射性抑制迷走神经对心脏的效应；但呼吸运动过深产生过度牵张刺激使心率减慢和血压下降。②心肌收缩性增强：缺氧作为一种应激原，可使交感神经兴奋和儿茶酚胺释放增多，作用于心脏 β-肾上腺素能受体，使心率加快，心肌收缩性增强。③静脉回流增加：缺氧时胸廓运动和心脏活动增强，胸腔内负压增大，静脉回流增加和心输出量增加。

2. 血流重新分布　急性缺氧时，皮肤、腹腔内脏因交感神经兴奋，缩血管作用占优势，使血管收缩；而脑血管收缩不明显；冠脉血管在局部代谢产物(如 CO_2、H^+、K^+、磷酸盐、腺苷及 PGI_2等)的扩血管作用下血流增加。这种全身性血流分布的改变，显然对于保证生命重要器官氧的供应是有利的。

3. 肺血管收缩　①交感神经兴奋作用使肺血管收缩：急性缺氧时所致交感神经兴奋性可作用于肺血管的 α_1受体引起血管收缩反应。慢性缺氧时肺内血管平滑肌出现受体分布的改变，即 α_1受体增加，β 受体密度降低，导致肺血管收缩增强；②体液因子的作用使肺血管收缩：肺组织内肥大细胞、肺泡巨噬细胞、血管内皮细胞以及血管平滑肌细胞等能释放各种血管活性物质，如：肥大细胞脱颗粒释放组胺、血管内皮细胞释放 PGI_2、ET 增加引起肺血管收缩；③血管平滑肌对低氧的直接感受：缺氧可直接通过肺血管平滑肌细胞膜上对氧敏感的钾通道关闭，使细胞内 K^+ 外流减少，膜电位下降，细胞兴奋性增高、极化加速和细胞外 Ca^{2+} 内流增强，最终导致了肺血管收缩。慢性缺氧除了肺血管收缩导致肺动脉高压外，还有肺内血管壁中层平滑肌肥大、增厚以及弹力纤维和胶原纤维增生使血管的管径变小、血流阻力增加。长期的肺动脉高压可以导致右心室肥厚、负荷加重，最终引起慢性肺源性心脏病（chronic pulmonary heart disease，CPHD）。

4. 毛细血管增生　组织细胞的长期轻度缺氧，可通过 HIF-1a（hypoxia induced factor-1，低氧诱导的因子-1）的低氧感受使细胞合成与释放血管上皮生长因子（VEGF）增多，缺氧组织的毛细血管增生。这种现象在脑、肥大的心肌、实体肿瘤和骨骼肌中，毛细血管增生更加显著。

（三）缺氧对血液系统的影响

血液系统对缺氧的反应是红细胞增多和红细胞内 2，3-DPG 增加。

1. 红细胞增多　急性缺氧时血库可释放红细胞。慢性缺氧时血氧分压的降低刺激肾脏释放红细胞生成酶，使促红细胞生成素原转变为促红细胞生成素，红骨髓红细胞的生成量增加，血氧容量增加，提高了组织供氧能力。但红细胞数量的增加提高了血液黏滞性，增加了肺循环阻力和心室负荷。

2. 红细胞内 2，3-DPG 增多　缺氧时红细胞内 2，3-DPG 增加，导致氧离曲线右移，Hb 易将结合的氧释放供组织利用。

（1）红细胞内生成 2，3-DPG 增多的原因有两个方面：①低张性缺氧时氧合 Hb 减少，脱氧 Hb 增多，前者中央孔穴小，不能结合 2，3-DPG；后者中央孔穴较大，可结合 2，3-DPG。当脱氧 Hb 增多时，红细胞内游离的 2，3-DPG 减少，2，3-DPG 对磷酸果糖激酶及二磷酸甘油变位酶（diphosphoglycerate mutase，DPGM）的抑制作用减弱，从而使糖酵解增强，2，3-DPG 生成增多；②低张性缺氧因代偿性肺过度通气引起呼吸性碱中毒，以及缺氧时红细胞内存在的大量脱氧 Hb 稍偏碱性，使红细胞内 pH 增高，从而激活磷酸果糖激酶和抑制 2，3-DPG 磷酸酶（2，3-DPG phosphatase，2，3-DPGP）活性。前者使糖酵解增强，2，3-DPG 合成增加；后者使 2，3-DPG 的分解减少。

（2）2，3-DPG 增多使氧合 Hb 解离曲线右移的机制是：①与 2，3-DPG 结合的脱氧 Hb 其空间构型较为稳定，不易与氧结合；②2，3-DPG 是一种不能透出红细胞的有机酸，其增多可降低红细胞内 pH，pH 下降通过波尔效应使氧离曲线右移。但是，当 $PaO_2 < 60mmHg$（8kPa）时，氧离曲线右移可明显影响肺部血液对氧的摄取。

此外，长期缺氧也可以引起血管内皮细胞损害，导致血小板凝集、黏附、溶解等，并释放多种细胞因子，促进凝血活酶形成，使血液呈现高凝状态，最终诱发弥散性血管内凝血（disseminated intravascular coagulation，DIC）。

（四）缺氧对中枢神经的影响

中枢神经系统是对缺氧最为敏感的器官，因为脑对氧的需求量非常高。脑重量仅为体重的 2%，而脑血流占心输出量 15%，脑耗氧量占总耗氧量 23%，所以，脑对缺氧十分敏感，脑完全缺氧 5～8 分钟后即可发生不可逆的损伤。急性缺氧可引起头痛、情绪激动，思维力、记忆力、判断力下降或丧失以及运动不协调等。严重缺氧可使脑组织发生细胞肿胀、变性、坏死及脑间质水肿等形态学变化，这与缺氧及酸中毒使脑微血管通透性增高引起脑间质水肿有关。这些损伤常常在缺氧几分钟内发生，且不可逆。脑血管扩张、脑细胞及脑间质水肿可使颅内压增高，由此引起头痛、呕吐、烦躁不安、惊厥、昏迷，甚至死亡。慢性缺氧则出现易疲劳、嗜睡、注意力不集中等症状。极严重缺氧可导致昏迷、死亡的发生机制是由于神经细胞膜电位降低，神经递质合成减少；脑细胞能量代谢障碍，ATP减少，细胞膜通透性增加；酸中毒，细胞内游离 Ca^{2+} 增多，溶酶体酶的释放以及细胞水肿等因素导致引起中枢神经系统功能障碍。

（五）缺氧对细胞能量代谢和功能的影响

1. 细胞能量代谢变化　①氧酵解增强：当 PaO_2 降低时，线粒体周围的 PO_2 < 0.3～0.5mmHg（0.04～0.07kPa）时，氧作为有氧氧化过程最终的电子接受者出现缺额，线粒体的有氧代谢发生障碍，ATP生成减少，胞质内ADP增加。胞质内ADP增高可使磷酸果糖激酶、糖酵解过程加强，并在一定的程度上可补偿细胞的能量不足，但酸性产物增加；②利用氧的能力增强：长期慢性和轻度缺氧时，细胞内线粒体数量增多，生物氧化还原酶（如琥珀酸脱氢酶、细胞色素氧化酶）活性增强和含量增多，使细胞利用氧的能力增强。

2. 细胞损伤　缺氧性细胞损伤（hypoxic cell damage）常为严重缺氧时出现的一种失代偿性变化，其主要表现为细胞膜、线粒体及溶酶体的损伤。

（1）细胞膜变化：细胞膜电位降低常先于细胞内ATP含量的减少，膜电位降低的原因为细胞膜对离子的通透性增高，导致离子顺浓度差通过细胞膜，继而出现钠内流、钾外流、钙内流和细胞水肿等一系列改变。①Na^+ 内流：使细胞内 Na^+ 浓度增多并激活 Na^+-K^+ 泵，在泵出胞内 Na^+ 同时又过多消耗ATP，ATP消耗又将促进线粒体氧化磷酸化过程和加重细胞缺氧。细胞内 Na^+ 浓度过高必然伴随水进入胞内增加而引起细胞水肿。细胞水肿是线粒体、溶酶体肿胀的基础。②K^+ 外流：由于 Na^+-K^+ 泵功能障碍，细胞外 K^+ 不能被泵到胞质内，细胞内缺 K^+ 导致合成代谢障碍，各种酶的生成减少并进一步影响ATP的生成和离子泵的功能。③Ca^{2+} 内流：细胞内外 Ca^{2+} 浓度相差约1000倍，细胞内低 Ca^{2+} 浓度的维持依赖膜上 Ca^{2+} 泵功能。严重缺氧时，由于ATP生成减少，膜上 Ca^{2+} 泵功能降低，胞质内 Ca^{2+} 外流和肌浆网摄取 Ca^{2+} 障碍，使胞质内 Ca^{2+} 浓度增高。细胞内 Ca^{2+} 增多并进入线粒体内抑制了呼吸链功能；Ca^{2+} 和钙调蛋白（calmodulin）激活磷脂酶，使膜磷脂分解，引起溶酶体损伤及其水解酶的释放，细胞自溶；胞质内 Ca^{2+} 浓度过高可以使黄嘌呤脱氢酶转变为黄嘌呤氧化酶，增加自由基形成，加重细胞损伤。

（2）线粒体的变化：缺氧可损伤线粒体，线粒体损伤又可导致缺氧，两者互为因果。缺氧引起线粒体受损的原因是严重缺氧可明显抑制线粒体呼吸功能和氧化磷酸化过程，使ATP生成更减少；持续较长时间严重缺氧，可以使线粒体的基质颗粒减少或消失，基质电子密度增加，嵴内腔扩张，嵴肿胀、崩解，外膜破裂等。

（3）溶酶体的变化：缺氧时因糖酵解增强使乳酸生成增多和脂肪氧化不全使酮体增多，导致酸中毒。pH降低和胞质内钙增加使磷脂酶活性增高，导致溶酶体膜的磷脂被分解，膜通透性增高，溶酶体肿胀、破裂和释出大量溶酶体酶，进而导致细胞及其周围组织的溶解、坏死。细胞内水肿及自由基的作用也参与溶酶体损伤机制。

第二节　氧中毒对机体的影响

众所周知，氧气是需氧型生物维持生命不可缺少的物质，但超过一定压力和时间的氧气吸入，会对机体起有害作用。氧中毒(oxygen intoxication)是指机体吸入高于一定压力的氧一定时间后，某些系统或器官的功能与结构发生病理性变化而表现的病症。

氧中毒的发生取决于氧分压而不是氧浓度。吸入气的氧分压(PiO_2)与氧浓度(FiO_2)的关系如公式：$PiO_2=(PB-47)\times FiO_2$，式中PB为吸入气压力(mmHg)。潜水员在深50m的海水下作业(PB约为4560mmHg)时，虽然吸入气的氧浓度正常($FiO_2=0.21$)，氧分压(PiO_2)却高达948mmHg，从而可导致氧中毒；相反，宇航员在1/3大气压环境中工作，即使吸入纯氧($FiO_2=1$)，PiO_2也仅206mmHg，不易出现氧中毒。当吸入气的氧分压过高时，因肺泡气及动脉血的氧分压随着增高，使血液与组织细胞之间的氧分压差增大，氧的弥散加速，组织细胞因获得过多氧而中毒。

氧中毒的机制目前有三种学说，即神经-体液(内分泌)学说，酶抑制学说及自由基学说。大家普遍认同的是自由基学说。氧自由基是一类具有高度化学反应活性的含氧基团。正常情况下机体也会产生少量的氧自由基，由于机体有“抗氧化防御体系”，不会对机体造成大的危害。机体暴露于高压氧下，产生过多的氧自由基，且大大超过机体抗氧化系统清除的能力。氧自由基在体内对组织细胞成分有破坏作用，尤其是通过对细胞的过氧化损害作用，改变了膜蛋白的生物活性及膜离子(Na^+、K^+)的化学梯度，而破坏了生物膜的正常功能，导致细胞外K^+浓度增高，膜电位降低，细胞内水肿。此外，氧的毒性作用，可以引起人体各个系统广泛不同的反应，特别是对垂体肾上腺系统，可以造成严重的应激反应。

氧中毒主要分为中枢型和肺型。无论发生哪一型氧中毒，整个机体均同时受害。肺在脏器之中最先接触氧气，也是氧浓度和氧分压最高的器官，故肺也最容易发生氧中毒——即肺型氧中毒。其发生于吸入一个大气压左右的氧8小时以后，出现胸骨后疼痛、咽痛、咳嗽、呼吸窘迫、肺活量减少、PaO_2下降等，原有发绀可进一步加重。氧中毒肺损害是直接吸入高浓度氧的结果。损害的严重程度与吸入氧浓度和持续时间有关，吸入氧浓度＞40％就可以出现肺损害，吸入氧浓度＞60％就可能对肺有严重不良影响，新生儿、早产儿以及肺有病变者更易出现损害。其发病基本机制目前不十分明确。可能系高浓度氧通过对细胞内硫氢基的氧化作用及磷脂类的过氧化作用，产生对细胞代谢有害的中间产物，而影响细胞的正常功能，导致细胞膜和线粒体的损害并影响酶的功能。血管内皮细胞是首先受损害部位，受损害后以渗出改变为主，以后渐转为增殖改变。还有学者认为是由于在高压氧环境中肺脏内产生比其他脏器多的活性氧、自由基而对肺产生以下损害：①损害肺组织、细胞生物膜；②使肺泡表面活性物质减少；③促使肺小血管和微循环血管痉挛、肺循环阻力增加，加重右心负担。由于肺泡表面活性物质的减少(合成减少、破坏增多)造成肺泡的表面张力增强，导致肺的通气及换气功能障碍和肺水肿发生，肺部呈炎性病变，有炎性细胞浸润、充血、水肿、出血和肺不张。高压氧下肺小血管痉挛，肺循环阻力增加，加重右心负荷，加速肺水肿发生。而且肺内产生的自由基也可随循环损伤其他脏器。脑型氧中毒发生于吸入2～3个大气压以上的氧(6 个大气压的氧数分钟,4 个大气压氧数十分钟),在短时间内出现视觉、听觉障碍、恶心、抽搐、晕厥等神经症状,严重者可昏迷、死亡。氧中毒对神经系统的影响,是因为神经系统含有大量的脂质,也是氧自由基损伤的主要部位,而且出现的症状能比较明显地表现出来,而其他系统则表现不甚明显。

第三节 PCO_2过高或过低对机体的影响

一、高碳酸血症对机体的影响

(一) 高碳酸血症对神经系统的影响

CO_2潴留使脑血管扩张,脑血流量增多。当 PCO_2在 100mmHg 以内时,PCO_2每增加 1mmHg,脑内血流量约增加 4%,脑血流量增加可引起头痛等颅内压增高的症状。轻度 CO_2潴留可兴奋呼吸中枢。当 $PaCO_2$ > 60mmHg(8kPa)时对中枢神经系统产生抑制作用,$PaCO_2$增加至 80～100mmHg(10.7～13.3kPa)时,患者可陷入昏迷(CO_2麻醉)。由于 CO_2可迅速透过血脑屏障,因此呼吸衰竭 $PaCO_2$增高时,很快即引起脑细胞外液 H^+浓度增高。由于较多 CO_2通过血脑屏障进入脑脊液,使脑脊液和脑组织 H^+浓度增加而致脑组织酸中毒。酸中毒时脑组织中 γ-氨基丁酸生成增多,对中枢神经系统产生抑制作用。CO_2潴留还导致脑血管通透性增加,引起脑细胞内外水肿,颅内压增高。临床上可出现一系列神经精神症状,称为肺性脑病。此外,$PaCO_2$中等程度增高时可引起肾上腺素、去甲肾上腺素和儿茶酚胺的分泌增加。其可能的原因包括:①酸中毒对肾上腺的直接作用;②对交感神经系统的刺激;③对含有儿茶酚胺的神经末梢的作用。

(二) 高碳酸血症对循环系统的影响

轻度的 CO_2潴留可使心率增加,心排出量增加,这与体内同时出现的儿茶酚胺释放增多有关。但严重呼吸性酸中毒对心肌收缩力和心率的直接作用是抑制,可致心肌收缩力减弱,心率减慢,且由于高钾血症可致心律失常。CO_2潴留对体循环大多数血管的直接作用是使平滑肌松弛,血管扩张,使脑血管、冠状血管舒张,皮下浅表毛细血管和静脉扩张。但使肺血管收缩,肺动脉压增高。

(三) 高碳酸血症对呼吸系统的影响

CO_2有强力的呼吸中枢兴奋作用。中枢化学感受器对 CO_2的刺激很敏感,$PaCO_2$只需要升高 2mmHg 就可刺激中枢化学感受器,出现通气增强反应;而刺激外周化学感受器,$PaCO_2$则需升高 10mmHg。由此可见,中枢化学感受器在 CO_2通气反应中起主要作用。但中枢化学感受器的反应较慢,所以当 $PaCO_2$突然升高时,外周化学感受器在引起快速通气反应中起重要作用。而且当中枢化学感受器受到抑制,对 CO_2的敏感性降低时,外周化学感受器也起重要作用。急性 CO_2潴留使呼吸加深、加快,但慢性高碳酸血症时呼吸中枢反应性迟钝,CO_2刺激作用减弱,呼吸变浅。$PaCO_2$增高、PaO_2降低、H^+浓度增加均能不同程度地兴奋呼吸。其中以 CO_2的作用最强,H^+的作用次之,O_2的作用较弱。此外,肺血管收缩也受动脉 $PaCO_2$的影响,而且与呼吸道局部 $PaCO_2$也相关。

(四) 高碳酸血症对肾脏的影响

轻度 CO_2潴留对肾血流量、肾小球滤过率和尿量影响不大。但当 $PaCO_2>60mmHg$(8.0kPa)时，血 pH 明显下降，则使肾血管，特别是肾小球输入小动脉痉挛，肾血流量减少，尿量减少，甚至引起无尿。

(五) 高碳酸血症对电解质的影响

当 $PaCO_2$增高时，近端肾小管分泌 H^+增加，HCO_3^-重吸收增加，致 HCO_3^-代偿性增加，根据电中和定律必伴有血 Cl^-降低，Cl^-由肾排出增加，部分 Cl^-进入红细胞内，导致血浆 Cl^-降低。由于 H^+浓度增高，可致血 K^+增高。

对严重呼吸衰竭导致重度缺 O_2和 CO_2潴留的患者，主要治疗措施是机械通气。长期以来进行机械通气时，人们习惯选用比正常自主呼吸潮气量(5～8ml/kg)大得多的潮气量(12～15ml/kg)。但对于患有肺部疾病的危重患者，应用大潮气量通气容易引起或加重肺损伤，导致气胸，或降低心输出量而引起低血压，并造成撤机困难。为避免这些不良作用，可采取减少潮气量和呼吸频率的控制性低通气量呼吸支持，允许 $PaCO_2$有一定程度升高，即允许性高碳酸血症(permissive hypercapnia，PHC)，而不强求 $PaCO_2$降到正常水平。允许性高碳酸血症的允许范围一般为 pH>7.20、$PaCO_2<80mmHg$(10.67kPa)，在此范围内对机体危害性不大。但对颅内压增高者、脑血管病、心功能严重受损者仍为绝对禁忌，相对禁忌证包括严重的代谢性酸中毒、未纠正的低血容量和使用β受体阻滞剂。

二、低碳酸血症对机体的影响

当 $PaCO_2<35mmHg$(4.67kPa)时为低碳酸血症。通常情况下吸入空气中的 CO_2量可以忽略不计，机体 CO_2产生量变化也不大，低碳酸血症主要是由于各种原因造成肺过度通气和 CO_2排出增加所致，由其引起的碱中毒(动脉血 pH>7.45)也因此称为呼吸性碱中毒。

(一) 低碳酸血症与酸碱失衡和电解质紊乱

急性低碳酸血症由于血液中[H_2CO_3]降低，而[HCO_3^-]尚未代偿性降低，pH 升高，患者迅速出现呼吸性碱中毒。接着机体启动代偿机制，首先是细胞内的 CO_2转移到细胞外(因 CO_2是脂溶性的，可依细胞膜内外的浓度差进行移动)，且细胞内的 Cl^-随 CO_2转向细胞外，因而细胞内出现明显碱中毒。肾脏代偿在呼吸性碱中毒发生数小时后开始并可持续数天，表现为 H^+分泌减少，HCO_3^-和 K^+排出增加，Cl^-排出减少，随着时间延长，代偿作用可逐渐加强，但代偿程度有限。由于呼吸性碱中毒时细胞内外缓冲对(如血红蛋白缓冲对和磷酸氢钾-磷酸二氢钾缓冲对和碳酸氢钠-碳酸缓冲对等)的缓冲作用较弱，且呼吸性碱中毒还可抑制 pH 自身对酸碱平衡的负反馈调节，使得严重呼吸性碱中毒代偿不完全。呼吸性碱中毒血电解质的变化主要为低 K^+、低 HCO_3^-、高 Cl^-，且$\triangle Cl^-\uparrow=\triangle HCO_3^-\downarrow$。此外，由于碱中毒导致血中游离 Ca^{2+}和 Mg^{2+}下降，患者可出现神经-肌肉兴奋症状，表现为手足麻木，肌肉震颤，甚至手足搐搦等。

(二) 低碳酸血症与组织氧合

在组织和细胞水平上，低碳酸血症和呼吸性碱中毒可导致体内氧供需失调，加重患者组织缺血缺氧。虽然过度通气可增加肺泡氧分压，但呼吸性碱中毒可使支气管痉挛，并抑制缺氧性肺血管收缩，使肺通气/血流比例失调和肺内分流增加，导致 PaO_2 降低；低碳酸血症和碱中毒均可使氧离曲线左移，血红蛋白氧解离困难；低碳酸血症和碱中毒还可使体循环动脉血管收缩，导致组织血流灌注量减少。此外，碱中毒增加细胞兴奋性和肌肉收缩性，使组织耗氧量增加。上述因素的综合效应是使氧运输和供给均减少而组织对氧需求量增加，结果影响到患者全身脏器的代谢和功能，特别是脑、肺、心等重要脏器的功能。

（三）低碳酸血症与脑

由于血液和脑脊液之间 CO_2 转移不受血脑屏障的限制，呼吸性酸碱紊乱对脑脊液的影响较代谢性酸碱紊乱更为明显。低碳酸血症可导致明显脑脊液碱中毒，使得脑血管收缩和血流量减少，导致脑组织缺血缺氧，患者可出现明显神经精神症状。基于低碳酸血症和脑脊液碱中毒诱发脑血管收缩和血流量减少的原理，诱导性过度通气和中-重度低碳酸血症（$PaCO_2$ 20～25mmHg）可被临床用来防治颅脑外伤等原因所致脑水肿和颅内高压。低碳酸血症和呼吸性碱中毒可明显增加脑血管收缩性，使损伤局部和全脑血流量均减少，结果导致脑组织缺血缺氧，且低碳酸血症的血管收缩作用与颅内压降低不呈比例关系，过度低碳酸血症对脑组织损害明显增加。低碳酸血症和碱中毒直接或通过刺激 N-甲基-天冬氨酸、多巴胺等介质释放兴奋神经细胞，诱发癫痫样发作或惊厥，导致耗氧增加。低碳酸血症和碱中毒还可诱发无氧酵解干扰神经细胞代谢功能。因此，近年来越来越多的学者反对采用诱导性低碳酸血症预防颅内高压，只有在患者有明确颅内高压经常规治疗无效或脑功能明显恶化并危及生命时才是其应用指征，且 $PaCO_2$ 应控制在 20mmHg 以上。

（四）低碳酸血症与肺

低碳酸血症对支气管和肺实质均有不同程度的影响。低碳酸血症可诱发支气管收缩和支气管黏膜毛细血管通透性增加从而增加气道的阻力。低碳酸血症是哮喘急性发作时的临床特征之一，也是引起支气管痉挛的重要原因之一。除了增加气道阻力外，低碳酸血症对肺实质的影响及其与急性肺损伤的关系是近年来许多学者关心的问题。低碳酸血症可导致肺泡-毛细血管膜通透性增加、Ⅱ型肺泡上皮细胞板层小体耗竭和弥漫性肺实质损伤，降低肺顺应性，而增加吸入气体中的 CO_2 浓度可减轻上述病理改变。

（五）低碳酸血症与心脏

低碳酸血症对心血管系统的影响包括心肌缺氧和心律失常等。低碳酸血症不仅可诱发冠状动脉收缩甚至痉挛，还可使血管通透性增加与血小板的聚集，导致冠状动脉及其分支阻力增加、血流减少，使血氧供应减少；同时因心肌兴奋性增加和收缩性增强导致耗氧量增加，从而发生心肌氧供需失调，导致心肌缺血缺氧。轻者导致患者胸部不适，重者诱发心绞痛，类似于冠脉综合征的表现。低碳酸血症所致的心肌缺血缺氧与危重病患者心律失常的关系也十分密切，可表现为窦性或室上性心动过速，室性与房性期前收缩等。此外，低碳酸血症时患者可有外周血管收缩节律的异常（雷诺现象），其机制也可能与低碳酸血症和碱中毒引起或加剧周围血管的收缩以及诱发血小板聚集等有关。

第四节 pH 改变对机体的影响

一、酸中毒对机体的影响

(一) 酸中毒对心血管系统功能的影响

1. 毛细血管前括约肌在[H^+]升高时，对儿茶酚胺类的反应性降低，因而松弛扩张；但微静脉、小静脉受[H^+]升高影响相对较小，因而仍能在一定[H^+]限度内保持原口径。这种前松后不松的微循环血管状态，导致毛细血管容量不断扩大，回心血量减少，血压下降，严重时可发生休克。

2. 心脏收缩力减弱，搏出量减少　正常时 Ca^{2+} 与肌钙蛋白的钙受体结合是心肌收缩的重要步骤，但在酸中毒时 H^+ 与 Ca^{2+} 竞争而抑制了 Ca^{2+} 的这种结合，故心肌收缩性减弱。既可加重微循环障碍，也可因供氧不足而加重已存在的酸中毒。

3. 心律失常　当细胞外液[H^+]升高时，H^+ 进入细胞内换出 K^+，使血钾浓度升高而出现高钾血症，从而引起心律失常。此外酸中毒时肾小管上皮细胞排 H^+ 增多，竞争性地抑制排 K^+，也是高钾血症的机制之一。再就是肾衰竭引起的酸中毒，高钾血症更为严重。此种心律失常表现为心脏传导阻滞和心室纤维性颤动。

(二) 酸中毒对中枢神经系统的影响

酸中毒时神经系统功能障碍主要表现为抑制，严重者可发生嗜睡或昏迷。其发病机制可能与下列因素有关：①酸中毒时脑组织中谷氨酸脱羧酶活性增强，故 γ-氨基丁酸生成增多，该物质对中枢神经系统有抑制作用；②酸中毒时生物氧化酶类的活性减弱，氧化磷酸化过程也因而减弱，ATP 生成也就减少，因而脑组织能量供应不足。

(三) 酸中毒对呼吸系统的影响

血液[H^+]增加时，刺激颈动脉体和主动脉体化学感受器，反射性引起呼吸中枢兴奋，使呼吸加深加快，有利于 CO_2 代偿性呼出。脑组织内 H^+ 浓度增高时，可通过迷走神经作用引起支气管收缩，因此纠正酸中毒有利于恢复支气管平滑肌对支气管舒张药的反应性。

(四) 酸中毒对电解质的影响

由于细胞外液 H^+ 浓度升高后使细胞内 K^+ 逸出，以及由于肾小管上皮细胞分泌 H^+ 增加而排 K^+ 减少，致使血钾增高。一般认为酸中毒时，血 pH 每下降 0.1，血 K^+ 上升 0.6mmol/L。

(五) 酸中毒对氧离曲线的影响

酸中毒时，氧离曲线右移，Hb 与 O_2 的亲和力降低，O_2 在组织中的释放增加，有利于组织供氧。但重度氧离曲线右移，且 $PaO_2 < 60mmHg(8kPa)$ 时，可致 SaO_2 降低，动脉血氧含量降低，而使组织供氧减少。

(六) 酸中毒对骨骼系统的影响

慢性代谢性酸中毒如慢性肾衰竭、肾小管性酸中毒均可长时间存在达数年之久，由于不断从骨骼释放出钙盐，影响小儿骨骼的生长发育并可引起纤维性骨炎和佝偻病。在成人则可发生骨质软化病。

二、碱中毒对机体的影响

（一）碱中毒对氧离曲线的影响

碱中毒时 Hb 与 O_2 的亲和力增强，O_2 在组织中的释放减少，导致组织供氧不足。

（二）碱中毒对中枢神经系统的影响

严重碱中毒时可出现烦躁不安、精神错乱、谵妄等中枢兴奋症状。其发病机制可能主要在于碱中毒时，γ-氨基丁酸转氨酶活性增高而谷氨酸脱羧酶活性降低，导致抑制性神经介质γ-氨基丁酸分解加强、生成减少所致。此外，碱中毒还可导致脑血管收缩，脑血流量减少，脑组织缺氧加重，以及碱中毒时氧离曲线左移，组织供氧不足，而使脑组织缺氧，出现神经精神症状。

（三）碱中毒对神经肌肉的影响

碱中毒时神经肌肉应激性增高，可出现面部和肢体肌肉抽动、手足抽搐和惊厥等症状。其发生机制可能与碱中毒时脑组织中 γ-氨基丁酸减少有关，或与血浆中游离 Ca^{2+} 浓度降低有关。

（四）碱中毒对呼吸系统的影响

pH 上升使呼吸中枢受到抑制，通气量减少，对呼吸衰竭患者可加重 CO_2 潴留。

（五）碱中毒对电解质的影响

碱中毒可导致低钾血症，这是由于细胞外 H^+ 浓度降低，细胞内 H^+ 逸出到细胞外，而细胞外 K^+ 向细胞内转移所致。同时肾小管上皮细胞分泌 H^+ 减少，H^+-Na^+ 交换减少，K^+-Na^+ 交换增多，而使排钾增多，亦导致低钾血症。此外，碱中毒时肾小管上皮细胞排 H^+ 减少，Na^+、K^+、Ca^{2+} 等离子排出增多，可导致血容量减少。

第十一章

动脉血气分析的判定依据和举例

酸碱平衡紊乱在临床各科中均较常见，本章简要归纳并列出动脉血气分析对呼吸功能的判定依据，以及对各种酸碱失衡的判定依据。并举例说明临床常见的呼吸功能障碍和酸碱失衡的判定步骤与方法，以期能及时、准确判断酸碱平衡紊乱，提高救治危重症患者的水平。

第一节　动脉血气分析的判定依据

一、对呼吸功能的判定

(一) 呼吸功能正常

1. $PaO_2 \geqslant 80mmHg(10.66kPa)$。

2. $PaCO_2$ 35～45mmHg(4.67～6.0kPa)。

3. 氧离曲线无偏移　SaO_2偏移度(实测 SaO_2－标准 SaO_2)＝－1%～＋1%，式中的标准 $SaO_2(\%)=100-67.7\times e^{-[(PaO_2-20)/20.5]}$($PaO_2$计量单位为 mmHg)。

(二) 呼吸功能不正常

1. 低氧血症　$PaO_2<80mmHg(10.66kPa)$。

2. 高碳酸血症　$PaCO_2>45mmHg(6.0kPa)$。

3. 低碳酸血症　$PaCO_2<35mmHg(4.67kPa)$。

4. Ⅰ型呼吸衰竭　$PaO_2<60mmHg(8.0kPa)$；$PaCO_2 \leqslant 45mmHg(6.0kPa)$。

5. Ⅱ型呼吸衰竭　$PaO_2<60mmHg(8.0kPa)$；$PaCO_2>50mmHg(6.67kPa)$。

6. 氧疗后的Ⅱ型呼吸衰竭　氧疗后 $PaO_2 \geqslant 60mmHg(8.0kPa)$；$PaCO_2>50mmHg(6.67kPa)$。

7. 通气功能障碍　$PaO_2<80mmHg(10.66kPa)$，且 $PaCO_2>45mmHg(6.0kPa)$；

$\triangle PaO_2\downarrow - \triangle PaCO_2\uparrow = -5 \sim +5mmHg(-0.67 \sim +0.67kPa)$。

[$\triangle PaO_2$(mmHg)↓＝(100－0.3×年龄)－实测 PaO_2，或$\triangle PaO_2$↓＝正常均值 90mmHg－实测 PaO_2；$\triangle PaCO_2$↑＝实测 $PaCO_2$(mmHg)－正常均值 40mmHg]

8. 氧疗后的通气功能障碍　氧疗后 $PaCO_2>45mmHg(6.0kPa)$，PaO_2可降低或正常，

$\triangle PaCO_2\uparrow > \triangle PaO_2\downarrow + 5mmHg$。

9. 换气功能障碍　$PaO_2<80mmHg(10.66kPa)$；$PaCO_2\leqslant 45mmHg(6.0kPa)$。

10. 通气并换气功能障碍　$PaO_2<80mmHg(10.66kPa)$；$PaCO_2>45mmHg(6.0kPa)$；$\triangle PaO_2\downarrow > \triangle PaCO_2\uparrow + 5mmHg$。

11. 氧离曲线偏移的判定　氧离曲线无偏移：SaO_2偏移度$-1\%\sim+1\%$；氧离曲线左移：SaO_2偏移度$>+1\%$；氧离曲线右移：SaO_2偏移度$<-1\%$。

二、对酸碱失衡的判定

(一) 无酸碱失衡

1. pH　7.35～7.45。

2. $PaCO_2$　35～45mmHg(4.67～6.0kPa)。

3. HCO_3^-　22～27mmol/L。

(二) 单纯性酸碱失衡

1. 呼吸性酸中毒(呼酸)　$PaCO_2>45mmHg$；$HCO_3^->24mmol/L$，急性呼酸(3天内)的代偿极限为HCO_3^- 30mmol/L，慢性呼酸(3天以上)预计代偿值为$HCO_3^-=24+0.35[PaCO_2(mmHg)-40]\pm5.58$，代偿极限为45mmol/L；$pH<7.40$。

2. 呼吸性碱中毒(呼碱)　$PaCO_2<35mmHg$；$HCO_3^-<24mmol/L$，急性呼碱(3天内)预计代偿值为$HCO_3^-=24-0.2[40-PaCO_2(mmHg)]\pm2.5$，代偿极限为$HCO_3^-$ 18mmol/L，慢性呼碱(3天以上)预计代偿值为$HCO_3^-=24-0.5[40-PaCO_2(mmHg)]\pm2.5$，代偿极限为12mmol/L；$pH>7.40$；AG正常或轻度升高。

3. 代谢性酸中毒(代酸)　$HCO_3^-<22mmol/L$；$PaCO_2<40mmHg$，预计代偿值为$PaCO_2(mmHg)=1.5\times HCO_3^-+8\pm2$，代偿极限为10mmHg；$pH<7.40$。

高AG型代酸：$AG>16mmol/L$，Cl^-正常(96～108mmol/L)，$\triangle AG\uparrow=$(实测$AG-12mmol/L)=\triangle HCO_3^-\downarrow$(24mmol/L-实测$HCO_3^-$)。

高氯型代酸：$Cl^->108mmol/L$，AG正常，$\triangle Cl^-\uparrow=\triangle HCO_3^-\downarrow$。

高AG型代酸合并高氯型代酸：$AG>16mmol/L$，$Cl^->108mmol/L$，$\triangle AG\uparrow+\triangle Cl^-\uparrow=\triangle HCO_3^-\downarrow$。

4. 代谢性碱中毒(代碱)　$HCO_3^->27mmol/L$；$PaCO_2>40mmHg$，预计代偿值为$PaCO_2(mmHg)=40+0.9[HCO_3^--24mmol/L]\pm5$，代偿极限为55mmHg；$pH>7.40$。

(三) 二重酸碱失衡

1. 呼酸合并代碱　$pH<7.40$；$PaCO_2>45mmHg$，提示呼酸；急性呼酸$HCO_3^->30mmol/L$提示合并代碱；慢性呼酸$HCO_3^->24+0.35\times[PaCO_2(mmHg)-40]+5.58$(慢性呼酸代偿上限)，或$HCO_3^->45mmol/L$时，均提示合并代碱；此外，临床上有极少数病例，呼酸与代碱程度完全相等，以致$pH=7.40$。其血气分析显示为：$pH=7.40$；$PaCO_2>45mmHg$；$HCO_3^->27mmol/L$。

2. 代碱合并呼酸　$pH>7.40$；$HCO_3^->27mmol/L$，提示代碱。$PaCO_2(mmHg)>40+$

0.9(HCO_3^-－24)＋5(代碱代偿上限)，或 $PaCO_2$＞55mmHg，提示合并呼酸。

3. 呼酸合并代酸

(1)pH＜7.35，$PaCO_2$＞45mmHg，提示呼酸。

HCO_3^-＜24＋0.35[$PaCO_2$(mmHg)－40]－5.58(慢性呼酸代偿下限)，或 HCO_3^-＜24mmol/L，提示合并代酸。

(2)pH＜7.35，$PaCO_2$＞40mmHg，HCO_3^-＜24mmol/L。

4. 代酸合并呼酸　pH＜7.35，HCO_3^-＜22mmol/L，提示代酸。$PaCO_2$(mmHg)＞1.5×HCO_3^-＋8＋2(代酸代偿上限)，或 $PaCO_2$＞40mmHg，提示合并呼酸。

5. 呼碱合并代碱

(1)pH＞7.45，$PaCO_2$＜35mmHg，提示呼碱。急性呼碱 HCO_3^-＞24－0.2[40－$PaCO_2$(mmHg)]＋2.5(急性呼碱代偿上限)，或 HCO_3^-＞24mmol/L，提示合并代碱；慢性呼碱 HCO_3^-＞24－0.5[40－$PaCO_2$(mmHg)]＋2.5(慢性呼碱代偿上限)，或 HCO_3^-＞24mmol/L，提示合并代碱。

(2)pH＞7.45，$PaCO_2$＜40mmHg，HCO_3^-＞24mmol/L。

6. 代碱合并呼碱　pH＞7.45，HCO_3^-＞27mmol/L，提示代碱；$PaCO_2$(mmHg)＜40＋0.9(HCO3$^-$－24)－5(代碱代偿下限)，或 $PaCO_2$＜40mmHg，提示合并呼碱。

7. 呼碱合并代酸　pH＞7.40；$PaCO_2$＜35mmHg，提示呼碱；急性呼碱时 HCO_3^-＜24－0.2[40－$PaCO_2$(mmHg)]－2.5(急性呼碱代偿下限)，或 HCO_3^-＜18mmol/L，提示合并代酸；慢性呼碱时 HCO_3^-＜24－0.5[40－$PaCO_2$(mmHg)]－2.5(慢性呼碱代偿下限)，或 HCO_3^-＜12mmol/L，提示合并代酸。

8. 代酸合并呼碱　pH＜7.40，HCO_3^-＜22mmol/L，提示代酸；$PaCO_2$(mmHg)＜1.5×HCO_3^-＋8－2(代酸代偿下限)，或 $PaCO_2$＜10mmHg，提示合并呼碱。此外，临床上有极少数病例，代酸与呼碱程度完全相等，以致 pH＝7.40。其血气分析显示为：pH＝7.40；HCO_3^-＜22mmol/L；$PaCO_2$＜35mmHg。

(四) 三重酸碱失衡

1. 呼酸＋高 AG 型代酸＋代碱　特点：$PaCO_2$ 明显增高，AG＞16mmol/L，HCO_3^- 一般也升高，Cl^- 正常或降低。

$PaCO_2$＞45mmHg，提示呼酸；AG＞16mmol/L，提示高 AG 型代酸；HCO_3^-＞[24＋0.35[$PaCO_2$(mmHg)－40)＋5.58]－(AG－12)，提示合并代碱；pH＜7.40(多数病例)，亦有少数病例以代碱为主，而致 pH＞7.40。

2. 呼碱＋高 AG 型代酸＋代碱　特点：$PaCO_2$ 降低，AG＞16mmol/L，HCO_3^- 下降或正常，Cl^- 正常、升高、下降均可。

$PaCO_2$＜35mmHg，提示呼碱；AG＞16mmol/L，提示高 AG 型代酸；HCO_3^-＞[24－0.5[40－$PaCO_2$(mmHg))＋2.5]－(AG－12)，提示合并代碱；pH＞7.40(多数病例)，亦有少数病例以代酸为主，而致 pH＜7.40。

第二节 动脉血气分析的判定举例

例 1:慢性支气管炎缓解期患者,血气分析:PaO_2 88mmHg、$PaCO_2$ 37mmHg、SaO_2 98%、pH 7.435、HCO_3^- 24mmol/L。

判定方法

1. 呼吸功能

(1)PaO_2和 $PaCO_2$均在正常范围。

(2)计算标准 $SaO_2 = 100 - 67.7 \times e^{-[(PaO_2-20)/20.5]} = 100 - 67.7 \times e^{-[(88-20)/20.5]} =$ 97.5%,SaO_2偏移度=实测 SaO_2-标准 SaO_2=98%-97.5%=0.5%,故氧离曲线无偏移,以上结果表明呼吸功能正常。

2. 酸碱失衡 pH、$PaCO_2$、HCO_3^-测值均在正常范围,故无酸碱失衡。

判定结果:呼吸功能正常,无酸碱失衡。

例 2:COPD 急性加重期患者,血气分析:PaO_2 52mmHg、$PaCO_2$ 60mmHg、SaO_2 83%、pH 7.281、HCO_3^- 27.3mmol/L。

判定方法

1. 呼吸功能

(1)根据 PaO_2 52<60mmHg、$PaCO_2$ 60>50mmHg,判定为Ⅱ型呼吸衰竭。

(2)计算$\triangle PaO_2 \downarrow = 90 - PaO_2 = 90 - 52 = 38$mmHg,$\triangle PaCO_2 \uparrow = PaCO_2 - 40 = 60 - 40 = 20$mmHg,因$\triangle PaO_2 \downarrow > PaCO_2 \uparrow + 5$mmHg,故为通气并换气功能障碍。

(3)计算标准 $SaO_2 = 100 - 67.7 \times e^{-[(PaO_2-20)/20.5]} = 85.8\%$,$SaO_2$偏移度=实测 SaO_2-标准 SaO_2=83%-85.8%=-2.8%,故为氧离曲线右移。

2. 酸碱失衡

(1)根据 pH 7.281<7.40、$PaCO_2$ 60>45mmHg,判定为呼酸。

(2)HCO_3^- 的代偿性变化应为 $HCO_3^- = 24 + 0.35 \times (PaCO_2 - 40) \pm 5.58 = 25.4 \sim 36.6$mmol/L,本例 HCO_3^- 27.3mmol/L,在呼酸代偿范围内,故为单纯呼酸。

判定结果:Ⅱ型呼吸衰竭、通气并换气功能障碍、氧离曲线右移(SaO_2偏移度-2.8%)、呼吸性酸中毒。

例 3:支气管哮喘急性发作 1 天,血气分析:PaO_2 59mmHg、$PaCO_2$ 24mmHg、SaO_2 94.5%、pH 7.51、HCO_3^- 18.5mmol/L。

判定方法

1. 呼吸功能

(1)根据 PaO_2 59<60mmHg、$PaCO_2$ 24<45mmHg,判定为Ⅰ型呼吸衰竭、换气功能障碍。

(2)计算标准 $SaO_2 = 100 - 67.7 \times e^{[(PaO_2-20)/20.5]} = 89.9\%$,$SaO_2$ 偏移度=94.5%-89.9%=4.6%,故为氧离曲线左移。

2. 酸碱失衡

(1)根据 pH 7.51>7.40、$PaCO_2$ 24<35mmHg,判定为呼碱,因病程仅 1 天,故为急性呼碱。

(2)HCO_3^- 的代偿性变化应为(按急性呼碱预计代偿公式)HCO_3^- =24-0.2×(40-$PaCO_2$)±2.5=18.3~23.3mmol/L,本例 HCO_3^- 18.5mmol/L,在急性呼碱代偿范围内,故为单纯呼碱。

判定结果:Ⅰ型呼吸衰竭、换气功能障碍、氧离曲线左移(SaO_2偏移度+4.6%)、急性呼吸性碱中毒。

例 4:糖尿病酮症伴肾功能不全患者,血气分析:PaO_2 87mmHg、$PaCO_2$ 14mmHg、SaO_2 93%、pH 7.158、HCO_3^- 4.8mmol/L、Na^+ 136mmol/L、Cl^- 98mmol/L。

判定方法

1. 呼吸功能

(1)$PaCO_2$ 14<35mmHg,为低碳酸血症,是代酸所致。

(2)计算标准 $SaO_2=100-67.7\times e^{-[(PaO_2-20)/20.5]}$=97.4%,$SaO_2$偏移度=93%-97.4%=-4.4%,故为氧离曲线右移。

2. 酸碱失衡

(1)根据 pH 7.158<7.40、HCO_3^- 4.8<22mmol/L,判定为代酸。

(2)$PaCO_2$的代偿性变化应为 $PaCO_2$ =1.5×HCO_3^- +8±2=13.2~17.2mmHg,本例 $PaCO_2$ 14mmHg,在代酸的代偿范围内,故为单纯代酸。

(3)计算 AG=Na^+-(Cl^-+HCO_3^-)=136-(98+4.8)=33.2mmol/L,因 AG 33.2>16mmol/L,故为高 AG 型代酸。

判定结果:高 AG 型代酸、低碳酸血症、氧离曲线右移(SaO_2偏移度-4.4%)。

例 5:急性肠道感染严重腹泻伴休克患者,血气分析:PaO_2 75mmHg、$PaCO_2$ 25mmHg、SaO_2 91%、pH 7.225、HCO_3^- 10mmol/L、Na^+ 138mmol/L、Cl^- 110mmol/L。

判定方法

1. 呼吸功能

(1)PaO_2 75<80mmHg,为低氧血症;$PaCO_2$ 25<35mmHg,为低碳酸血症。

(2)计算标准 $SaO_2=100-67.7\times e^{-[(PaO_2-20)/20.5]}$=95.4%,$SaO_2$偏移度=91%-95.4%=-4.4%,故为氧离曲线右移。

2. 酸碱失衡

(1)根据 pH 7.225<7.40、HCO_3^- 10<22mmol/L,判定为代酸。

(2)$PaCO_2$的代偿性变化应为 $PaCO_2$ =1.5×HCO_3^- +8±2=21~25mmHg,本例 $PaCO_2$ 25mmHg,在代酸的代偿范围内。

(3)计算 AG=Na^+-(Cl^-+HCO_3^-)=138-(110+10)=18mmol/L,因 AG 18>16mmol/L,故为高 AG 型代酸,又因 Cl^- 110>108mmol/L,故为高氯型代酸,因此本例为高 AG 型代酸合并高氯型代酸。计算△AG↑=18-12=6mmol/L,△Cl^-↑=110-102=8mmol/L,△HCO_3^-↓=24-10=14mmol/L,符合△AG↑+△Cl^-↑=△HCO_3^-↓的规律。

判定结果:低氧血症、低碳酸血症、氧离曲线右移(SaO_2偏移度-4.4%)、高 AG 型代酸合并高氯型代酸。

例 6：慢性肺源性心脏病患者治疗过程中，血气分析：PaO_2 53mmHg、$PaCO_2$ 47mmHg、SaO_2 93%、pH 7.486、HCO_3^- 34.3mmol/L、Na^+ 127mmol/L、Cl^- 83mmol/L、K^+ 4.3mmol/L。

判定方法

1. 呼吸功能

(1)PaO_2 53<80mmHg，故为低氧血症，$PaCO_2$ 47>45mmHg，故为高碳酸血症，但不符合Ⅰ型和Ⅱ型呼吸衰竭的诊断标准。

(2)计算$\triangle PaO_2\downarrow=90-PaO_2=90-53=37$mmHg，$\triangle PaCO_2\uparrow=PaCO_2-40=47-40=7$mmHg，因$\triangle PaO_2\downarrow>\triangle PaCO_2\uparrow+5$，故为通气并换气功能障碍。

(3)计算标准 $SaO_2=100-67.7\times e^{-[(PaO_2-20)/20.5]}=86.5\%$，$SaO_2$偏移度$=93\%-86.5\%=6.5\%$，故为氧离曲线左移。

2. 酸碱失衡

(1)根据 pH 7.486>7.40、HCO_3^- 34.3>27mmol/L，判定为代碱。

(2)$PaCO_2$的代偿性变化应为 $PaCO_2=40+0.9[HCO_3-24]\pm5=44.3\sim54.3$mmHg，本例 $PaCO_2$ 47mmHg，在代碱的代偿范围内，故为单纯代碱，其发生原因为低氯血症（Cl^- 83mmol/L）所致。

判定结果：低氧血症、高碳酸血症、通气并换气功能障碍、氧离曲线左移（SaO_2偏移度+6.5%）、代谢性碱中毒。

例 7：COPD 急性加重期患者氧疗后，血气分析：PaO_2 50mmHg、$PaCO_2$ 91mmHg、SaO_2 80%、pH 7.341、HCO_3^- 47.6mmol/L。

判定方法

1. 呼吸功能

(1)根据 PaO_2 50<60mmHg、$PaCO_2$ 91>50mmHg，判定为Ⅱ型呼吸衰竭。

(2)计算$\triangle PaO_2\downarrow=90-PaO_2=90-50=40$mmHg，$\triangle PaCO_2\uparrow=PaCO_2-40=91-40=51$mmHg，因$\triangle PaCO_2\uparrow>\triangle PaO_2\downarrow+5$mmHg，结合患者已吸氧治疗的临床资料，故判定为氧疗后的通气功能障碍。

(3)计算标准 $SaO_2=100-67.7\times e^{-[(PaO_2-20)/20.5]}=84.3\%$，$SaO_2$偏移度$=80\%-84.3\%=-4.3\%$，故为氧离曲线右移。

2. 酸碱失衡

(1)根据 pH 7.341<7.35，表明酸中毒存在。

(2)$PaCO_2$ 91>45mmHg，应考虑为呼酸。

(3)呼酸时 HCO_3^- 代偿性增高的极限为 45mmol/L，本例 HCO_3^- 47.6>45mmol/L，故考虑合并代碱。

判定结果：Ⅱ型呼吸衰竭、氧疗后的通气功能障碍、氧离曲线右移（SaO_2偏移度-4.3%）、呼酸合并代碱。

例 8：COPD 急性加重期患者氧疗后，血气分析：PaO_2 76mmHg、$PaCO_2$ 55mmHg、SaO_2

96%、pH 7.414、HCO_3^- 34mmol/L。

判定方法

1. 呼吸功能

(1)氧疗后 PaO_2 76<80mmHg(>60mmHg)，故仍为低氧血症，$PaCO_2$ 55>50mmHg，故为氧疗后的Ⅱ型呼吸衰竭。

(2)计算△PaO_2↓=90－PaO_2=90－76=14mmHg，△$PaCO_2$↑=$PaCO_2$－40=55－40=15mmHg，△PaO_2↓－△$PaCO_2$↑=14－15=－1mmHg(在±5mmHg范围内)，故判定为通气功能障碍；

(3)计算标准 $SaO_2=100-67.7\times e^{-[(PaO_2-20)/20.5]}=95.6\%$，$SaO_2$偏移度=96%－95.6%=0.4%(在±1%范围内)，故氧离曲线无偏移。

2. 酸碱失衡

(1)pH 7.414>7.40，应注意有无碱中毒存在。

(2)HCO_3^- 34>27mmol/L，应考虑为代碱。

(3)代碱时 $PaCO_2$ 的代偿性变化应为 $PaCO_2$=40+0.9×[HCO_3^-－24]±5=44～54mmHg，本例 $PaCO_2$ 55>54mmHg，应考虑合并呼酸。

判定结果：低氧血症、高碳酸血症、氧疗后的Ⅱ型呼吸衰竭、通气功能障碍、氧离曲线无偏移、代碱合并呼酸。

例 9：慢性肺源性心脏病急性加重期患者氧疗后，血气分析：PaO_2 72mmHg、$PaCO_2$ 75mmHg、SaO_2 90%、pH 7.225、HCO_3^- 30mmol/L。

判定方法

1. 呼吸功能

(1)氧疗后 PaO_2 72<80mmHg(>60mmHg)，故仍为低氧血症，$PaCO_2$ 75>50mmHg，故为氧疗后的Ⅱ型呼吸衰竭。

(2)计算△PaO_2↓=90－PaO_2=90－72=18mmHg，△$PaCO_2$↑=$PaCO_2$ 40=75－40=35mmHg，因△$PaCO_2$↑>△PaO_2↓+5mmHg，结合患者已吸氧治疗的临床资料，故判定为氧疗后的通气功能障碍。

(3)计算标准 $SaO_2=100-67.7\times e^{-[(PaO_2-20)/20.5]}=94.6\%$，$SaO_2$偏移度=90%－94.6%=－4.6%，故为氧离曲线右移。

2. 酸碱失衡

(1)pH 7.225<7.35，表明酸中毒存在。

(2)$PaCO_2$ 75>45mmHg，应考虑为呼酸。

(3)呼酸时 HCO_3^- 的代偿性变化应为 HCO_3^-=24+0.35[$PaCO_2$－40]±5.58=30.7～41.8mmol/L，本例 HCO_3^- 30<30.7mmol/L，应考虑合并代酸。

判定结果：低氧血症、高碳酸血症、氧疗后的Ⅱ型呼吸衰竭、氧疗后的通气功能障碍、氧离曲线右移(SaO_2偏移度－4.6%)、呼酸合并代酸。

例 10：COPD 急性加重期患者，血气分析：PaO_2 57mmHg、$PaCO_2$ 45mmHg、SaO_2 87%、pH 7.271、HCO_3^- 20mmol/L。

判定方法

1. 呼吸功能

(1)根据 PaO_2 57<60mmHg，$PaCO_2$ 45mmHg 在正常范围，判定为Ⅰ型呼吸衰竭、换气功能障碍。

(2)计算标准 $SaO_2=100-67.7\times e^{-[(PaO_2-20)/20.5]}=88.9\%$。$SaO_2$ 偏移度＝87%－88.9%＝－1.9%，故为氧离曲线右移。

2. 酸碱失衡

(1)pH 7.271<7.35，表明酸中毒存在。

(2)HCO_3^- 20<22mmol/L，应考虑为代酸。

(3)代酸时 $PaCO_2$ 应代偿性降低，而本例 $PaCO_2$ 45>40mmHg，表明合并呼酸。

判定结果：Ⅰ型呼吸衰竭、换气功能障碍、氧离曲线右移(SaO_2 偏移度－1.9%)、代酸合并呼酸。

例 11：支气管哮喘急性发作患者，血气分析：PaO_2 44mmHg、$PaCO_2$ 30mmHg、SaO_2 84%、pH 7.561、HCO_3^- 26mmol/L。

判定方法

1. 呼吸功能

(1)根据 PaO_2 44<60mmHg、$PaCO_2$ 30<45mmHg，判定为Ⅰ型呼吸衰竭、换气功能障碍。

(2)计算标准 $SaO_2=100-67.7\times e^{-[(PaO_2-20)/20.5]}=79\%$，$SaO_2$ 偏移度＝84%－79%＝5%，故为氧离曲线左移。

2. 酸碱失衡

(1)pH 7.561>7.45，表明碱中毒存在。

(2)$PaCO_2$ 30<35mmHg，应考虑为呼碱。

(3)呼碱时 HCO_3^- 应代偿性降低(<24mmol/L)，本例 HCO_3^- 26>24mmol/L，应考虑合并代碱。

判定结果：Ⅰ型呼吸衰竭、换气功能障碍、氧离曲线左移(SaO_2 偏移度＋5%)、呼碱合并代碱。

例 12：细菌性肺炎氧疗后，血气分析：PaO_2 104mmHg、$PaCO_2$ 29mmHg、SaO_2 99%、pH 7.391、HCO_3^- 17mmol/L。

判定方法

1. 呼吸功能

(1)本肺炎患者因已吸氧治疗，故 PaO_2 明显上升，而 $PaCO_2$ 29<35mmHg，故为低碳酸血症。

(2)计算标准 $SaO_2=100-67.7\times e^{-[(PaO_2-20)/20.5]}=98.9\%$，$SaO_2$ 偏移度＝99%－98.9%＝0.1%(在±1%范围内)，故氧离曲线无偏移。

2. 酸碱失衡

(1)pH 7.391<7.40，应注意有无酸中毒存在。

(2)HCO_3^- 17<22mmol/L，应考虑为代酸。

(3)代酸时 $PaCO_2$ 的代偿性变化应为 $PaCO_2 = 1.5 \times HCO_3^- + 8 \pm 2 = 31.5 \sim 35.5mmHg$,本例 $PaCO_2$ 29<31.5mmHg,应考虑合并呼碱。

判定结果:低碳酸血症、氧离曲线无偏移、代酸合并呼碱。

例 13:慢性肺源性心脏病急性加重期患者,血气分析:PaO_2 44mmHg、$PaCO_2$ 57mmHg、SaO_2 74%、pH 7.358、HCO_3^- 31mmol/L、Na^+ 136mmol/L、Cl^- 85mmol/L。

判定方法

1. 呼吸功能

(1)根据 PaO_2 44<60mmHg、$PaCO_2$ 57>50mmHg,判定为Ⅱ型呼吸衰竭。

(2)计算 $\triangle PaO_2 \downarrow = 90 - PaO_2 = 90 - 44 = 46mmHg$,$\triangle PaCO_2 \uparrow = PaCO_2 - 40 = 57 - 40 = 17mmHg$,$\triangle PaO_2 \downarrow > \triangle PaCO_2 \uparrow + 5mmHg$,应判定为通气并换气功能障碍。

(3)计算标准 $SaO_2 = 100 - 67.7 \times e^{-[(PaO_2 - 20)/20.5]} = 79\%$,$SaO_2$ 偏移度 $= 74\% - 79\% = -5\%$,故为氧离曲线右移。

2. 酸碱失衡

(1)根据 pH 7.358<7.40、$PaCO_2$ 57>45mmHg,考虑有呼酸存在。

(2)计算 $AG = Na^+ - (Cl^- + HCO_3^-) = 136 - (85 + 31) = 20mmol/L$,因 AG 20>16mmol/L,考虑高 AG 型代酸存在。

(3)为了解有无代碱并存,应计算呼酸代偿上限 $HCO_3^- = [24 + 0.35 \times (57 - 40) + 5.58] - (20 - 12) = 27.5mmol/L$,因实测 HCO_3^- 31>27.5mmol/L,表明代碱存在。

判定结果:Ⅱ型呼吸衰竭、通气并换气功能障碍、氧离曲线右移(SaO_2 偏移度−5%)、呼酸+高 AG 型代酸+代碱。

例 14:慢性肺源性心脏病急性加重期患者,治疗过程中血气分析:PaO_2 61mmHg、$PaCO_2$ 27mmHg、SaO_2 93%、pH 7.470、HCO_3^- 19mmol/L、Na^+ 141mmol/L、Cl^- 99mmol/L、K^+ 3.14mmol/L。

判定方法

1. 呼吸功能

(1)因 PaO_2 61<80mmHg,故为低氧血症,$PaCO_2$ 27<35mmHg,为低碳酸血症。

(2)根据 PaO_2 降低,$PaCO_2$ 不增高,应判定为换气功能障碍。

(3)计算标准 $SaO_2 = 100 - 67.7 \times e^{-[(PaO_2 - 20)/20.5]} = 90.8\%$,$SaO_2$ 偏移度 $= 93\% - 90.8\% = 2.2\%$,故为氧离曲线左移。

2. 酸碱失衡

(1)根据 pH 7.470>7.40、$PaCO_2$ 27<35mmHg,考虑有呼碱存在。

(2)计算 $AG = Na^+ - (Cl^- + HCO_3^-) = 141 - (99 + 19) = 23mmol/L$,因 AG 23>16mmol/L,考虑高 AG 型代酸存在。

(3)为了解有无代碱并存,应计算呼碱代偿上限 $HCO_3^- = [24 - 0.5 \times (40 - 27) + 2.5] - (23 - 12) = 9mmol/L$,因实测 HCO_3^- 19>9mmol/L,表明代碱存在。

判定结果:低氧血症、低碳酸血症、换气功能障碍、氧离曲线左移(SaO_2 偏移度+2.2%)、呼碱+高 AG 型代酸+代碱。